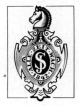

R. Rahmanzadeh   H.-G. Breyer (Hrsg.)

Verletzungen der unteren Extremitäten bei Kindern und Jugendlichen

8. Steglitzer Unfalltagung

Mit 150 Abbildungen in 287 Einzeldarstellungen und 78 Tabellen

Springer-Verlag
Berlin Heidelberg New York
London Paris Tokyo
Hong Kong Barcelona

Professor Dr. R. Rahmanzadeh
Professor Dr. H.-G. Breyer

Universitätsklinikum Steglitz
Chirurgische Klinik und Poliklinik
Abteilung für Unfall- und
Wiederherstellungschirurgie
Hindenburgdamm 30
D-1000 Berlin 45

ISBN 3-540-52575-0 Springer-Verlag Berlin Heidelberg New York
ISBN 0-387-52575-0 Springer-Verlag New York Berlin Heidelberg

CIP-Titelaufnahme der Deutschen Bibliothek
Verletzungen der unteren Extremitäten bei Kindern und
Jugendlichen/8. Steglitzer Unfalltagung. R. Rahmanzadeh;
H.-G. Breyer (Hrsg.). – Berlin; Heidelberg; New York;
London; Paris; Tokyo; Hong Kong; Barcelona: Springer, 1990
   ISBN 3-540-52575-0 (Berlin ...)
   ISBN 0-387-52575-0 (New York ...)
NE: Rahmanzadeh, Rahim [Hrsg.]; Steglitzer Unfalltagung <8, 1989>

Dieses Werk ist urheberrechtlich geschützt. Die dadurch begründeten Rechte, insbesondere die der Übersetzung, des Nachdrucks, des Vortrags, der Entnahme von Abbildungen und Tabellen, der Funksendung, der Mikroverfilmung oder der Vervielfältigung auf anderen Wegen und der Speicherung in Datenverarbeitungsanlagen, bleiben, auch bei nur auszugsweiser Verwertung, vorbehalten. Eine Vervielfältigung dieses Werkes oder von Teilen dieses Werkes ist auch im Einzelfall nur in den Grenzen der gesetzlichen Bestimmungen des Urheberrechtsgesetzes der Bundesrepublik Deutschland vom 9. September 1965 in der jeweils geltenden Fassung zulässig. Sie ist grundsätzlich vergütungspflichtig. Zuwiderhandlungen unterliegen den Strafbestimmungen des Urheberrechtsgesetzes.

© Springer-Verlag Berlin Heidelberg 1990
Printed in Germany

Die Wiedergabe von Gebrauchsnamen, Handelsnamen, Warenbezeichnungen usw. in diesem Werk berechtigt auch ohne besondere Kennzeichnung nicht zu der Annahme, daß solche Namen im Sinne der Warenzeichen- und Markenschutz-Gesetzgebung als frei zu betrachten wären und daher von jedermann benutzt werden dürften.

Produkthaftung: Für Angaben über Dosierungsanweisungen und Applikationsformen kann vom Verlag keine Gewähr übernommen werden. Derartige Angaben müssen vom jeweiligen Anwender im Einzelfall anhand anderer Literaturstellen auf ihre Richtigkeit überprüft werden.

Satz und Druck: Zechner, Speyer
Bindearbeiten: Schäffer, Grünstadt
2124/3130-543210 – Gedruckt auf säurefreiem Papier

Inhaltsverzeichnis

Teil A
Schaftfrakturen

Die Behandlung der Schaftfrakturen der unteren Extremitäten
aus der Sicht der Effektivität und der Effizienz 3
L. von Laer, H. Jakob-Frey, T. Girard und L. Kälin

Nachuntersuchungsergebnisse
von 58 kindlichen Oberschenkelschaftfrakturen –
ist eine beidseitige Extension bei Frakturen
im Kindes- und Jugendalter notwendig? 10
L. Wessel, G. Scheuba, K. Wollschläger, R. Meier und D. Beduhn

Läßt sich die stimulative Wachstumsstörung bei konservativer Therapie
von kindlichen Oberschenkelschaftbrüchen reduzieren? 15
H. Breitfuß, G. Muhr, H. Kopp und A. David

Was leistet die Rush-pin-Versorgung kindlicher Oberschenkelfrakturen
in einem insgesamt konservativ ausgerichteten Behandlungsprogramm? . . 19
J. Meixner und H. Halsband

Die Bündelnagelung kindlicher Oberschenkelfrakturen 22
W. Link, R. Wölfel, T. Herzog und R. Schück

Osteosynthese bei Oberschenkelschaftfrakturen –
Konkurrenz zur konservativen Behandlung oder Verfahren der Wahl? . . 28
H. D. Rahn, M. Kilic, G. Tolksdorff, F. Schauwecker und K. Tittel

Versorgung der kindlichen Femurschaftfraktur
mit dem Fixateur externe 31
C. Krettek, N. Haas und H. Tscherne

Erfahrungen mit dem Fixateur externe
bei der Behandlung kindlicher Oberschenkelfrakturen 42
G. Asche

Die Behandlung kindlicher Femurschaftfrakturen
mit einem unilateralen Fixateur externe 50
W. Klein, D. Pennig, J. Grünert und E. Brug

Der Fixateur externe in der Behandlung kindlicher Oberschenkelfrakturen
– eine Grenzindikation? 52
R. Kalisch und H. Voß

Die Sonographie beim kindlichen Oberschenkelbruch 55
B. W. Wippermann, R. Hoffmann, P. Reimer und N. Haas

Indikationsgrenzen bei der Behandlung
von Tibia- und Unterschenkelschaftfrakturen bei Kindern 57
A. Leitner, H.-G. Breyer und W. Knarse

Fehlstellung nach Unterschenkelfraktur bei Kindern und Jugendlichen . . 63
S. König, W. Scharf und H. Hertz

Behandlungsergebnisse operativ versorgter Unterschenkelschaftfrakturen
bei Kindern und Jugendlichen 72
S. König, H. Hertz und M. Kilga

Unterschiede der Spontankorrektur von Achsendeformitäten
nach kindlichen Ober- und Unterschenkelschaftfrakturen 80
K. Neumann, B. Friedrichs, G. Muhr und H. Breitfuß

Zur Indikation und Technik der korrigierenden Osteotomie
langer Röhrenknochen nach posttraumatischer Fehlstellung
am wachsenden Skelett 82
P. J. Meeder, S. Weller und H. Hermichen

Korrekturosteotomien posttraumatischer Fehlstellungen
der unteren Extremität beim Kind 87
G. Schmidt, R. Letsch, L. C. Olivier und K. P. Schmit-Neuerburg

Teil B
Epiphysenverletzungen und epiphysennahe Frakturen

Die Pathophysiologie der Epiphysen nach Verletzungen 95
E. Beck

Epiphysenverletzungen der unteren Extremität 98
A. Utschakowski, E. Fecht, E. Birk und V. Sänger

Sportbedingte Epiphysenschädigungen an der unteren Extremität 102
M. Krüger-Franke, W. Pförringer und B. Rosemeyer

Die kindliche Schenkelhalsfraktur – Verfahrenswahl, Ergebnisse, Prognose 111
M. Loew und F. U. Niethard

Spätergebnisse nach Schenkelhalsfraktur im Wachstumsalter 117
K. Franz

Frakturen des koxalen Femurs im Wachstumsalter 121
C. Voigt, H.-G. Breyer und R. Rahmanzadeh

Fehlheilungen nach knienahen Epiphysenlösungen 130
M. Isay, L. von Laer und L. Kälin

Frakturen und Lysen der distalen Femurepiphyse 140
R. Ackermann

Verletzungen der distalen Femurepiphyse –
Klassifikation, Behandlung, Ergebnisse 144
H. Keller, G. Siebler und E. H. Kuner

Verletzung der proximalen Tibiaepiphyse 146
H. Breitfuß, W. Knopp und F. Glaser

Die Verletzungen der proximalen Tibiaepiphyse und
die proximale metaphysäre Tibiafraktur 150
D. Gebauer und J. Haus

Die Mitbeteiligung der A. poplitea
bei Kniegelenkverletzungen Jugendlicher 156
G. Bindl und U. Holz

Das Compartmentsyndrom nach Verletzung der proximalen Tibiaepiphyse
mit Gefäßläsion 161
Y. Moazami-Goudarzi

Grenzen der Therapie bei Verletzungen der distalen Tibiaepiphyse 163
M. Eichhorn, J. Engert und T. Müller

Spätergebnisse von konservativ und operativ versorgten kindlichen
Frakturen im Bereich der distalen Tibiaepiphyse (Nachuntersuchung
zum Zeitpunkt des vollständigen Epiphysenverschlusses) 166
S. Winter, H.-G. Breyer und F. Dinkelaker

Die Periostinterposition an der distalen Tibiaepiphysenfuge 172
H. Schmelzeisen

Die Übergangsfraktur der distalen Tibia – die Adoleszentenfraktur 178
M. Häring

Die Übergangsfraktur am distalen Unterschenkel –
Diagnostik und Therapie 182
R. Kreusch-Brinker, A. Eisenschenk und T. Pomsel

Beinachsenfehler nach Epiphysenfugenverletzungen
am Ober- und Unterschenkel 191
F. Süssenbach und O. Oest

Tierexperimentelle Untersuchungen und klinische Ergebnisse
der operativen Desepiphyseodese 206
W. Noack, A. Kirgis und M. Keller

Langfristige Ergebnisse der Fettgewebeinterpositionsplastik
nach Langenskjöld 215
A. Karbowski und B. Greitemann

Die Anwendung der Kallusmodulation
zur Korrektur des posttraumatischen Genu recurvatum 220
D. Pennig, W. Klein und D. Baranowski

Teil C
Gelenkverletzungen

Kapselbandverletzungen des Kniegelenkes beim Kind und
beim Jugendlichen 227
M. Kunz und H. Hess

Arthroskopie nach Kniegelenktrauma bei Kindern und Jugendlichen ... 232
T. Ellebrecht und W. Sigge

Art und Häufigkeit kindlicher Kniegelenkverletzungen –
arthroskopische Diagnostik über einen Fünfjahreszeitraum 236
T. Pomsel, M. Rischke und H. Mellerowicz

Arthroskopische Diagnostik und Therapie bei Kindern und Jugendlichen . 241
F. Hoffmann und B. Weigl

Der Hämarthros des kindlichen Kniegelenkes –
Indikation zur Arthroskopie? 246
J. Haus, C. Carl und H. J. Refior

Die Arthroskopie bei der akuten Erstluxation der Patella 250
E. Lais, P. Hertel und J. Verschl

Die arthroskopische Behandlung der rezidivierenden Patellaluxation ... 259
E. Hille, W. H. M. Castro und O. Kruse

Osteochondrale Frakturen im Kniegelenk bei Jugendlichen 263
K.-A. Riel und P. Bernett

Die anterograde perkutane Anbohrung der Osteochondrosis dissecans
des Knie- und oberen Sprunggelenkes unter arthroskopischer Sicht 270
B. Butzmann und T. Wirth

Die vordere Kreuzbandläsion im Kindes- und Jugendalter –
Nachuntersuchungsergebnisse
konservativer und operativer Therapieverfahren 277
C. Carl, F. W. Hagena, U. Schroers und H. J. Refior

Therapie und Behandlungsergebnisse
von Kreuzbandausrissen und -rupturen bei Kindern und Jugendlichen . . 282
M. Blauth, P. Lobenhoffer und N. Haas

Die Kreuzbandruptur im Kindes- und Jugendalter –
Diagnostik, Morphologie und Therapie 294
H. Knaepler, J. Petermann und L. Gotzen

Ausrißfrakturen von Bändern und Sehnen im Kniegelenkbereich
bei Kindern 300
U. Maronna und L. Zichner

Der komplexe Kniebinnenschaden im Kindesalter –
operative Behandlungsstrategie und deren Ergebnisse 306
U. Cordes, A. Ekkernkamp und H. R. Bloch

Abrißfrakturen der Tuberositas tibiae beim Jugendlichen 310
R. Neugebauer und W. Mutschler

Epiphysenverletzungen der Tuberositas tibiae
im Kindes- und Jugendalter 314
H. Mellerowicz, A. Kefenbaum und A. Ahmadi

Klassifikation fibularer Bandläsionen im Wachstumsalter 320
C. Melzer und H. Stürz

Nachuntersuchungsergebnisse nach operativer Versorgung
von Außenbandrupturen bei 105 Kindern unter 10 Jahren 324
L. Wessel, G. Scheuba, R. Meier, G. Zeller und K. Kornder

Frühfunktionelle Therapie von Kapsel-Band-Verletzungen
des oberen Sprunggelenkes bei Kindern und Jugendlichen 329
H. B. Reith, M. Mackowski, J. Kozianka und W. Kozuschek

Ist die „chronische Supinatoria" die einzige Operationsindikation
für die fibulare Bandruptur? 334
F.-P. Emmerich, C. Pessenlehner und M. Koch

Talusfrakturen bei Kindern und Jugendlichen 337
M. Schmidt, D. Havemann und P. Behrens

Teil D
Begutachtung des kindlichen Unfallschadens

Begutachtung von Kindern und Schülern
in der gesetzlichen Unfallversicherung 343
E. Ludolph

Sachverzeichnis 347

Liste der Beitragsautoren

Die Adressen der Autoren sind am jeweiligen Kapitelbeginn genannt.

Ackermann, R. 140
Ahmadi, A. 314
Asche, G. 42
Baranowski, D. 220
Beck, E. 95
Beduhn, D. 10
Behrens, P. 337
Bernett, P. 263
Bindl, G. 156
Birk, E. 98
Blauth, M. 282
Bloch, H. R. 306
Breitfuß, H. 15, 80, 146
Breyer, H.-G. 57, 121, 166
Brug, E. 50
Butzmann, B. 270
Carl, C. 246, 277
Castro, W. H. M. 259
Cordes, U. 306
David, A. 15
Dinkelaker, F. 166
Eichhorn, M. 163
Eisenschenk, A. 182
Ekkernkamp, A. 306
Ellebrecht, T. 232
Emmerich, F.-P. 334
Engert, J. 163
Fecht, E. 98
Franz, K. 117
Friedrichs, B. 80
Gebauer, D. 150
Girard, T. 3
Glaser, F. 146
Gotzen, L. 294
Greitemann, B. 215
Grünert, J. 50
Haas, N. 31, 55, 282
Hagena, F. W. 277
Halsband, H. 19
Häring, M. 178
Haus, J. 150, 246
Havemann, D. 337
Hermichen, H. 82
Hertel, P. 250
Hertz, H. 63, 72
Herzog, T. 22
Hess, H. 227
Hille, E. 259
Hoffmann, F. 241
Hoffmann, R. 55
Holz, U. 156
Isay, M. 130
Jakob-Frey, H. 3
Kälin, L. 3, 130
Kalisch, R. 52
Karbowski, A. 215
Kefenbaum, A. 314
Keller, H. 144
Keller, M. 206
Kilga, M. 72
Kilic, M. 28
Kirgis, A. 206
Klein, W. 50, 220
Knaepler, H. 294
Knarse, W. 57
Knopp, W. 146
Koch, M. 334
König, S. 63, 72
Kopp, H. 15
Kornder, K. 324
Kozianka, J. 329
Kozuschek, W. 329
Krettek, C. 31
Kreusch-Brinker, R. 182
Krüger-Franke, M. 102
Kruse, O. 259
Kuner, E. H. 144
Kunz, M. 227
Laer, L. von 3, 130
Lais, E. 250
Leitner, A. 57
Letsch, R. 87
Link, W. 22
Lobenhoffer, P. 282
Loew, M. 111
Ludolph, E. 343
Mackowski, M. 329
Maronna, U. 300
Meeder, P. J. 82
Meier, R. 10, 324
Meixner, J. 19
Mellerowicz, H. 236, 314
Melzer, C. 320
Moazami-Goudarzi, Y. 161
Muhr, G. 15, 80
Müller, T. 163
Mutschler, W. 310
Neugebauer, R. 310
Neumann, K. 80
Niethard, F. U. 111

Noack, W. 206
Oest, O. 191
Olivier, L. C. 87
Pennig, D. 50, 220
Pessenlehner, C. 334
Petermann, J. 294
Pförringer, W. 102
Pomsel, T. 182, 236
Rahmanzadeh, R. 121
Rahn, H. D. 28
Refior, H. J. 246, 277
Reimer, P. 55
Reith, H. B. 329
Riel, K.-A. 263
Rischke, M. 236
Rosemeyer, B. 102

Sänger, V. 98
Scharf, W. 63
Schauwecker, F. 28
Scheuba, G. 10, 324
Schmelzeisen, H. 172
Schmidt, G. 87
Schmidt, M. 337
Schmit-Neuerburg, K. P. 87
Schroers, U. 277
Schück, R. 22
Siebler, G. 144
Sigge, W. 232
Stürz, H. 320
Süssenbach, F. 191
Tittel, K. 28

Tolksdorff, G. 28
Tscherne, H. 31
Utschakowski, A. 98
Verschl, J. 250
Voigt, C. 121
Voß, H. 52
Weigl, B. 241
Weller, S. 82
Wessel, L. 10, 324
Winter, S. 166
Wippermann, B. W. 55
Wirth, T. 270
Wölfel, R. 22
Wollschläger, K. 10
Zeller, G. 324
Zichner, L. 300

Teil A
Schaftfrakturen

Die Behandlung der Schaftfrakturen der unteren Extremitäten aus der Sicht der Effektivität und der Effizienz

L. von Laer[1], H. Jakob-Frey[1], T. Girard[1] und L. Kälin[1]

Einleitung

In zunehmendem Maße gerät die Medizin unter den Vorwurf, unwirtschaftlich zu sein. Es stellte sich uns nicht nur aus wirtschaftlichen, sondern auch aus psychosozialen und medizinischen Gründen die Frage, ob und unter welchen Voraussetzungen und Bedingungen Medizin im Interesse des Patienten wirschaftlicher zu gestalten sei, ohne gleichzeitig unseren medizinischen Auftrag zu vernachlässigen. Dieser besteht grundsätzlich und ganz besonders gegenüber Kindern darin, die unumgänglich iatrogene Traumatisierung der Psyche und des Somas des Patienten im Rahmen medizinischer, diagnostischer und therapeutischer Maßnahmen auf ein Minimum zu reduzieren. Die Problematik sei am Beispiel der Behandlung und der Kontrollen der Oberschenkelschaftfrakturen sowie der isolierten Tibiaschaftfrakturen als den häufigsten Frakturen im Wachstumsalter dargestellt.

Wir haben seit 1976 konsequent versucht, den diagnostischen und therapeutischen Aufwand bei der Behandlung dieser Frakturen drastisch zu senken, also effizienter zu arbeiten und gleichzeitig die Effektivität der Maßnahmen zu steigern. Dabei heißt Effektivität, ob das gesetzte Behandlungsziel, Effizienz, ob es mit einem Minimum an Aufwand erreicht werden konnte. Das Behandlungsziel besteht für Frakturen grundsätzlich in der Schmerzausschaltung, der Wiederherstellung der Form und Funktion des verletzten Skelettabschnittes und in der Vermeidung von Früh- und Spätschäden.

Krankengut und Methodik

Multizentrische Studien zu wissenschaftlichen Zwecken sind zumindest in der Kindertraumatologie des deutschsprachigen Raumes eine Rarität und umfassen selten mehr als 2 Partner. Multizentrische, vergleichende Studien zum Zwecke der Effizienz und Effektivitätskontrolle sind illusorisch. Wir haben deshalb zur Kontrolle des seit 1976 eingeschlagenen Procedere das eigene Krankengut her-

---

[1] Traumatologische Abteilung der Kinderchirurgischen und der Orthopädischen Klinik des Kinderspitals Basel, Römergasse 8, CH-4005 Basel

anziehen müssen. Dazu haben wir Patienten aus dem Zeitraum von 1964 bzw. 1970–1975 und Patienten aus dem Zeitraum von 1976–1982 bzw. 1985 klinisch im Jahre 1985 bzw. 1987–1989 nachkontrolliert und die Patienten aus beiden Zeitgruppen miteinander verglichen.

Wir haben den jeweiligen Behandlungsaufwand in Relation zu den Behandlungsergebnissen gesetzt und die Gruppen vor 1975 mit den Gruppen nach 1975 miteinander verglichen. Bei den Oberschenkelschaftfrakturen konnten wir die Ergebnisse von 205 Patienten aus den Jahren 1970–1975 denen von 109 Patienten aus den Jahren 1976–1982 gegenüberstellen. Bei den Tibiafrakturen konnten aus dem Zeitraum von 1964–1975 207 nachkontrollierte Patienten mit 246 Patienten aus dem Zeitraum von 1976–1985 verglichen werden.

Da angesichts der raschen Konsolidationszeiten und der erheblichen Regenerationskräfte im Wachstumsalter Ruhigstellungsschäden an Gelenken nicht zu erwarten sind und im eigenen Krankengut auch nicht nachgewiesen werden konnten, haben wir bei der Prüfung der Effektivität der Therapie unser Augenmerk vornehmlich auf die Wiederherstellung der Form und auf das Vermeiden von Früh- und Spätschäden gerichtet. Zur vergleichenden Beurteilung wurden bei den Oberschenkelschaftfrakturen sämtliche Extensionsverfahren, bei denen eine Narkose zum Anlegen der Extension notwendig war, bei den Tibiafrakturen die Gipsbehandlung mit und ohne Reposition bzw. Keilung, herangezogen. Es wurde die Häufigkeit und das Ausmaß von Fehlstellungen bei Konsolidation und bei der Nachkontrolle miteinander verglichen und in Relation zur durchgeführten Therapie gesetzt. Des weiteren wurden die therapeutischen Maßnahmen in Relation zur Häufigkeit und zum Ausmaß posttraumatischer Beinlängenalterationen gesetzt.

Zur Überprüfung der Effizienz wurden gleiche Altersgruppen mit vergleichbarer klinischer und radiologischer Ausgangssituation und vergleichbaren Endergebnissen bei Konsolidation miteinander verglichen. Als Parameter für den Aufwand wurde die Hospitalisationsdauer und -häufigkeit, die Anzahl der Narkosen und Repositionen, die Häufigkeit radiologischer und klinischer Kontrollen als auch die Art der Mobilisation gewertet.

Effektivität

In den beiden Gruppen mit Oberschenkelfrakturen war die Effektivität der Extensionsbehandlung nur zu 80% gut, da bei jeweils 20% der Patienten bei Konsolidation noch Fehlstellungen in der Frontal- und Sagittalebene mit und über 10° und in je 4% der Patienten Rotationsfehler über 20° verblieben waren. Bei den Nachuntersuchungen waren jedoch sämtliche Fehlstellungen spontan korrigiert worden. Die Rotationsfehler hatten sich sämtlich auf ein klinisch irrelevantes Maß diminuiert. Die Effektivität der Extensionsbehandlung stützt sich damit nicht unerheblich auf die vorhandenen Spontankorrekturmechanismen des wachsenden Skelettes.

Bei den Tibiafrakturen heilten nach Gipsbehandlung in der Zeitgruppe vor 1975 noch 7% mit Achsenfehlern in der Frontal- und Sagittalebene mit und über

10° bei Konsolidation aus. Nach 1975 waren es noch 4,8%. Rotationsfehler mit und über 10° waren in beiden Zeitgruppen in 3% der Fälle festzustellen. In der Mehrzahl handelte es sich in beiden Gruppen zu 60% um Außenrotationsfehler gegenüber 40% Innenrotationsfehlern. Vor Wachstumsabschluß fanden sich insgesamt in 18.8%, nach Wachstumsabschluß in 19,8% der Fälle, noch Torsionsdifferenzen. Auch das durchschnittliche Ausmaß blieb in der Gruppe vor und nach Wachstumsabschluß mit 7° (5–15°) gleich.

Die Ergebnisse der Vergleichsgruppe von rund 600 Untersuchten, die keine Frakturen an den unteren Extremitäten erlitten hatten, konnten bezüglich idiopathischer Torsionsdifferenzen im Unterschenkelbereich noch nicht ausgewertet werden.

Bei der weiteren Effektivitätsprüfung bezüglich der Spätfolgen war der therapeutische Einfluß auf die spätere Beinlängenalteration zu überprüfen. Bezüglich der Häufigkeit und des Ausmaßes posttraumatischer Beinlängenalterationen ergab sich kein Unterschied zwischen beiden Zeiträumen; die Ergebnisse seien deshalb zusammengefaßt vorgestellt.

Wie schon von Blount angegeben und von uns 1976 bestätigt, führen verspätete Repositionen und Operationen am Fixationskallus nach dem 5.Tag häufig zu Mehrverlängerungen, wie auch ein vermehrtes Remodelling bei Konsolidation verbliebener Achsenfehler der Seit-zu-Seit-Verschiebungen und der Achsenfehler in der Frontal- und Sagittalebene. Dies bestätigte sich weniger deutlich ausgeprägt auch im Rahmen der Tibiafrakturen.

Nach Oberschenkelschaftfrakturen (n=95) finden sich in der Altersgruppe unterhalb des 10. Lebensjahres bei Patienten, deren Frakturen in Verkürzung, kombiniert mit voller Seit-zu-Seit-Verschiebung ausheilten (n=43), in 65% der Fälle posttraumatische Verlängerungen von durchschnittlich 13 mm. Bei der Vergleichsgruppe der Patienten, die ohne Verkürzung und nur mit Seit-zu-Seit-Verschiebung bis höchstenfalls der Hälfte des Schaftes ausheilten (n=47), war in 79% der Fälle eine Verlängerung von durchschnittlich nur 10 mm zu finden. Die spätere Verlängerung läßt sich demnach durch die prophylaktische Verkürzung der Oberschenkelfrakturen nicht verhindern.

Bei den Patienten nach dem 10. Lebensjahr (n=22) war, unabhängig von einer primären Verkürzung, nur noch in 50% der Fälle eine Verlängerung von durchschnittlich 12 mm zu finden.

Bei den Tibiafrakturen (n=325) fanden wir nur in 37,2% der Fälle (121 Patienten) Beinlängendifferenzen von durchschnittlich 8,43 mm (5–30). Dabei lag der Hauptanteil der Verlängerungen mit 31,8% in der Altersgruppe zwischen 6 und 10 Jahren mit einem durchschnittlichen Ausmaß von 7 mm. Der Hauptanteil der Verkürzungen lag mit 33,3% jenseits des 10. Lebensjahres mit einem durchschnittlichen Ausmaß von 8,3 mm.

Eine direkte positive therapeutische Beeinflussung im Sinne der gezielten Herabsetzung der Häufigkeit und des Ausmaßes der posttraumatischen Beinlängenalteration ließ sich weder im Rahmen der Extensionen der Oberschenkel noch im Rahmen der Gipsbehandlung der Tibiaschaftfrakturen nachweisen. Dazu kommt, daß sich die Bedeutung der posttraumatischen Beinlängenalteration ohnehin erheblich relativiert angesichts der Häufigkeit und des Ausmaßes idiopathischer Längendifferenzen. Wir fanden bei der Untersuchung von 600 Individuen, die keine Fraktur im Bereich der unteren Extremitäten erlitten hatten, in den vergleichbaren Altersgruppen in 35% der Fälle Differenzen von einem durchschnittlichen Ausmaß von 8 mm. Die angewandten Therapieverfahren wiesen also keinerlei Effektivität bezüglich dieser Spätfolgen auf.

Effizienz

Die Hospitalisationshäufigkeit betrug bei den dislozierten Oberschenkelschaftfrakturen in beiden Gruppen 100%, blieb also gleich. Die Dauer des stationären Aufenthaltes konnte wegen kürzerer Extensionszeiten und wegen der anschließenden Mobilisation durch die Eltern zu Hause, um 25% von 50,2 auf 37,8 Tage pro Patient, gesenkt werden.

Im 1. Zeitraum wurde bei allen Patienten mit Oberschenkelschaftfrakturen im Rahmen der ersten Narkose zum Anlegen der Extension ein Repositionsversuch durchgeführt. Im 2. Zeitraum wurde im Rahmen der neu eingeführten Hyperextensionsmethode grundsätzlich darauf verzichtet. Im 1. Zeitraum wurde 0,136mal pro Patient in Allgemeinnarkose nachreponiert, im 2. Zeitraum war dies lediglich in 0,0183mal pro Patient der Fall, so daß der Repositionsaufwand um 87% gesenkt werden konnte.

Die Anzahl der Röntgenkontrollen wurde bei den Oberschenkelschaftfrakturen um 35%, von durchschnittlich 17 auf 11 Kontrollen pro Patient gesenkt. Dies kam dadurch zustande, daß wir in den Extensionen (gleichbleibende Lagerung vorausgesetzt) nur noch 1, höchstens 2 Stellungskontrollen durchgeführt hatten und auf Dunn-Aufnahmen vollständig verzichteten. Nach dem Konsolidationsröntgen haben wir ebenfalls, im Gegensatz zu den früheren Jahren, seit 1970 keine einzige radiologische Kontrolle mehr durchgeführt, solange im Anschluß an die Spontanmobilisation keinerlei Beschwerden auftauchten.

Die Mobilisation der Patienten nach Konsolidation ließen wir seit 1976 grundsätzlich nur noch durch die Eltern durchführen; nur noch in Ausnahmefällen haben wir die Indikation zu physiotherapeutischen Maßnahmen gesehen. Gehschulen wurden grundsätzlich nicht mehr verordnet, so daß der physiotherapeutische Aufwand dadurch um 90% gesenkt werden konnte. Die Mobilisationsdauer wurde durch diese restriktive Maßnahme nicht verlängert.

Bei den isolierten Tibiafrakturen lag im 1. Zeitraum die Hospitalisationshäufigkeit bei 13,6%, im 2. bei 12,7%. Die Dauer des Aufenthaltes konnte von 13,1 Tagen pro Patient im 1. auf 10,2 Tage pro Patient im 2. Zeitraum, um 22% gesenkt werden, obwohl nach 1976 zunehmend nur noch Patienten mit langwierigem Weichteilproblem aufgenommen wurden und in keinem Fall mehr stationäre Aufnahmen aus bettenkosmetischen Gründen, z.B. zur Mobilisation, stattfanden.

Im 1. Zeitraum war noch in 11,7% der Fälle 0,1333mal pro Patient in Allgemeinnarkose reponiert worden, nach 1975 nur noch in 3,18% der Fälle 0,041mal pro Patient, einer Aufwandreduktion von 73% entsprechend. Nach 1980 hatten wir in keinem einzigen Fall mehr die Indikation zur Reposition in Allgemeinnarkose gesehen.

Aber auch die Anzahl der Keilungen mußte deshalb nicht gesteigert werden: Vor 1975 wurde in 31,4% der Fälle 1,07mal pro Patient gekeilt. Nach 1975 war dies nur noch in 24% der Fälle 1,1mal pro Patient der Fall, also um 23% weniger häufig als zuvor. Die Keilung erfolgte zwischen dem 6. und 14. Tag nach dem Unfall im 1. Zeitraum zu 55%, im 2. Zeitraum zu 85%.

Der radiologische Aufwand ließ sich von 13,5 auf 7,2 Kontrollen pro Patient um insgesamt 47% senken. Wir waren nach 1975 zunehmend dazu übergegangen, grundsätzlich nur noch 1 bis höchstens 2 (bei Jungendlichen) Stellungskontrollen um den 8. Tag nach dem Unfall durchzuführen. Nach dem Konsolidationsröntgen wird in der Regel – die beschwerdefreie Mobilisation des Patienten vorausgesetzt – nicht mehr geröntgt.

Auch im Rahmen der isolierten Tibiaschaftfrakturen hatten wir auf die ehemals regelmäßig durchgeführte Gehschule verzichtet und die Mobilisation ambulant mit Hilfe der Eltern durchführen lassen. Auch bei diesen Frakturen zeigte sich keine Verlängerung der Rehabilitationsdauer durch dieses Vorgehen.

Schlußfolgerungen

Die Untersuchungen zeigen deutlich, daß der medizinische Aufwand ohne Gefährdung des Endresultates erheblich gesenkt werden kann – bei uns um 30–40% nicht nur durch die Wahl billigerer Methoden, sondern vor allem durch die Unterlassung unnötiger Maßnahmen. Die Effektivität ließ sich im Rahmen der Oberschenkelschaftfrakturen, da wir weiterhin an den Extensionen festgehalten hatten, nicht steigern. Im Gegensatz zu den Tibiaschaftfrakturen, bei denen die gezieltere, termingerechtere Gipskeilung eine Steigerung der Effektivität zur Folge hatte. Um die Effektivität und die Effizienz für instabile Oberschenkelschaft- und Unterschenkelschaftfrakturen zu steigern, sind wir für den Fall, daß primär eine Narkose notwendig ist, zur primären Stabilisierung mit dem Fixateur externe übergegangen.

Daß Effizienzsteigerung bei gleichzeitiger Effektivitätssteigerung oder zumindest gleichbleibender Effektivität auch heute noch in der Medizin möglich ist, gilt zweifelsohne auch für andere Verletzungen, für andere Erkrankungen, für andere Krankenhäuser und Polikliniken als unsere und auch für andere Ambulatorien und Praxen. Trotz aller Effizienz aber wird Medizin weiterhin Geld kosten und muß aus existenziellen Gründen Geld einbringen.

Die Behandlung einer Oberschenkelschaftfraktur in der Extension kostet bzw. erbringt, je nach Alter des Patienten beim Unfall, d.h. abhängig von der stationären Aufenthaltsdauer bei uns in Basel, zwischen 8–22000 Schweizer Franken. Die Plattenosteosynthese, aus psychosozialen Gründen nach dem 12. Lebensjahr indiziert, mit einem durchschnittlichen stationären Aufenthalt von 10–12 Tagen, kostet inklusive der späteren Metallentfernung ca. 9000 Franken. Für den Fixateur externe sind bei einem Aufenthalt von 8 Tagen etwa 5000 Franken einzusetzen. Schon hier zeichnet sich die Diskrepanz zwischen infrastrukturellen Amortisationszwängen und medizinischer Indikation deutlich ab. Die Extensionsbehandlung ist weniger eine medizinische als eine kommerzielle, bettenkosmetische Maßnahme.

Noch drastischer stellt sich das Dilemma, in dem wir uns befinden, an der isolierten Tibiafraktur dar. Hier kostet die Osteosynthese bzw. auch nur ein einfacher stationärer Aufenthalt ebenfalls zwischen 8–9000 Franken inklusive einer eventuellen Metallentfernung, während die einfache ambulante Gipsbehandlung mit und ohne Keilung, die der Osteosynthese im Endergebnis absolut ebenbürtig ist, nur etwa zwischen 5–700 Franken kostet. Durch diese Summe aber wird weder die Infrastruktur eines Spitales noch die einer Praxis anteilmäßig finanziell getragen, geschweige denn amortisiert.

Je wichtiger existenzielle Amortisationsfragen sind, desto eher wird unter den bestehenden Umständen eine medizinische Behandlungsmethode gewählt werden, die eine bessere wirtschaftliche Amortisation gewährleistet. Wir könnten dieses Dilemma, das sich ergibt, wenn wir gleichzeitig versuchen, unseren ethischen Auftrag in der Medizin in die Tat umzusetzen, nämlich die Traumatisierung der Seele und des Körpers des Patienten auf ein Minimum zu beschränken und gleichzeitig Geld zu verdienen, nur dann lösen, wenn wir für weniger medizinische Maßnahmen bessere existenzielle Anreize setzen würden bzw. gesetzt bekämen. Dafür müßten wir aber unser bestehendes Abrechnungssystem ändern und einen Abrechnungsschlüssel finden, der auf der einen Seite wirtschaftliche Anreize für medizinische Effizienz setzt und damit auch eine gewisse Kostenminderung provoziert. Auf der anderen Seite muß er aber eine höhere Aufwandvergütung für die dann seltenere, einzelne medizinische Maßnahme gewährleisten, um nicht existenzgefährdend und damit kontraproduktiv zu werden.

Aber auch wenn der Abrechnungsschlüssel im Interesse effizienter klinischer Medizin endlich geändert würde und hoffentlich wird, dürfen wir uns nicht der Illusion hingeben, die wirtschaftlichen Probleme in der Medizin gelöst zu haben: Die indirekten Kosten werden weiterhin erheblich höher liegen als die direkten, und nur letztere könnten wir mit derartiger Effizienzsteigerung beeinflussen. Aber unsere vordringliche Aufgabe ist es ja auch nicht wirtschaftliche, sondern medizinische Probleme zu lösen. Es ist aber auch nicht unsere Aufgabe, gerade wegen eines fatalen Abrechnungsschlüssels, medizinisch Kranke zu produzieren und medizinisch Unnötiges zu zelebrieren, anstatt Gesundheit im nichtmedizinischen Sinne durch unser Tun zu fördern und endlich unsere standespolitische Verpflichtung wahrzunehmen, um für die Abschaffung dieses kontraproduktiven Schlüssels einzustehen.

Zusammenfassung

An Hand des eigenen Krankengutes aus den letzten 25 Jahren wurden mit Hilfe der Ergebnisse nachuntersuchter Oberschenkel- und Tibiaschaftfrakturen Effektivitäts- und Effizienzstudien durchgeführt. Es wird gezeigt, daß der medizinische Aufwand (Repositionen in Allgemeinnarkose, Hospitalisationshäufigkeit und -dauer, Röntgenkontrollen, klinische Kontrollen, Gehschulen etc.), vor allem durch Unterlassung unnötiger Maßnahmen, bei gleichbleibender Effektivität um 30–40% gesenkt werden konnte. Es wird diskutiert, inwieweit eine Kostensenkung durch konsequente Durchführung effizienter Medizin möglich ist. Als Resümee bleibt, daß solange der stehende Abrechnungsschlüssel existiert, eine Senkung der direkten Kosten in der Medizin durch Effizienz nicht möglich ist, da dieser Abrechnungsschlüssel wirtschaftlich medizinische Ineffizienz honoriert und medizinische Effizienz bestraft.

Nachuntersuchungsergebnisse von 58 kindlichen Oberschenkelschaftfrakturen – ist eine beidseitige Extension bei Frakturen im Kindes- und Jugendalter notwendig?

L. Wessel[1], G. Scheuba[1], K. Wollschläger[1], R. Meier[1] und D. Beduhn[2]

Einleitung

Ist die beidseitige Extension auf dem Weber-Tisch noch indiziert, nachdem ab 1977 von z. B. von Laer [2, 3] und Oberhammer [5] über den Spontanausgleich von Drehfehlern berichtet wurde?

Ab welchem Alter kann man bei noch offener Trochanterapophyse die Marknagelung einsetzen, wenn man die gefürchtete Valgusfehlstellung des Femurkopfes berücksichtigt [1, 4].

Für uns gehören die Schaftfrakturen im Kindesalter nach wie vor zur Domäne der konservativen Knochenbruchbehandlung. Kinder bis zu einem Alter von 4–5 Jahren werden mit einer einseitigen vertikalen Extension nach Schede behandelt. Kinder bis zu einem Alter von 12–14 Jahren werden, je nach Reife des Skelettes, auf der Braun-Schiene mit Drahtextension behandelt. Kurz vor dem Wachstumsabschluß haben wir den Marknagel vorgezogen. Durch den Einsatz des Wittmoser-Tisches können sämtliche Achsenfehler vermieden werden.

Patientengut und Methodik

Im Zeitraum von Januar 1974 bis Dezember 1987 konnten 58 Oberschenkelfrakturen ausgewertet werden. Es handelte sich um 42 Jungen und 16 Mädchen (Abb. 1a). Die Kinder waren zwischen 1 und 17 Jahren alt. 40 Kinder waren unter 10 Jahre alt. Das Durchschnittsalter betrug 7,6 Jahre. In 65% der Fälle war die Unfallursache der Verkehrsunfall, in 23% der Fälle ein Sturz und in 2% der Fälle ein direktes Trauma. 19% der Frakturen waren im proximalen Drittel lokalisiert, 59% im mittleren Drittel und 23% im distalen Drittel (Abb. 1b). 40% der Frakturen waren rechtsseitig, 60% der Frakturen waren linksseitig. In 82% der Fälle bestanden Begleitverletzungen; 21% waren mehrfach verletzt und 9% waren polytraumatisiert (Abb. 2a).

---

[1] Unfallchirurgische Klinik, Schwerpunktkrankenhaus Wetzlar, Forsthausstr. 1, D-6330 Wetzlar
[2] Radiologisches Institut, Schwerpunktkrankenhaus Wetzlar, Forsthausstr. 1, D-6330 Wetzlar

Nachuntersuchungsergebnisse von 58 kindlichen Oberschenkelschaftfrakturen

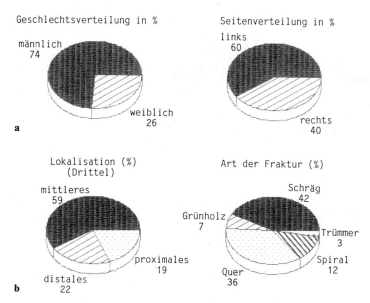

Abb. 1a, b. Kindliche Oberschenkelschaftfrakturen (n = 58)

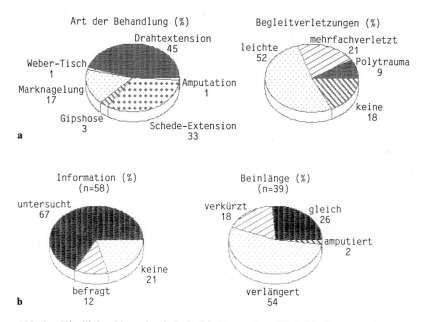

Abb. 2a. Kindliche Oberschenkelschaftfrakturen (n = 58). **b** Nachuntersuchung

Als Behandlungsart kam die vertikale Extension nach Schede in 33%, die Drahtextension auf der Braun-Schiene in 45% und bei über 14jährigen die Marknagelung in 17% der Fälle zur Anwendung. 2mal wurde mit einer Gipshose behandelt. In 1 Fall mußte primär amputiert werden (Abb. 2a). Es wurde zwischen 2 und 10 Wochen extendiert, im Mittel 4,1 Wochen.

Die wichtigsten Komplikationen waren mit jeweils 3,4% eine Bohrlochinfektion, die konservativ problemlos ausheilte, sowie eine sekundäre Dislokation.

In ⅔ der Fälle wurde eine Bout-à-bout-Reposition angestrebt. 30% der Kinder wurden mit einer Verkürzung bis 1,5 cm reponiert. 47% der Fälle heilten ohne Achsenfehler aus. Nach Marknagelung entstanden 2 Achsenfehler unter 10°, die sich spontan korrigierten. Nach konservativer Therapie entstand in 1 Fall vorübergehend ein Achsenfehler von 15°.

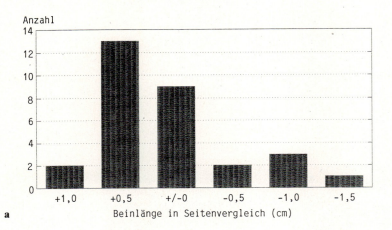

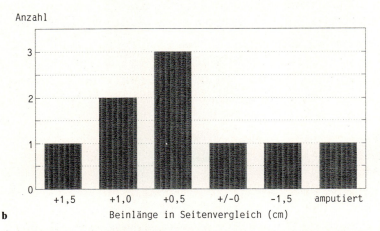

Abb. 3a, b. Kindliche Oberschenkelschaftfrakturen. **a** Beinlänge nach konservativer Therapie; Nachuntersuchung (n=30). **b** Beinlänge nach operativer Therapie; Nachuntersuchung (n=9)

Ergebnisse

39 (67%) Patienten konnten im Mittel nach 7 Jahren persönlich nachuntersucht werden, 30 nach konservativer und 9 nach operativer Behandlung. 12% beantworteten nur einen Fragebogen. 21% konnten nicht erreicht werden (Abb. 2b). Bei der Nachuntersuchung wurde die Beinlänge klinisch und radiologisch bestimmt. Zur Beurteilung des Antetorsionswinkels wurde eine Rippstein-Aufnahme angefertigt. Der Kollum-Diaphysen-Winkel wurde im Seitenvergleich gemessen. Alle Patienten waren subjektiv beschwerdefrei. Objektiv wurde bei 26% radiologisch eine seitengleiche Beinlänge festgestellt, 9mal nach konservativer und einmal nach operativer Behandlung. 54% wiesen eine Beinverlängerung auf, 15mal nach konservativer und 6mal nach operative Behandlung. In 5 Fällen betrug diese 1,0 cm oder mehr, überschritt 1,5 cm jedoch nicht (Abb. 3a, b). Nach konservativer Behandlung betrug die Verlängerung 0,45 cm, nach operati-

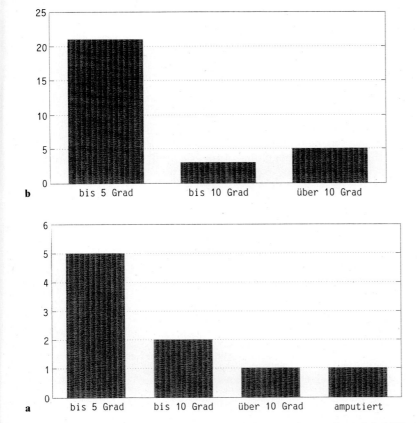

Abb. 4a, b. Kindliche Oberschenkelschaftfrakturen; Antetorsionswinkeldifferenz im Seitenvergleich; Nachuntersuchung (n=39). **a** Nach konservativer Therapie (n=30). **b** Nach operativer Therapie (n=9)

ver Behandlung 0,71 cm. Der Unterschied ist statistisch nicht signifikant. 18% wiesen eine Beinverkürzung auf, 6mal nach konservativer und einmal nach operativer Behandlung. In 2 Fällen betrug diese 1,5 cm, einmal nach Dynamisierung nach einer Verriegelungsnagelung aufgrund einer Trümmerfraktur und einmal nach einer – auswärts – eingestellten primären Verkürzung von 2,5 cm. Der relative durchschnittliche Längenzuwachs betrug im Mittel 0,8 cm.

Obwohl der Marknagel bei den genagelten Patienten durch die Trochanterapophyse eingeschlagen wurde, beobachteten wir keine über 5° hinausgehende Zu- oder Abnahme des Kollum-Diaphysen-Winkels im Seitenvergleich.

In 1 Fall bestand nach konservativer Behandlung 1,5 Jahre nach dem Unfall noch eine Antekurvation von 4°. In allen anderen Fällen wurden sämtliche Achsenfehler spontan korrigiert.

In 18% der Fälle fanden wir eine Differenz des Antetorsionswinkels von 10° oder mehr. In 2 Fällen ging diese über 15° hinaus, überschritt 20° jedoch nicht. In 1 Fall bestand die Differenz nach einer Marknagelung. In 3 Fällen handelt es sich um Kinder, die den 2. Detorsionsschub noch vor sich haben, so daß eine Korrektur noch möglich ist (Abb. 4a, b).

Diskussion

Insgesamt weichen unsere Ergebnisse nicht signifikant von den von z. B. Weber und von Laer publizierten Fällen der doppelseitigen Extension ab [2, 6–8]. Aus diesem Grunde befürworten wir die konservative Behandlung mit der einseitigen Schede-Extension und glauben auf die Extension auch des gesunden Beines auf dem Weber-Tisch verzichten zu können. Kurz vor dem Wachstumsabschluß können wir die geschlossene Marknagelung ohne Nachteile für den Patienten einsetzen.

Literatur

1. Kuner EH, Hendrich V, Schiel E (1982) Der Oberschenkelschaftbruch im Wachstumsalter. Operative Therapie – Indikation und Ergebnisse. Hefte Unfallheilkd 158:102–106
2. Laer L v (1977) Beinlängendifferenz und Rotationsfehler nach Oberschenkelschaftfrakturen im Kindesalter. Arch Orthop Unfallchir 89:124–135
3. Laer L v (1982) Die klinische Bedeutung des posttraumatischen Rotationsfehlers nach Oberschenkelschaftbrüchen im Wachstumsalter. Hefte Unfallheilkd 158:150–155
4. Mischkowsky T, Buhr HJ, Arnold D, Daum R (1979) Ergbnisse der Oberschenkelfrakturbehandlung bei mehrfachverletzten Kindern. Langenbecks Arch Chir 349:538
5. Oberhammer J (1980) Degree and frequency of rotational deformities after infant femoral fractures and their spontaneous correction. Arch Orthop Trauma Surg 97:249–255
6. Weber BG (1963) Zur Behandlung kindlicher Femurschaftbrüche. Arch Orthop Unfallchir 54:713–723
7. Weber BG, Brunner Ch, Kägi F (1982) Oberschenkelschaftbrüche im Kindesalter. Konservative Behandlung – Indikation und Ergebnisse. Hefte Unfallheilkd 158:97–102
8. Wilde CD, Köhler A (1978) Oberschenkelschaftfrakturen im Kindes- und Wachstumsalter. Behandlungstaktik und Frühergebnisse unter besonderer Berücksichtigung der Extensionsbehandlung nach Weber. Unfallchirurgie 4:133–142

Läßt sich die stimulative Wachstumsstörung bei konservativer Therapie von kindlichen Oberschenkelschaftbrüchen reduzieren?

H. Breitfuß[1], G. Muhr[2], H. Kopp[2] und A. David[2]

Der kindliche Oberschenkelschaftbruch ist eine Domäne der konservativen Therapie. Achsen- und Rotationsfehlstellungen können altersabhängig spontan korrigiert werden. Scheinbar nicht beeinflußbar ist das Phänomen der stimulativen Wachstumsstörung. Daher wurde von Blount und Böhler [1] eine prophylaktische Verkürzung der Bruchfragmente vorgeschlagen. Trotz Verkürzung der Bruchfragmente publizierten Weber et al. [6] bei 25% der behandelten Kinder ein Mehrwachstum von 1,5 cm auf der verletzten Seite. Auch Pachuki u. Prendinger [4] stellten in einer Nachuntersuchung bei 5- bis 8jährigen Kindern ein Mehrwachstum von durchschnittlich 16 mm auf der verletzten Seite bei konservativer Therapie fest. Nach Laer [3] kommt es bei idealer Fragmentstellung dagegen selten zu einem Mehrwachstum von über 0,5 cm.

Im „Bergmannsheil Bochum" wurden 39 Kinder, die zum Unfallzeitpunkt zwischen 3 und 10 Jahre alt waren, retrospektiv durchschnittlich 5 Jahre nach dem Unfall radiologisch auf eine Beinverlängerung kontrolliert.

Ergebnisse

17 von diesen Kindern wiesen radiologisch eine Beinverlängerung von durchschnittlich 18 mm auf der verletzten Seite auf. Von diesen 17 Oberschenkelschaftfrakturen heilten 13 nach konservativer Therapie mit Verkürzungsstellung der Bruchfragmente. 4 Frakturen heilten mit End-zu-End-Stellung der Bruchfragmente. Von diesen 4 Kindern hatte ein Kind zusätzlich ein Schädel-Hirn-Trauma Grad III. 2 von diesen Kindern wurden mehrfach reponiert. Im Gegensatz dazu hatten 22 Kinder durchschnittlich 5 Jahre nach dem Unfall radiologisch nur eine Beinverlängerung von 8 mm. Von diesen 22 Kindern heilten 17 Frakturen mit End-zu-End-Stellung der Bruchfragmente. 5 Frakturen waren sogar mit geringer Distraktion überextendiert.

---

[1] Unfallchirurgie am Landeskrankenhaus, A-5020 Salzburg
[2] Chirurgische Universitätsklinik „Bergmannsheil" Bochum, Gilsinger Str. 14, D-4630 Bochum 1

Ursachen der stimulativen Wachstumsstörung

Eine Konsolidierung mit Verkürzungsstellung der Bruchfragmente ist abhängig von der Bruchform nur durch eine mehr oder weniger starke Seitverschiebung möglich. Diese Seitverschiebung führt zu einer prolongierten Reparation im Rahmen der physiologischen Remodellingvorgänge mit konsekutiver Hyperämie der Wachstumsfugen des verletzten Beines und Wachstumsstimulation (Abb. 1) [5]. Erfolgt die Reposition dagegen in End-zu-End-Stellung der Bruchfragmente, wird durch Straffung des umgebenden Weichteilmantels Stabilität gewonnen. Zusätzlich werden prolongierte Reparationen mit konsekutiver Hyperämie und Wachstumsstimulation vermieden (Abb. 2).

Auch bei den eigenen Ergebnissen hatten die stabilen Bruchformen die günstigste Prognose bezüglich der stimulativen Wachstumsstörung. Bei 4 subperiostalen Oberschenkelschaftbrüchen betrug die durchschnittliche Verlängerung 4 mm, nach 16 Torsionsfrakturen durchschnittlich 8 mm und nach 19 instabilen Biegungs- und Mehrfragmentbrüchen durchschnittlich 13 mm.

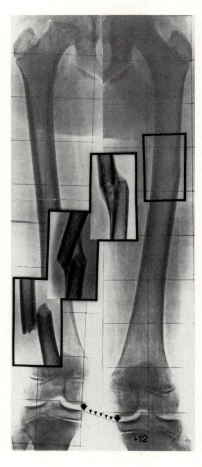

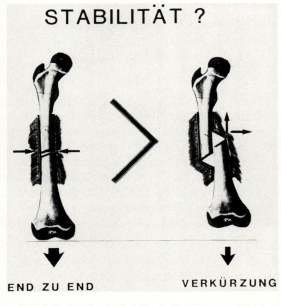

Abb. 1. Oberschenkelschaftbruch bei einem 6jährigen Kind. Konsolidierung mit Verkürzung der Bruchfragmente. Trotz prophylaktischer Verkürzung Beinverlängerung von 12 mm auf der verletzten Seite 2 Jahre nach dem Unfall

Abb. 2. Stabilitätsgewinn durch Straffung der Weichteilhülle bei End-zu-End-Reposition

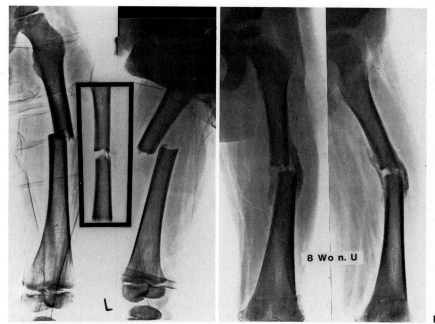
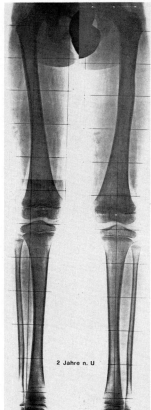

Abb. 3. a Oberschenkelquerbruch bei einem 6jährigen Kind. Konservative Therapie mit End-zu-End-Reposition. **b** Konsolidierung mit End-zu-End-Stellung 8 Wochen nach dem Unfall. **c** Unwesentliche Beinverlängerung auf der verletzten Seite 2 Jahre nach dem Unfall

Zusammenfassung

Die durchschnittlich 5 Jahre nach dem Unfall erfolgte radiologische Beinlängenkontrolle ergab nach konservativer Therapie bei anatomischer End-zu-End-Reposition der Bruchfragmente die günstigste Prognose bezüglich der stimulativen Wachstumsstörung (Abb. 3a-c). Eine verzögerte Bruchheilung oder Pseudarthrose wurde nicht beobachtet. Mehrfachrepositionen sind wegen stimulativer Wachstumsstörungen zu vermeiden.

Literatur

1. Böhler L (1943) Die Technik der Knochenbruchbehandlung, 9.-11. Aufl. Maudrich, Wien
2. Korisek G, Schneider H, Breitfuß H (1984) Der kindliche Oberschenkelbruch – Die konservative Therapie und ihre Vorzüge. Hefte Unfallheilkd 1984:336–338
3. Laer L v (1986) Frakturen und Luxationen im Wachstumsalter. Thieme, Stuttgart New York
4. Pachucki A, Prendinger G (1974) Nachuntersuchungsergebnisse von Oberschenkelschaftbrüchen im Kindes- und Jugendalter unter besonderer Berücksichtigung des vermehrten Längenwachstums und der Achsenkorrekturpotenz. Hefte Unfallheilkd 1984:368–374
5. Trueta J (1957) Trauma and bonegrowth. Congr SICOT, Barcelona
6. Weber BG, Brunner Ch, Freuler F (1979) Die Frakturbehandlung bei Kindern und Jugendlichen. Springer, Berlin Heidelberg New York

Was leistet die Rush-pin-Versorgung kindlicher Oberschenkelfrakturen in einem insgesamt konservativ ausgerichteten Behandlungsprogramm?

J. Meixner[1] und H. Halsband[1]

Das Behandlungskonzept unserer Klinik trägt dem bekannten Korrekturvermögen kindlicher Frakturen weitestgehend Rechnung. Wir folgen dem altbewährten kinderchirurgischen Prinzip, welches besagt: „Zunächst Prüfung aller konservativen Behandlungsmöglichkeiten, bevor der Entschluß zu einer Operation gefaßt wird". So ist auch unser konservativ ausgerichtetes Stufenbehandlungsprogramm dislozierter kindlicher Oberschenkelfrakturen zu verstehen.

Wir bevorzugen folgendes Vorgehen:
1. die Overheadextension bis zum 3. Lebensjahr,
2. die Weber-Tisch-Extension vom 3. bis zum 8., in günstigen Fällen bis zum 12. Lebensjahr,
3. die operative Versorgung schwer-reponierbarer Frakturen, etwa ab dem 7. Lebensjahr, wobei die Rush-pin-Versorgung bei uns deutlich im Vordergrund steht.

Die Behandlungsmethoden bei 85 Frakturen in der Zeit von 1979–1988 wurden analysiert und die Kinder mit Rush-pin-Versorgung einer Nachuntersuchung unterzogen.

Der Anteil operativ versorgter Kinder ist mit 46% insgesamt relativ hoch, liegt jedoch noch deutlich unter den Zahlen anderer Autoren, die bis zu 66% aller kindlichen Oberschenkelfrakturen operativ versorgten [5]. Die Aufgliederung der konservativ versorgten Frakturen zeigt entsprechend dem Alter der Kinder (Durchschnittsalter 4,3 Jahre) mit 52% die Weber-Tisch-Extension, die Overheadextension in 22% der Fälle, seltener eine primäre Beckengipsanlage und Schienenlagerung mit Drahtextension (Tabelle 1).

Operativ versorgten wir nur 37 Kinder, deren Durchschnittsalter 8,7 Jahre betrug. Die Rush-pin-Versorgung wurde in 24 Fällen, die Plattenosteosynthese in 10 Fällen durchgeführt. Noch seltener waren Kirschner-Drahtung, Verschraubung oder Fixateur externe (Tabelle 2). Für eine strenge Indikationsstellung der operativen Versorgung kindlicher Oberschenkelfrakturen sprechen sich unverändert viele Autoren aus; Operationen werden befürwortet bei Interposition von Weichteilen mit erfolglosen Repositionsmanövern, wiederholten Redislokationen, offenen Frakturen II. und III. Grades, Frakturen im Zusammenhang mit

[1] Klinik und Poliklinik für Kinderchirurgie, Medizinische Universität Lübeck, Ratzeburger Allee 160, D-2400 Lübeck 1

Tabelle 1. Konservative Behandlungsmethoden bei 46 Kindern von 1979–1988 (Durchschnittsalter: 4,3 Jahre)

Methode	Anzahl	%
Weber-Tisch	24	52
Overheadextension	10	22
Primärer Becken-Bein-Gips	9	19
Drahtextension und Schiene	3	7
Gesamt	46	100

Tabelle 2. Operative Behandlungsverfahren bei 37 Kindern von 1979–1988 (Durchschnittsalter: 8,7 Jahre)

Methode	Anzahl	%
Rush pin	24	62
Plattenosteosynthese	10	25
Kirschner-Drahtung	2	5
Verschraubung (Schenkelhalsfraktur)	2	5
Fixateur externe	1	3
Gesamt	39	100

Schädel-Hirn-Trauma oder auch bei Mehrfachverletzungen sowie pathologischen Frakturen [3].

Zur Frage, was der Rush pin in unserem Stufenbehandlungsprogramm wirklich leistet, möchten wir folgendes feststellen: Es handelt sich um eine einfache und zuverlässige Stabilisierungsmethode, die in der Hand des Geübten deutliche Vorteile gegenüber anderen operativen Verfahren zeigt und ausgezeichnete Ergebnisse erzielen läßt, falls der früher häufig gemachte Fehler, die pertrochantäre Einlage des Pins, die zu schweren Valgisierungen des Schenkelhalses führen kann, vermieden wird.

Aufgrund seiner Dynamik ist eine stabile Osteosynthese nicht zu erreichen, es sei denn, der Pin wird zweckentfremdet als zu starker Marknagel verwendet [2]. Modellversuche zur Rotationsinstabilität des Pins stammen durchgehend vom Knochen des Erwachsenen [1]. Die anatomischen Verhältnisse des kindlichen Knochens mit gut entwickelter, fester Spongiosastruktur sind deutlich anders gelagert; hier sitzt der Pin wesentlicher fester als im Erwachsenenalter.

Die drehrunden, leicht gebogenen Pins verklemmen sich längselastisch normal an 3 Punkten der Markhöhle. Sie sind aufgrund ihrer Elastizität leicht einzuführen und später auch wieder zu entfernen. Durch Veränderung der originalen Schlittenkufenform des Pins für das Erwachsenenalter durch Abschleifen und Umändern in eine ballistische Form wird das Einschlagen in den kindlichen Knochen nicht erschwert, aber das Durchschlagen der gegenüberliegenden Kortikalis weitgehend verhindert. Ein Aufbohren des Markraumes ist nicht erforderlich. Die durchschnittliche Operationsdauer betrug bei uns 35 min.

Die Vorzüge dieser Versorgungsmethode sehen wir in folgenden Punkten:
- Es handelt sich um einen kurzen, relativ leichten operativen Eingriff mit geringer Infektionsgefahr.
- Es gelingt meistens die geschlossene Reposition mit einer guten Einstellbarkeit der Fragmente durch ein Vorbiegen des Rush pins.

Bei dieser Art der Versorgung kommt es zu keiner Störung der periostalen Blutversorgung; wir sahen keine verzögerten Frakturheilungen. Die Beinlängendifferenzen sind unwesentich, die Entfernung des Rush pins kann teilweise ambulant erfolgen. Als Nachteile sehen wir die Möglichkeit von Rotationsfehlstellungen und die zusätzlich notwendige Stabilisierung durch einen Becken-Bein-Gipsverband.

Die Zusammenstellung der Behandlungsergebnisse nach intramedullärer Rush-pin-Schienung erbrachte eine durchschnittliche Klinikverweildauer von 11,5 Tagen und eine durchschnittliche Ruhigstellungszeit im Becken-Bein-Gipsverband von 6,2 Wochen. Wund- oder Knocheninfektionen, Refrakturen oder Pseudarthrosen sowie Torsionsfehler über 10° wurden nicht beobachtet. Beinverlängerungen bis maximal 1,1 cm sahen wir bei 5 Kindern.

Zusammenfassend können wir feststellen, daß sich uns die Rush-pin-Schienung als ein rasch anwendbares und risikoarmes Verfahren bei guten Ergebnissen bewährt hat.

Literatur

1. Maurath I, Kobler H, Christ H (1962) Kritische Betrachtungen zur Osteosynthese mit dem Rush-pin bei Schaftfrakturen. Arch Orthop Unfallchir 54:347
2. Rush L, Gelbke H (1957) Atlas der intramedullären Frakturfixation nach Rush. Barth, München
3. Schärli AF, Winniker H (1987) Operationsindikation bei Frakturen des Oberschenkels. In: Hofmann-von Kap-herr S (Hrsg) Operationsindikationen bei Frakturen. Fischer, Stuttgart New York, S 172–178
4. Stock HI (1978) Die Marknagelung der kindlichen Oberschenkelfraktur unter Schonung der Wachstumszonen. Zentralbl Chir 16:1072
5. Zügel NP, Hofmann von Kap-herr S (1987) Operationsindikationen mit der Druckplattenosteosynthese bei Oberschenkelfrakturen. In: Hofmann-von Kap-herr S (Hrsg) Operationsindikationen bei Frakturen. Fischer, Stuttgart New York, S 185–188

Die Bündelnagelung kindlicher Oberschenkelschaftfrakturen

W. Link[1], R. Wölfel, T. Herzog[1] und R. Schück[1]

Die kindliche Oberschenkelschaftfraktur wird meist erfolgreich konservativ behandelt. In der Literatur besteht deshalb weitgehende Einigkeit über die strenge Indikationsstellung zur operativen Versorgung dieser Fraktur [4, 8, 11, 13, 15]. Wir stellen die Indikation zur Osteosynthese des kindlichen Femurschaftbruches bei einer der folgenden Konstellationen:
1. Polytrauma
2. Schweres Schädel-Hirn-Trauma
3. Zweit- und drittgradig offene Frakturen (Fixateur externe)
4. Nicht reponierbare Fraktur
5. Dislozierte Fraktur kurz vor Epiphysenschluß
6. Beidseitige Oberschenkelfraktur
7. Extensionsbehandlung nicht möglich

Mit Ausnahme der zweit- und drittgradig offenen Oberschenkelschaftfrakturen, bei denen jetzt der Monofixateur nach De Bastiani (Orthofix) zur Anwendung kommt, haben wir unter diesen Konstellationen an der Chirurgischen Universitätsklinik Erlangen im Zeitraum von 1959–1988 insgesamt 266 Oberschenkelschaftfrakturen bei Kindern und Jugendlichen mit der Bündelnagelung nach Hackethal versorgt. Dieses Verfahren erlaubt die intramedulläre Stabilisierung der Schaftfraktur, ohne daß die Wachtumsfugen tangiert werden.

Technik

Die Operationstechnik nach Hackethal [5, 6] erfolgt in 2 Phasen. Diese Unterteilung des Eingriffs in eine unsterile Repositionsphase und eine sterile Operationsphase verkürzt die eigentliche Operationszeit und vermeidet Fehler in der Asepsis. In der ersten Phase kann unter Benutzung des Extensionstisches die anatomische Form des Oberschenkels schonend wiederhergestellt werden. Stellungsfehler, insbesondere Rotationsfehler, lassen sich zuverlässig vermeiden. Durch die Verwendung eines Repositionsgerätes kann das Repositionsergebnis während der gesamten Operation unverrückbar aufrecht erhalten werden.

---

[1] Chirurgische Klinik der Universität Erlangen-Nürnberg, Maximiliansplatz, D-8520 Erlangen

In der sterilen Operationsphase werden von einer kleinen Hautinzision aus über ein seitliches Kortikalisfenster fernab der Epiphysenfugen mehrere elastisch vorformbare, solide, drehrunde Bündelnägel unter Röntgenbildwandlerkontrolle eingeschlagen. Die Elastizität der Bündelnägel hat 2 Vorteile:
1. Die Bündelnägel gleiten problemlos vom seitlichen kortikalen Fenster in den Markraum. Die Epiphysenfugen werden nicht tangiert.
2. Die Bündelnägel passen sich der Markraumform zwanglos an. Ein Aufbohren der Markhöhle bleibt beim jugendlichen Knochen erspart.

Das Prinzip der elastischen Verklemmung wird von den Bündelnägeln erreicht:
– Schnürung am Einschlagfenster
– Schnürung an der Markraumtaille
– Verspreizung in der festen Spongiosa

Die sehr feste kindliche Spongiosa ermöglicht den verspreizten Nägeln sichere Verankerung, so daß Rotationsstabilität erzielt wird. Zur intramedullären Fixation genügen meist schon 3–4 Bündelnägel, um die für Lagerung und Bewegungsbehandlung ausreichende Stabilität zu erzielen. Die Nagelung kann aufsteigend oder absteigend erfolgen, wobei die Bündelnägel bis etwa 1 cm an die Epiphysenfugen heran vorgeschlagen werden (Abb. 1). Die Materialentfernung erfolgt zum frühestmöglichen Zeitpunkt, d. h. nach durchschnittlich 3–5 Monaten, bei Jugendlichen etwas später.

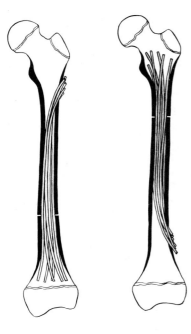

Abb. 1. Die Bündelnagelung wird je nach Frakturlokalisation aufsteigend *(rechts)* oder absteigend *(links)* durchgeführt

Krankengut

Von 1959–1988 wurden an der Chirurgischen Universitätsklinik Erlangen 266 Kinder und Jugendliche, bei denen eine Oberschenkelschaftfraktur vorlag, mit einer Bündelnagelung versorgt. Der jüngste Patient war 1 Jahr 7 Monate alt, der älteste 18 Jahre. Das Durchschnittsalter betrug 9,6 Jahre. Die Altersverteilung zeigt einen Gipfel um das 6. Lebensjahr, bei dem Mädchen und Jungen gleich häufig betroffen sind. Es entspricht dem ersten Auftauchen der noch unerfahrenen Kinder im Straßenverkehr.

Der zweite Anstieg um das 16. Lebensjahr betrifft hauptsächlich männliche Jugendliche, die mit dem Fahrrad oder Moped einen Unfall erlitten. Überhaupt stellen Unfälle im Straßenverkehr mit einem Anteil von 85% die Hauptverletzungsursache bei Kindern und Jugendlichen dar. Spielunfälle (10,5%) und häusliche Unfälle (3,5%) stehen weit dahinter zurück.

In 83% der Fälle lagen kurze Schräg- oder Querbrüche im mittleren Drittel des Femurschaftes vor. Stück- und Trümmerfrakturen waren in unserem Krankengut nicht vertreten. In 9% der Fälle lagen offene Frakturen vor, die überwiegend Durchspießungsverletzungen waren.

Behandlungsergebnisse

In über 95% der mit Bündelnagelung versorgten Oberschenkelschaftfrakturen konnte eine primäre Übungsstabilität erreicht werden. An Komplikationen beobachteten wir in 6 Fällen (2,3%) eine lokal auf die Einschlagstelle begrenzte Weichteilinfektion. Eine Dislokation der Bündelnägel trat 9mal (3,4%) auf, wobei jedoch das Ausmaß so gering war, daß eine Nagelentfernung bzw. ein Nachschlagen nicht notwendig wurde. Die gravierendsten Komplikationen waren die Pseudarthrosen, die wir bei 3 Patienten (1,12%) beobachteten. In keinem Fall war es zu einer Osteitis gekommen.

Die Metallentfernung erfolgte bei 74% der Patienten in unserer Klinik. Bis auf die 3 Pseudarthrosen waren alle knöchern fest verheilt. Bei 11 Patienten (4,1%) fanden sich Serome an der ehemaligen Einschlagstelle, vor allem bei einer zu langen Nagelverbleibdauer.

Bei der bis jetzt durchgeführten Fragebogenaktion und klinischen Nachuntersuchung konnte leider erst ¼ der Patienten erreicht werden. Längendifferenzen über 1 cm sahen wir bei diesen nachuntersuchten Patienten in 16,6% der Fälle, gravierende Rotationsfehler praktisch keine (Abb. 2).

Diskussion

Die Bündelnagelung ist ein nicht unumstrittenes Verfahren [7, 9, 10], an dem wir jedoch gerade bei kindlichen Oberschenkelschaftfrakturen festhalten, weil auf

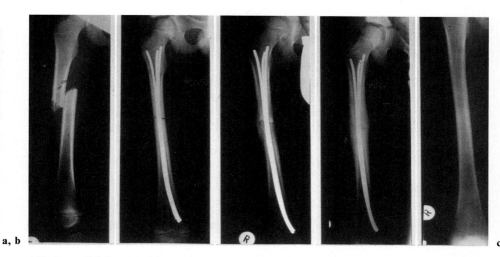

Abb. 2a–e. 4jähriges Mädchen, schweres Schädel-Hirn-Trauma und Oberschenkelfraktur rechts. **a** Unfalltag: typische Schaftfraktur am Übergang vom mittleren zum oberen Drittel, **b** Bündelnagelung am 3. posttraumatischen Tag, **c** Kontrolle nach 36 Tagen: gute Konsolidierung, **d** Kontrolle vor Metallentfernung nach 4 Monaten, **e** Nachuntersuchungsergebnis nach 5 Jahren

nicht traumatisierende Weise ein hoher Grad an Stabilität erzielt wird [1–3]. Die Bündelnagelung muß sich oft den Vorwurf der nicht ausreichenden Stabilität gefallen lassen, der sich aber gerade bei der kindlichen Oberschenkelschaftfraktur leicht entkräften läßt. Bei den häufigen einfachen Bruchformen, kurze Schräg- und Querbrüche, kann oft nach Stauchung des Bruches eine gute kortikale Abstützung erzielt werden, die verbunden mit der sicheren Verankerung der Bündelnägel in der festen kindlichen Spongiosa für einen hohen Grad an Stabilität sorgt. Über 95% der von uns versorgten Oberschenkelschaftfrakturen waren primär übungsstabil. Zu ähnlichen guten Ergebnissen kommen Ligier et al. [12], die ihr Verfahren als „stabiles, intramedulläres Pinning" bezeichnen. Auch Chrestian [4] schreibt über die Osteosynthese mit elastischen Marknägeln, die supracondylär eingebracht werden und sich fächerförmig entfalten müssen: „Diese Methode verändert unser bisheriges Konzept der Behandlung einer Femurfraktur. Sie erlaubt eine rasche Belastung mit entsprechender frühzeitiger sozialer Reintegration."

Ein bekannter Nachteil der Methode ist die Metallose. Durch frühzeitige Entfernung der Nägel, spätestens nach einem halben Jahr, kann dies verhindert werden. Seit 3 Jahren versuchen wir mit Bündelnägeln aus Titan dessen gute Biokompatibilität auszunutzen. Die Oberflächenbeschaffenheit und die mangelnde Elastizität wirken sich dabei jedoch noch störend aus.

Die Vorteile des Verfahrens der Bündelnägel überwiegen jedoch bei weitem die Nachteile: Durch das geschlossene Vorgehen wird die Frakturzone nicht eröffnet. Das Infektionsrisiko ist gering. Das Frakturhämatom wird belassen und dient als Grundlage der externen Kallusbildung. Die Frakturheilung läuft physiologisch ab. Der Blutverlust ist gering, die Operationsdauer kurz. Das Verfahren ist einfach und benötigt ein kleines begrenztes Instrumentarium. Ohne größere Markraumschädigung ermöglicht die Bündelnagelung die sichere Retention eines guten Repositionsergebnisses und somit die Grundlage der knöchernen Ausheilung in anatomischer und funktionsgerechter Stellung. Kosmetisch günstig ist, daß die Hautnarben klein sind und, besonders wichtig, die Komplikationsrate der Bündelnagelung dadurch erfreulich niedrig ist.

Die Bündelnagelung ist nach unserer Ansicht bei richtiger Indikationsstellung ein leistungsfähiges Osteosyntheseverfahren bei kindlichen Oberschenkelschaftfrakturen.

Zusammenfassung

Die Indikation zur Operation einer Femurschaftfraktur im Wachstumsalter ist streng zu stellen. In 20 Jahren wurden an der Chirurgischen Universitätsklinik Erlangen 266 kindliche Oberschenkelschaftfrakturen mit der Bündelnagelung stabilisiert. Gegenüber der DC-Plattenosteosynthese weist sie einige Vorteile auf: 1. Die geschlossen durchgeführte Bündelnagelung läßt den Frakturbereich unangetastet. 2. Das Frakturhämatom dient als Grundlage des überbrückenden Kallus. 3. Das Risiko einer Infektion oder einer gestörten Frakturheilung ist gering. Achsenfehlstellungen und Rotationsfehler werden durch apparative Reposition vermieden. 4. Der Blutverlust ist gering und die Hautnarben klein.

Bei der von uns durchgeführten Untersuchung waren 95% der mit Bündelnagelung versorgten Oberschenkelschaftfrakturen primär übungsstabil. Bei allen nachuntersuchten Patienten war die Femurschaftfraktur knöchern fest verheilt. Eine Pseudarthrose hatte sich in 3 Fällen ausgebildet. Bei einem Anteil von 9,2% offener Frakturen (I. und II. Grades) war es in keinem Fall zur Ausbildung einer Osteitis gekommen.

Als Komplikationen beobachteten wir in 11 Fällen (4,1%) Serome an der Nageleinschlagstelle und in 9 Fällen (3,4%) Dislokationen der Bündelnägel. Gravierende Achsenfehlstellungen und Rotationsdeformitäten wurden nicht beobachtet. Beinlängendifferenzen über 1 cm sahen wir bei 17% der nachuntersuchten Patienten.

Literatur

1. Beck H (1983) Die Bündelnagelung. In: Maatz R, Lentz W, Arens W, Beck H (Hrsg) Die Marknagelung und andere intramedulläre Osteosynthesen. Schattauer, Stuttgart New York
2. Brug E, Beck H, Kraus G (1975) Operation der kindlichen Frakturen mit den Bündelnägeln nach Hackethal. Zentralbl Chir 100:466–472
3. Brug E (1978) Die Stabilisierung der kindlichen Diaphysenfrakturen mit dem Bündelnagel nach Hackethal. Z Kinderchir 23 2:180–181
4. Chrestian P (1989) Kinderfrakturen. Huber, Bern
5. Hackethal K H (1961) Die Bündelnagelung. Springer, Berlin Göttingen Heidelberg
6. Hackethal K H (1963) Vollapparative geschlossene Frakturreposition und percutane Markraumschienung bei Kindern. Langenbecks Arch Klin Chir 304:621–626

7. Hofmann von Kapherr S, Seitz W (1978) Druckplattenosteosynthese am Oberschenkel im Kindesalter. Z Kinderchir 23 2:190–191
8. Kehr H, Hierholzer G (1975) Technik der Osteosynthese bei kindlichen Frakturen. Monatsschr Unfallheilkd 78:199–205
9. Kuner E H (1975) Die Indikation zur Osteosynthese beim kindlichen Knochenbruch. Chirurg 46:164–169
10. Kuner E H, Hendrich V, Schiel E (1982) Der Oberschenkelschaftbruch im Wachstumsalter. Operative Therapie – Indikation und Ergebnisse. Hefte Unfallheilkd 158:102–105
11. Laer L von (1986) Frakturen und Luxationen im Wachstumsalter. Thieme, Stuttgart New York
12. Ligier I N, Metaizeau I P, Prevot I, Lascombes P (1985) Elastic stable untramedulläry pinning of long bone shaft fractures in children. Z Kinderchir 40:209–212
13. Saxer U (1979) Femurschaftfrakturen. In: Weber B G, Brunner Ch, Freuler F (Hrsg) Die Frakturenbehandlung bei Kindern und Jugendlichen. Springer, Berlin Heidelberg New York
14. Vinz H (1972) Marknagelung kindlicher Femurschaftfrakturen. Zentralbl Chir 97:90–95
15. Weber B G (1975) Das Besondere bei der Behandlung der Frakturen im Kindesalter. Monatsschr Unfallheilkd 78:193–198

Osteosynthese bei Oberschenkelschaftfrakturen – Konkurrenz zur konservativen Behandlung oder Verfahren der Wahl?

H. D. Rahn[1], M. Kilic[1], G. Tolksdorff[1], F. Schauwecker[1] und K. Tittel[2]

Es besteht Einigkeit darüber [1, 2], daß die Therapie kindlicher Knochenbrüche bis auf Ausnahmeindikationen konservativ erfolgen sollte. Als seltene Indikationen zur operativen Versorgung [3] gelten:
1. Offene Frakturen II. und III. Grades
2. Frakturen mit Gelenkbeteiligung
3. Defekt- und Mehrfachfrakturen
4. Frakturen beim polytraumatisierten Kind zwecks Plegeerleichterung
5. Pseudarthrosen und in Fehlstellung verheilte Frakturen
6. Frakturen mit Repositionshindernis

Aufgrund unserer Nachuntersuchungsergebnisse sehen wir kindliche Oberschenkelschaftfrakturen als weitere Indikation zur Operation an. Wir sind der Meinung, daß die konservativen Behandlungsmethoden zu viele Nachteile mit sich bringen.

Die Behandlung im Beckengips stellt v. a. ein pflegerisches Problem dar und erfordert in der Regel eine lange Hospitalisierung.

Eine weitere Möglichkeit zur konservativen Behandlung besteht in dem von Weber konstruierten Extensionsbänkchen. Hier kann der N. fibularis geschädigt werden oder es treten Druckstellen im proximalen Unterschenkeldrittel auf. Mehrere Röntgenkontrollen zur Beurteilung des Torsionswinkels sind erforderlich, und bei einer Dauer der Extension von 4–6 Wochen besteht also ebenfalls eine lange Hospitalisierung.

Die Frakturbehandlung durch den Fixateur exteren haben wir vorübergehend angewandt, dann jedoch wieder verlassen, weil er in der Praxis sehr viel schwieriger zu installieren ist, als das dem ersten Anschein nach sich darstellen mag. Hinzu kommen lokale pflegerische Probleme an den Nageleintrittsstellen, die nicht so gering sind, wie mancherorts dargestellt.

Wir haben in den vergangenen Jahren 30 Kinder mit Oberschenkelschaftfrakturen operativ versorgt. Es handelt sich um 19 Jungen und 11 Mädchen mit einem Durchschnittsalter von 9 Jahren (3–16 Jahre).

---

[1] Unfallchirurgische Klinik der Städtischen Kliniken, Ludwig-Erhard-Str. 100, D-6200 Wiesbaden
[2] Abteilung für Unfall- und Wiederherstellungschirurgie, Evangelisches Krankenhaus, D-2900 Oldenburg

In 17 Fällen (57%) wurden die Frakturen durch einen Verkehrsunfall verursacht, in 9 Fällen (30%) durch Sportunfälle, in jeweils 2 Fällen (6,5%) durch häusliche Stürze bzw. Schußverletzungen.

Die Frakturlokalisierung betraf 14mal (46,6%) das mittlere Schaftdrittel, 12mal (40%) das proximale Schaftdrittel und 4mal (13,4%) das distale Schaftdrittel.

In 20 Fällen (66,6%) handelte es sich um eine Querfraktur, in 8 Fällen (26,6%) um eine Schrägfraktur, jeweils einmal (3,4%) lagen eine Trümmer- und eine Torsionsfraktur vor.

14 Kinder hatten Begleitverletzungen, am häufigsten eine Commotio cerebri (6 Fälle).

Die operative Versorgung der Oberschenkelschaftfrakturen erfolgte in der Regel am Unfalltag. 29mal wurde die Fraktur durch eine Platte versorgt, im Fall einer proximalen Torsionsfraktur erfolgte die Osteosynthese lediglich durch Schrauben.

Der postoperative Verlauf war in allen Fällen komplikationslos. Infekte traten nicht auf. Der stationäre Aufenthalt betrug bei den Kindern ohne Begleitverletzungen im Durchschnitt 13 Tage, bei Kindern mit Begleitverletzungen 20 Tage.

Die Patienten wurden im weiteren Verlauf dann ambulant von uns behandelt. Eine Teilbelastung wurde nach ca. 6 Wochen gestattet, bei Kindern unter 7 Jahren auch schon nach 4 bzw. 5 Wochen. Die Vollbelastung gestatteten wir in der Regel nach 12 Wochen; auch hier konnten Kinder unter 7 Jahren bereits nach 8, 9 und 10 Wochen das operierte Bein belasten. In keinem Fall kam es zu einem Zusammenbruch der Osteosynthese. Die Metallentfernung erfolgte in der Regel nach 5 Monaten. Hier betrug der stationäre Aufenthalt durchschnittlich 6 Tage.

Wir konnten die Patienten nach 1–9 Jahren postoperativ nachuntersuchen. 21 Kinder waren noch nicht ausgewachsen (Durchschnittsalter 11,5 Jahre), während 9 Patienten älter als 17 Jahre waren (Durchschnittsalter 18,3 Jahre).

27 Patienten (90%) waren völlig beschwerdefrei. Sie gaben an, uneingeschränkt Sport zu treiben. In allen 30 Fällen konnte ein einwandfreies Gangbild ohne Hinken vorgeführt werden.

Eine Beinlängendifferenz selbst wurde 15mal festgestellt, immer zugunsten des operierten Beines. In 13 (86,6%) von diesen 15 Fällen betrug sie lediglich bis zu 1,5 cm. Diese geringen und möglicherweise physiologischen Differenzen haben jedoch, zieht man die Meßfehler ab, als Ergebnis nach einer Behandlungsmethode keine Bedeutung [4]. Die beiden Patienten mit einer Beinlängendifferenz von mehr als 1,5 cm trugen einen Schuhausgleich und fühlten sich nicht behindert.

Eine Bewegungseinschränkung in Hüft- und Kniegelenk konnte bei keinem der 30 nachuntersuchten Patienten nachgewiesen werden.

In 12 Fällen (40%) stellten wir eine Umfangsdifferenz der Ober- und Unterschenkelmuskulatur fest. Sie betrug in 9 Fällen (30%) 1 cm, in 3 Fällen (10%) 2 cm.

Neben den klinischen Untersuchungen führten wir Rippstein-Aufnahmen durch. Immer lag eine Differenz des reellen Antitorsionswinkel von weniger als 10° vor.

Literatur

1. Feldkamp G, Häusler U, Daum R (1977) Verlaufsbeobachtungen kindlicher Unterschenkelschaftbrüche. Unfallheilkunde 80:139–146
2. Festge o. A., Tischer W, Reding R (1975) Operative und konservative Behandlung kindlicher Oberschenkelfrakturen. Zentralbl Chir 100:473–480
3. Resch H, Oberhammer J, Wanitschek P, Seykora P (1989) Der Rotationsfehler nach kindlicher Oberschenkelschaftfraktur. Aktuel Traumatol 19:77–81
4. Tittel M (1979) Rotationsfehlstellungen nach kindlichen Oberschenkelschaftbrüchen in Abhängigkeit von den Behandlungsverfahren. Dissertation, Mainz

Versorgung der kindlichen Femurschaftfraktur mit dem Fixateur externe

C. Krettek[1], N. Haas[1] und H. Tscherne[1]

Einleitung

Die konservative Behandlung der kindlichen Femurschaftfraktur ist auch heute noch die Therapieform der Wahl [6, 9, 16]. In den Fällen, in denen das konservative Vorgehen nur unter erschwerten Bedingungen durchführbar ist, kann eine Indikation zum operativen Vorgehen gegeben sein: beim polytraumatisierten Kind, wobei hier die intensivmedizinische Plegeerleichterung ganz im Vordergrund steht, beim Kind mit schwerem Schädel-Hirn-Trauma mit oft folgender motorischer Unruhe, und bei Frakturen mit schwerem Weichteilschaden. Des weiteren bei manchen Fällen von schwer retinierbaren, subtrochantären Frakturen sowie bei Kindern, die nicht mehr problemlos mit der Vertikalextension nach Weber [16] behandelt werden können. In der überwiegenden Zahl der Fälle wurde früher die osteosynthetische Versorgung mit der Platte durchgeführt, was den Nachteil der operativen Frakturfreilegung und des Zweiteingriffes der Metallentfernung beinhaltete. Seit 1984 wurde aus diesem Grunde an unserer Klinik das Vorgehen geändert und zunehmend der Fixateur externe in der Form des unilateralen Klammerfixateurs eingesetzt [4].

Operationstechnik

Der kleine Patient wird mit dem Rücken auf einer festen Schaumstoffunterlage erhöht gelagert, wodurch die Manipulation am Oberschenkel und insbesondere die Schanz-Schraubeninsertion erleichtert wird. Die geschlossene Reposition erfolgt unter Bildverstärkerkontrolle. Angestrebt wird eine anatomische Reposition unter besonderer Berücksichtigung der Rotation. Das laterale Einsetzen von 2 6-mm-Schanz-Schrauben pro Hauptfragment erfolgt nahe am Septum intermusculare laterale, da hier die Relativbewegung von Muskulatur und Faszien geringer sind als in den vorderen Abschnitten des M. vastus lateralis. Bei den oft schwierig zu reponierenden, subtrochantären Frakturen ist es günstig, die proximale Schanz-Schraube zuerst zu setzen, wobei sorgfältig auf eine Schonung der

---

[1] Unfallchirurgische Klinik, Medizinische Hochschule Hannover, Konstanty-Gutschow-Str. 8, D-3000 Hannover 61

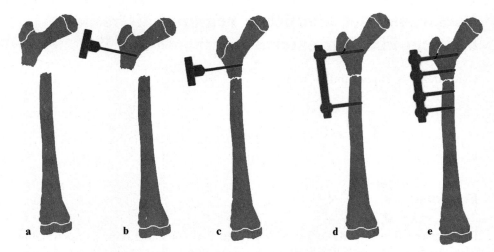

Abb. 1. Technik der Fixateuranlage bei schwer zu reponierenden subtrochantären Frakturen (**a**). Zunächst Einbringen der proximalsten Schanz-Schraube (**b**), Belassen des Handgriffes und Reposition mit Hilfe des Handgriffes (**c**). Einbringen der zweiten Schanz-Schraube im distalen Hauptfragment (**d**) und Vervollständigung der Fixateurkonstruktion (**e**)

Wachstumsfuge geachtet werden muß. Der Handgriff wird vorübergehend belassen und dient als Hebel zur Reposition. Nach erfolgter Reposition wird die Montage vervollständigt (Abb. 1).

Nach anfänglichen Problemen im Bereich der Schanz-Schrauben führen wir heute die Inzisionen, insbesondere im Bereich des Traktus, großzügig aus. Dadurch werden schmerzhafte, mechanische Irritationen im Bereich der Schanz-Schrauben reduziert, ein besserer Sekretabfluß ermöglicht und die Beweglichkeit nicht eingeschränkt. Nach Vervollständigung der Montage ist eine sorgfältige Bewegungskontrolle bei maximaler Beugung im Knie- und Hüftgelenk erforderlich, um die Größe der Inzision von Traktus und Haut zu überprüfen und ggf. eine Erweiterung der Stichinzisionen durchzuführen.

Nachbehandlung

Die Mobilisation erfolgt nach Abklingen der primären Schmerzsymptomatik. Je nach Frakturtyp und Repositionsergebnis, Begleitverletzungen und Körpergewicht wird primär die Vollbelastung erlaubt. Stellung der Fragmente und Kallusbildung werden radiologisch kontrolliert.

Die Fixateurbehandlung erfolgt in Abhängigkeit von der knöchernen Konsolidierung 6–12 Wochen nach der Versorgung. Die Fixateurabnahme erfolgt in der Regel ohne Anästhesie. Nach Abnahme der Trägerstange werden die Schanz-Schrauben zunächst belassen. Kann das Kind mit Vollbelastung beschwerdefrei laufen, werden anschließend auch die Schanz-Schrauben entfernt (Abb. 2).

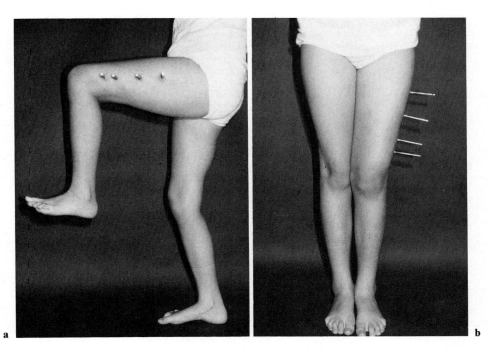

Abb. 2a, b. Vorgehen bei Fixateurabnahme: Zunächst Abnahme der Trägerstange und Vollbelastung. Bei beschwerdefreier Mobilisierung endgültige Entfernung der Schanz-Schrauben

Patientengut

Seit 1972 wurden 373 kindliche Schaftfrakturen in der Unfallchirurgischen Klinik der Medizinischen Hochschule Hannover behandelt. Der mit 27% hohe Prozentsatz von operativ versorgten Frakturen erklärt sich durch das hohe Aufkommen an polytraumatisierten Kindern. Die 92 operativ versorgten Kinder wurden überwiegend plattenosteosynthetisch versorgt. Seit 1984 wird der Monofixateur zur Behandlung der kindlichen Oberschenkelschaftfraktur klinisch eingesetzt (Tabelle 1). Seit dieser Zeit haben wir bis 1988 16 Kinder im Alter von 7–16 Jahren (Durchschnittsalter 10,3 Jahre) mit dem unilateralen Klammerfixateur (Monofixateur) behandelt und die Fälle prospektiv analysiert. Im Krankengut überwog mit 12 von 16 das männliche Geschlecht (Tabelle 2). Lediglich in 5 Fällen handelte es sich um isolierte Verletzungen, die anderen 11 Kinder waren polytraumatisiert. In 5 Fällen lag ein Schädel-Hirn-Trauma II. oder III. Grades, in 3 Fällen Frakturen der gleichen Extremität und in einem Fall der Gegenseite vor. In 3 weiteren Fällen fanden sich Verletzungen im Bereich des Stammes und der oberen Extremitäten. Die Analyse der Verletzungsschwere nach dem Hannover Polytraumaschlüssel (PTS) zeigte einen mittleren PTS von 17.6 Punkten (8–34 Punkte) [14] (Tabelle 3).

Tabelle 1. Gesamtübersicht über 373 behandelte kindliche Oberschenkelschaftfrakturen

Konservativ	281	73%	Platte	76	83%
Operativ	92	27%	Fixateur externe	16	17%
	373	100%		92	100%

Tabelle 2. Alters- und Geschlechtsverteilung

7- 8 Jahre	3
9-10 Jahre	8
11-12 Jahre	4
13-14 Jahre	0
15-16 Jahre	1
Durchschnitt	10,3 Jahre (7-16 Jahre)
Mädchen	4
Jungen	12

Tabelle 3. Indikation zur Fixateur-externe-Osteosynthese am Femur

Polytrauma	11
Davon SHT 2°/3°	5
- Frakturen der gleichen Extremität	3
- Frakturen der gegenseitigen Extremität	1
- Verletzungen an Stamm/oberen Extremitäten	3
Keine Begleitverletzungen	5
Davon subtrochantäre Fraktur	3
- Kind zu groß für Vertikalextension	3

Tabelle 4. Frakturklassifikation bei 16 mit Fixateur-externe-versorgten kindlichen Femurschaftfrakturen (Müller-Klassifikation [10])

Frakturtyp	Anzahl	Frakturtyp	Anzahl	Frakturtyp	Anzahl
A1	1	B1	1	C1	0
A2	2	B2	3	C2	1
A3	7	B3	1	C3	0
Gesamt	10	Gesamt	5	Gesamt	1

Die Einteilung der Frakturformen erfolgte nach der Frakturklassifikation von Müller [10], wobei die Frakturen der Gruppe A (n = 10) und B (n = 5) bei weitem überwogen (Tabelle 4). In 10 Fällen war die Fraktur in Schaftmitte lokalisiert, 4mal subtrochantär und 2mal im distalen Schaftbereich. In allen Fällen handelte es sich um geschlossene Frakturen mit erst- oder zweitgradigem Weichteilschaden [13].

Bei 8 Kindern war zunächst eine konservative Behandlung in der Vertikalextension nach Weber (n = 6) oder in der Horizontalextension (n = 2) begonnen worden. Wegen starker motorischer Unruhe oder Schmerzen wurde in diesen Fällen im Mittel nach 5 Tagen (2–10 Tage) die Indikation zur Fixateur-externe-Osteosynthese gestellt. In den 8 übrigen Fällen erfolgte noch am Unfalltag die operative Versorgung.

Die Indikation zur Osteosynthese wurde in 11 Fällen aufgrund der Begleitverletzungen gestellt. In 5 weiteren Fällen war die Größe der Kinder oder die Frakturlokalisation ausschlaggebend für die Operationsindikation (Tabelle 4). Die Reposition erfolgte in allen Fällen geschlossen. In 15 Fällen wurde bei der Reposition die ursprüngliche Beinlänge wiederhergestellt, lediglich in einem Fall wurde die Fraktur um Schaftbreite seitversetzt und um 1,0 cm verkürzt.

Die durchschnittliche Anlagedauer des Fixateurs betrug bei den im Fixateur ausbehandelten Kindern 63 Tage. Eine Dynamisierung erfolgte in keinem Fall. Einige der Kinder gingen mit dem Fixateur zur Schule (Abb. 3). In der Anfangsphase, als noch nicht die angegebene Technik hinsichtlich Schanz-Schraubenapplikation durchgeführt wurde, kam es bei 4 Kindern zum Auftreten eines Infektes im Bereich der Schanz-Schrauben. Dieser zwang in 3 Fällen zur vorzeitigen Fixateurabnahme und Ausbehandlung im Becken-Bein-Gips. In einem dieser Fälle kam es nach Abnahme des Fixateurs bei subtrochantärer Fraktur zur sekundären Dislokation der Fragmente und Ausbildung einer Varusfehlstellung von 18°. Die Infekte im Schraubenkanal heilten folgenlos ohne weitere Eingriffe aus.

Nachuntersuchung

14 der 16 Kinder wurden standardisiert im Mittel 21,7 Monate nach Versorgung klinisch und radiologisch nachuntersucht; das kürzeste Nachuntersuchungsintervall betrug 6 Monate, das längste 4,2 Jahre. Bei der Nachuntersuchung fanden sich mit einer Ausnahme radiologisch und klinisch keine relevanten Achsenfehlstellungen. In 2 Fällen fand sich eine Beinverlängerung von 1,0, in 2 weiteren Fällen von 2,0 cm. Eine Verkürzung des verletzten Beines um 1,0 und 2,0 cm fand sich in je einem Fall. Die Kinder, die verzögert mit dem Fixateur externe stabilisiert wurden, wiesen häufiger Beinlängenunterschiede auf als die, die sofort am Unfalltag operiert wurden. Klinisch relevante Rotationsfehler über 20° wurden nicht beobachtet. Bei 4 der nachuntersuchten 14 Kinder waren kleine Faszienlücken von bis zu 2,0 cm Durchmesser tastbar, die meist im Bereich der proximalsten Schanz-Schraubeneintrittsstelle lokalisiert waren. Bei der Befragung

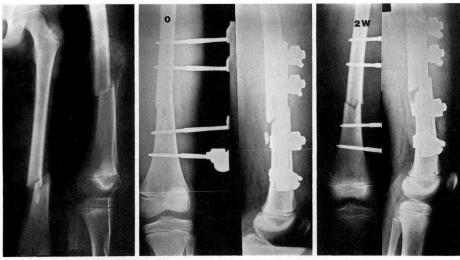

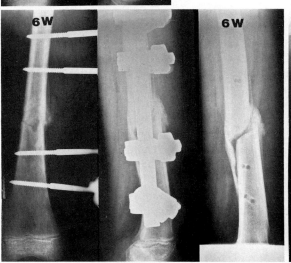

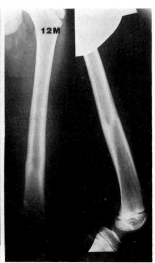

Abb. 3a–h. 10jähriger Junge, der von einem PKW angefahren wurde. SHT I.°, geschlossene Oberschenkelschaftfraktur links, auf der Gegenseite Innenknöchelfraktur. **a** Unfall- und **b** primäres Versorgungsbild, Verlaufskontrollen **c** nach 2 und **d** 4 Wochen, **e** Fixateurabnahme nach 6 Wochen, **f** Radiologische Kontrolle anläßlich der Nachuntersuchung 12 Monate nach Versorgung. **g** Der Fixateur ist problemlos unter normaler Kleidung zu tragen. Der Junge ging mit dem Fixateur 3 Wochen nach Unfall wieder zur Schule. **h** Funktionsaufnahmen anläßlich der Nachuntersuchung

Versorgung der kindlichen Femurschaftfraktur mit dem Fixateur externe 37

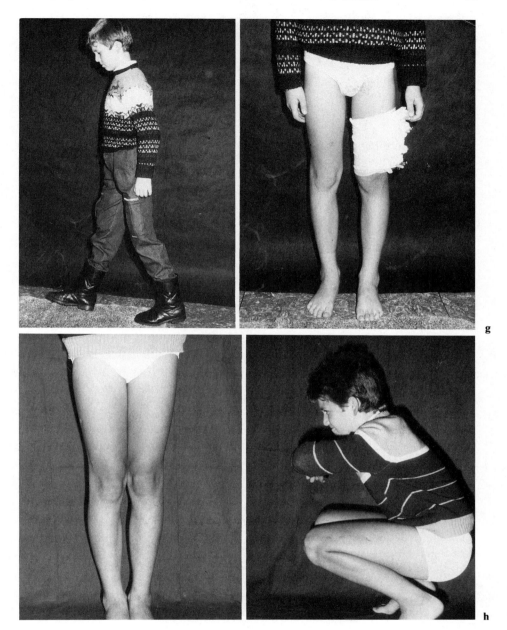

g

h

anläßlich der Nachuntersuchung äußerten sich lediglich 3 Kinder negativ über die externe Stabilisierung und wünschten im Wiederholungsfall lieber ein anderes Stabilisierungsverfahren.

Diskussion

Bei der Behandlung der kindlichen Femurschaftfraktur ist auch heute noch das konservative Vorgehen die Therapieform der Wahl. Beim polytraumatisierten Kind und hier insbesondere beim Kind mit schwerem Schädel-Hirn-Trauma bringt die operative Stabilisierung erhebliche Vorteile [4, 6, 7, 9, 15, 17]. Neben einer intensivmedizinischen Pflegeerleichterung bewirkt die operative Versorgung bei meist ausgeprägter motorischer Unruhe eine Reduzierung der Bewegungsschmerzen. Das operative Vorgehen erscheint ferner vorteilhaft bei subtrochantären Frakturen, die meist nur schwer zu retinieren sind. Eine weitere Indikation ist bei zu großen oder relativ zu alten Kindern gegeben, die nicht mehr mit der Vertikalextension nach Weber behandelt werden können.

Eine Marknagelung kommt bei Kindern aufgrund der Wachstumsfuge nicht in Frage [5]. In der überwiegenden Zahl der Fälle wurde früher die osteosynthetische Versorgung mit der Platte durchgeführt. Dazu mußte die Fraktur freigelegt werden, was zu septischen [17] und aseptischen Heilungsstörungen [6] führte. Diese Risiken scheinen mit dem Fixateur externe beim geschlossenen Vorgehen geringer [11, 12]. Die Fraktur braucht nicht freigelegt zu werden, das Risiko einer iatrogenen Störung der Fragmentvitalität ist nicht gegeben. Die Patienten können in Abhängigkeit von Körpergewicht und Frakturtyp in aller Regel sofort unter Vollbelastung des Beines mobilisiert werden, wobei einige unserer Kinder mit isolierter Verletzung regelmäßig am Schulunterricht teilgenommen haben (Abb. 3). Der Fixateur kann nach Frakturheilung ohne Anästhesie ambulant entfernt werden, wodurch eine erneute Frakturfreilegung, Narkose und ein weiterer stationärer Aufenthalt vermieden und Kosten gesenkt werden. Außerdem sind die nach Fixateurbehandlung zurückbleibenden Narben kosmetisch weit weniger störend als nach Plattenosteosynthese.

Bei der kindlichen Femurschaftfraktur ist (Abb. 4, 5), wie auch bei den anderen Schaftfrakturen im Wachstumsalter, eine passagere Stimulation der Wachstumsfugen zu erwarten. Diese ist neben anderen Faktoren abhängig vom Ausmaß des erforderlichen Remodellings, von Zeitpunkt und Zahl sekundärer Repositionsmanöver und dem Ausmaß von Fragmentbewegungen [1-3, 8, 9]. Aus diesen Gründen streben wir eine anatomische Reposition und stabile Fixierung an. Die Stabilisierung sollte möglichst frühzeitig nach dem Trauma erfolgen. Eine Dynamisierung wird nicht empfohlen.

Versorgung der kindlichen Femurschaftfraktur mit dem Fixateur externe

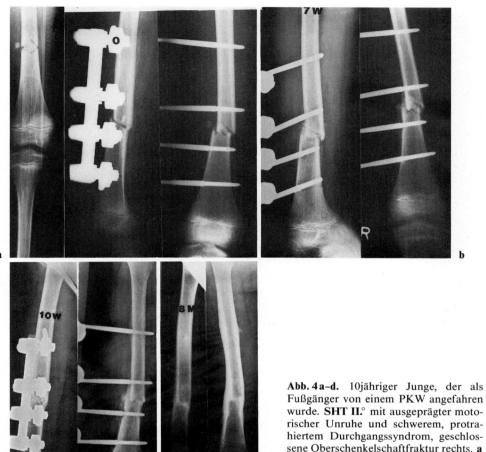

Abb. 4a–d. 10jähriger Junge, der als Fußgänger von einem PKW angefahren wurde. SHT II.° mit ausgeprägter motorischer Unruhe und schwerem, protrahiertem Durchgangssyndrom, geschlossene Oberschenkelschaftfraktur rechts. **a** Unfall- und Versorgungsbilder, **b** Verlaufskontrollen nach 7 Wochen, **c** Fixateurabnahme nach 10 Wochen, **d** Radiologische Kontrolle nach 8 Monaten anläßllich der Nachuntersuchung

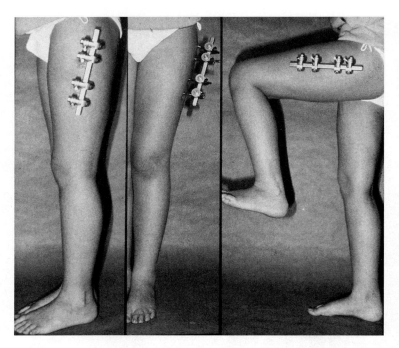

Abb. 5. Bei korrekter Durchführung der Insertion der Schanz-Schrauben besteht von Anfang an eine gute Beweglichkeit im Knie- und Hüftgelenk

Schlußfolgerungen

Unter Beachtung der zu Beginn aufgezeigten Techniken stellt die Fixateur-externe-Versorgung der kindlichen Oberschenkelfraktur unter strenger Beachtung der Indikation eine wertvolle Alternative zur internen Stabilisierung dar. Die Fraktur ist mit dem Fixateur externe stabil und definitiv versorgt. Die Patienten können früh unter Vollbelastung des Beines mobilisiert werden. Eine operative Freilegung der Fraktur mit allen daraus resultierenden Nachteilen und ein folgender Zweiteingriff werden vermieden. Um die posttraumatischen Beinlängenunterschiede gering zu halten, empfehlen wir die frühzeitige Versorgung und die anatomische Reposition.

Literatur

1. Breitfuß H, Muhr G (1988) Läßt sich vermehrtes Längenwachstum nach kindlichen Oberschenkelschaftbrüchen vermeiden? Unfallchirurg 91:189
2. Clement DA, Colton CL (1986) Overgrowth of the femur after fracture in childhood. J Bone Joint Surg [Br] 68:534

3. Edvardsen P, Syversen SM (1976) Overgrowth of the femur after fracture of the shaft in childhood. J Bone Joint Surg [Br] 58:339
4. Gotzen L, Haas N, Schlenzka R (1985) Fortschritte in der externen Stabilisierung. Chirurg 56:705
5. Herzog B, Affolter P, Jani L (1976) Spätbefunde nach Marknagelung kindlicher Femurfrakturen. Z Kinderchir 19:74
6. Hoffmann v. Kap-herr S, Fischer U, Zügel N, Engelskirchen R (1985) Spätergebnisse nach Oberschenkelschaftfrakturen im Kindesalter. Unfallchirurgie 11:28
7. Klein W, Pennig D, Brug E (1989) Die Anwendung eines unilateralen Fixateur externe bei der kindlichen Femurschaftfraktur im Rahmen des Polytraumas. Unfallchirurg 92:282
8. Laer L von (1977) Beinlängendifferenzen und Rotationsfehler nach Oberschenkelschaftfrakturen im Kindesalter. Arch Orthop Unfallchir 89:121
9. Laer L von (1986) Frakturen und Luxationen im Wachstumsalter. Thieme, Stuttgart
10. Müller ME, Nazarian S, Koch P (1987) Classification AO des fractures. Springer, Berlin Heidelberg New York Tokyo
11. Pelinka H, Schwarz N (1984) Fixateur externe beim kindlichen Oberschenkelbruch. Hefte Unfallheilkd 182:348
12. Schwartz N (1983) Der Fixateur externe als Behandlungsmethode beim Oberschenkelbruch des Kindes. Unfallheilkunde 86:359
13. Tscherne H, Gotzen L (1984) Fractures with soft tissue injuries. Springer, Berlin Heidelberg New York Tokyo
14. Tscherne H, Regel G, Sturm JA, Friedl HP (1987) Schweregrad und Prioritäten bei Mehrfachverletzungen. Chirurg 58:631
15. Wagner M, Deisenhammer W, Kutscha-Lissberg E (1984) Indikationen zur Osteosynthese kindlicher Oberschenkelfrakturen. Hefte Unfallheilkd 182:340
16. Weber BG, Brunner C, Freuler F (1979) Die Frakturenbehandlung bei Kindern und Jugendlichen. Springer, Berlin Heidelberg New York
17. Ziv RM (1983) Treatment of femoral fracture in the child with head injury. J Bone Joint Surg [Br] 65:276

Erfahrungen mit dem Fixateur externe bei der Behandlung kindlicher Oberschenkelfrakturen

G. Asche[1]

Immer wieder neu muß sich der Chirurg die Frage stellen, ob eine kindliche Fraktur operativ oder konservativ behandelt werden muß.

Die Regel ist und wird, trotz allen Fortschrittes, die konservative Behandlung sein. Jedoch muß durch die Entwicklung neuer und risikoärmerer Operationsverfahren immer wieder der Standpunkt für die operative Behandlung neu festgelegt werden. Folgende Anforderungen müssen an eine konservative Behandlungsmethode gestellt werden:
1. Konsolidation der Fraktur unter nur leichter Verkürzung;
2. kleinstmögliche Achsenfehlstellung in allen Ebenen;
3. exakte Reposition unter Retention in bezug auf die Rotation;
4. da es sich in jedem Fall bei Oberschenkelfrakturen, gelegentlich auch bei Unterschenkelfrakturen, um mehrwöchige Krankenhausaufenthalte handelt, muß die Pflege des Kindes einfach und gefahrlos sein.

Die Indikation zur Operation ist somit, was die Gesamtzahl kindlicher Frakturen angeht, relativ selten zu stellen. In unserem Krankengut betrug der Anteil operativ versorgter, kindlicher Frakturen 10% aller bei uns behandelter, kindlicher Frakturen.

Das in der Literatur angegebene, bisher übliche Verfahren der Stabilisierung kindlicher Frakturen ist die Plattenosteosynthese. Intramedulläre Osteosynthesen sind wegen der Gefahr der Schädigung der Wachstumsfugen nur selten möglich.

Da die Plattenosteosynthese bei kindlichen Oberschenkelfrakturen selten ohne die Gabe von wenigstens 1–2 Bluttransfusionen möglich ist, haben wir im Kreiskrankenhaus Freudenstadt seit 1981 operationsbedürftige Oberschenkelfrakturen und auch Unterschenkelfrakturen mit dem Fixateur externe behandelt.

Das Alter der Kinder lag zwischen 6 und 16 Jahren (Abb. 1). Dem Alter und der Lokalisation entsprechend wurden die verschiedenen Größen des Hoffmann-Fixateursystems benutzt (Abb. 2). Die Lokalisation der Frakturen an oberer und unterer Extremität zeigen die Abb. 3 und 4. Jungen sind deutlich häufiger verletzt als Mädchen (Abb. 5). Die Anzahl der diese Untersuchung betreffenden Kinder beträgt somit nur 23, unter denen es 4 offene Oberschenkelfrakturen gab (Abb. 6).

---

[1] Kreiskrankenhaus Freudenstadt, Chirurgische Abteilung, Karl-von-Hahn-Str. 120, D-7290 Freudenstadt

Erfahrungen mit dem Fixateur externe bei kindlichen Oberschenkelfrakturen

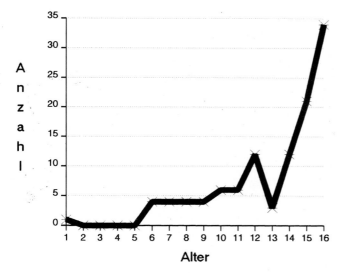

Abb. 1. Der Fixateur bei kindlichen Frakturen – Altersverteilung

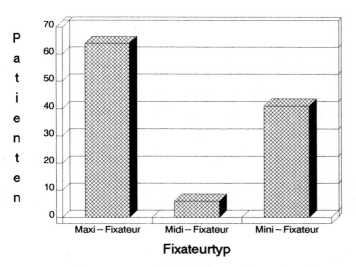

Abb. 2. Der Fixateur externe bei kindlichen Frakturen (n = 111)

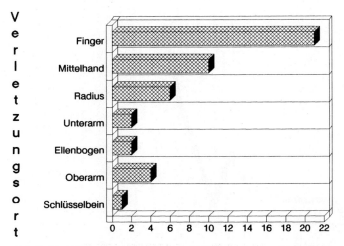

Abb. 3. Der Fixateur bei kindlichen Frakturen – obere Extremität

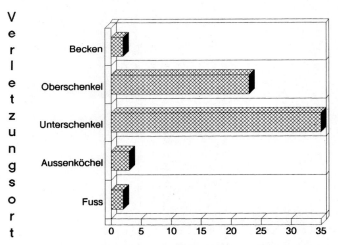

Abb. 4. Der Fixateur bei kindlichen Frakturen – untere Extremität

Eigene Erfahrungen und operatives Vorgehen

Die Lagerung erfolgt immer auf dem Extensionstisch. Dies ist auch bei Kleinkindern möglich. Auf dem Extensionstisch läßt sich die Fraktur leichter reponieren und das Repositionsergebnis leichter mit dem Bildwandler kontrollieren als auf einem normalen Operationstisch. Die distale und proximale Begrenzung der Fraktur wird mit einer langen Nadel markiert. Proximal und distal davon wird

Erfahrungen mit dem Fixateur externe bei kindlichen Oberschenkelfrakturen

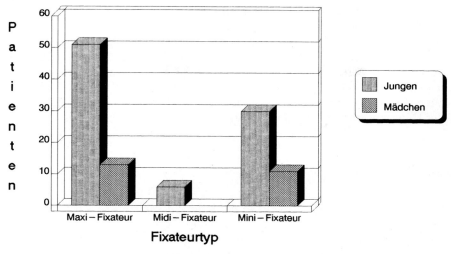

Abb. 5. Der Fixateur externe bei kindlichen Frakturen

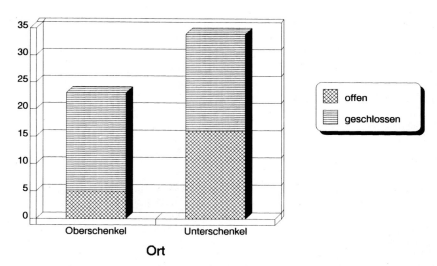

Abb. 6. Der Fixateur bei kindlichen Frakturen – Ober- und Unterschenkel im Vergleich

dann in die Mediolaterallinie nach Stichinzision eine Bohrhülse bis auf den Knochen vorgeschoben und durch diese ein Bunnell-Nagel auf den Knochen aufgesetzt. Dieser wird mit der Handkurbel eingedreht. Für jede Gruppe sind nur jeweils 2 Bunnell-Nägel erforderlich. Auf diesen werden die Stabkugelgelenke befestigt. Der Abstand zur Haut muß etwa eine Fingerbreite sein, damit die Eintrittsstelle zur Haut später gut gepflegt werden kann. Ein ventraler Gleitstab wird angebracht und die Fraktur mit Repositionshebeln geschlossen reponiert. Nach exakter, mit dem Bildwandler kontrollierter Reposition werden die Flügelschrauben angezogen und der 2. hintere Stab montiert. Zur Anwendung kommt immer nur ein derartiger Klammerfixateur. Aufwendige Montagen sind bei Kindern auch am Oberschenkel nicht erforderlich. Bei frühzeitigem Entschluß zur Operation läßt sich die Fraktur immer geschlossen gut reponieren. Hierdurch entsteht während des operativen Eingriffes kein Blutverlust. Die Haut um die Nägel muß exakt nachgeschnitten werden, so daß kein Druck der Nägel auf die Haut entstehen kann. Dies würde sich infektbegünstigend auswirken.

Behandlung

Die Kinder sind nur etwa 8–10 Tage in der Klinik. Regelmäßige Kontrollen der Nageleintrittsstellen sind besonders in den ersten Tagen erforderlich. Die Eltern werden in die Fixateurpflege eingeweiht. Ein Herausreißen der Kinder aus dem Familienverband für längere Zeit ist somit nicht gegeben.

Nach 4 Wochen wird die dorsale Stange des Klammerfixateurs entfernt. Nach 6–8 Wochen wird, je nach Frakturtyp, die volle Belastung des Beines gestattet. Je nach Alter des Kindes und Konsolidierung der Fraktur kann bereits zu diesem Zeitpunkt der Fixateur externe wieder entfernt werden. Eine krankengymnastische Nachbehandlung erfolgt in der Regel.

Bohrlochinfekte haben wir bei den bisher 111 derart behandelten Kindern nur einmal gesehen. Der Infekt kam nach Entfernen des Nagels sofort zur Ruhe. Das seltene Auftreten von Bohrlochinfekten bei Kindern liegt an der relativ kurzen Liegedauer des Fixateur externe.

Beispiele

Fall 1 (Abb. 7): Der 4jährige Junge zog sich bei einem Verkehrsunfall eine subtrochantäre Oberschenkelfraktur zu. Diese ließ sich durch die Extension nicht drehgenau reponieren. In Narkose wurde auf dem Extensionstisch die Reposition achsengerecht durchgeführt, was erstaunlich leicht gelang. Die Stabilisierung erfolgte mit einem Klammerfixateur. Die proximale Nagelgruppe wurde so eingebracht, daß die Nägel außerhalb der Haut so weit auseinanderstanden, daß ein Kugelgelenk anzubringen war. Auf das Nichtberühren der Wachstumsfuge durch die Nagelspitzen wurde geachtet. Die stationäre Behandlung dauerte nur 8 Tage. Die Gesamtdauer der Ruhigstellung mit Fixateur externe betrug bei dem 4jährigen Jungen nur 6 Wochen. Danach konnte mit voller Belastung begonnen werden. Eine Nachuntersuchung nach 1 Jahr zeigte keine Längendifferenz des verletzten Beines.

Die frühzeitige Belastung gelingt bei Kindern erstaunlich gut. Kinder gewöhnen sich nach einigen Tagen sehr schnell an den Apparat, akzeptieren diesen und können sich damit sehr gut bewegen. Auch die Beweglichkeit im Kniegelenk wird durch diese Form der Montage bei Kindern wenig eingeschränkt. Die Entfernung des Fixateur externe ist nach knöcherner Durchbauung ambulant ohne Narkose problemlos möglich.

Fall 2 (Abb. 8 u. 9): Ein 11jähriges Mädchen erlitt bei einem Verkehrsunfall eine Oberschenkelfraktur mit 3. Fragment. Die Behandlung auf dem Weber-Tisch war problematisch; eine Extensionsbehandlung hätte zu lange Zeit die Wachstumsfugen belastet. Der Fixateur externe stabili-

Erfahrungen mit dem Fixateur externe bei kindlichen Oberschenkelfrakturen

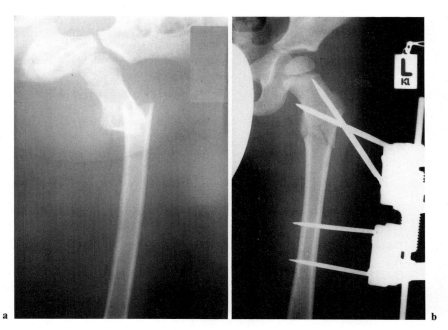

Abb. 7a, b. 4jähriges Kind mit subtrochantärer Oberschenkelfraktur

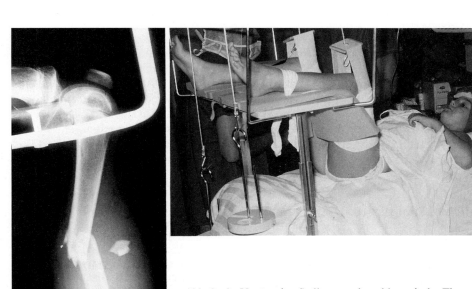

Abb. 8a, b. Ungünstige Stellung und problematische Therapie einer Oberschenkelfraktur bei einem 11jährigen Mädchen

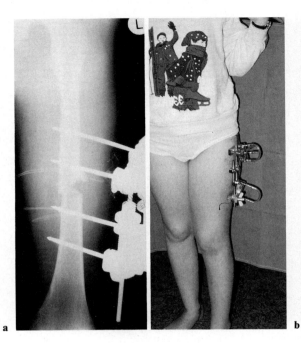

Abb. 9a, b Die geschlossene Reposition und Stabilisierung mit dem Fixateur ermöglicht kurzen Krankenhausaufenthalt und frühe Belastung. Eine Beinverlängerung wurde weder am Ende der Behandlung noch bei einer Nachuntersuchung nach 6 Jahren gesehen

sierte die Fraktur achsengerecht und ließ eine baldige Belastung der Fraktur zu. Nach 8 Wochen konnte der Apparat entfernt werden. Eine stationäre Behandlung war nur für 14 Tage erforderlich.

Gleich gute Erfahrungen machten wir bei der Behandlung von Oberarmstückfrakturen und insbesondere von Unterschenkelfrakturen, die sich konservativ nicht achsengerecht halten ließen. In solchen Fällen ist die Stabilisierung mit dem Fixateur externe eher in den Bereich konservativer Behandlungsmethoden einzuordnen als in den operativer Behandlungen. Zusätzliche Schäden der Weichteile durch den operativen Eingriff sind ausgesprochen selten. Die Gefahr der Fragmentverschiebung bei der Fixateurbehandlung ist gegenüber der Gipsbehandlung selten. Das Anlegen des Fixateur externe ist nicht zeitaufwendiger.

Behandlungsergebnisse

Bei den 111 mit Fixateur externe versorgten kindlichen Frakturen handelte es sich 23mal um Oberschenkelfrakturen, 35mal um Unterschenkelfrakturen und 53mal um Frakturen anderer Knochen. Bei den 23 behandelten Oberschenkelfrakturen wurde in keinem Fall, weder postoperativ noch präoperativ, eine Bluttransfusion benötigt. Bei den von uns vor dieser Zeit mit Plattenosteosynthesen behandelten Oberschenkelfrakturen war immer die Transfusion von 1–2 Blutkonserven notwendig. Diese Tatsache scheint uns in der heutigen Zeit der Gefahr von Krankheitsübertragungen durch Bluttransfusionen von besonderer Wichtigkeit.

Da die Frakturen mit dem Fixateur externe genau längengleich reponiert werden, haben wir Kurz- und Langzeitnachuntersuchungen zwischen 1 und 7 Jahren durchgeführt, um über die Längendifferenz eine Aussage machen zu können. Dabei fiel auf, daß bei keiner der behandelten Oberschenkelfrakturen Beinverlängerungen oder Beinverkürzungen von mehr als 1 cm aufgetreten waren. Eine Erklärung für diese Tatsache könnte sein, daß niemals über längere Zeit an der Wachstumsfuge gezogen wurde und damit kein Längenwachstumsreiz bewirkt wurde. Zum anderen könnte es daran liegen, daß wir mit dem Fixateur externe die Kinder wieder relativ früh belasten ließen, was zu physiologischer Belastung des Beines und der Wachstumsfugen führte.

Folgende Behandlungsvorteile haben sich aufgrund unserer bisherigen Erfahrungen, insbesondere bei Oberschenkelfrakturen, ergeben:

1. Es kommt nicht zu wesentlichen Beinlängendifferenzen.
2. Die Zahl der Bluttransfusionen wurde erheblich reduziert und meist sogar vermieden.
3. Die Dauer des stationären Aufenthaltes war ausgesprochen kurz.
4. Schulkinder konnten bereits wieder nach etwa 14 Tagen die Schule besuchen.
5. Eine Zweitoperation mit nochmaligem stationären Aufenthalt entfällt.
6. Die Behandlungskosten kindlicher Frakturen konnten durch die genannten Behandlungsvorteile erheblich reduziert werden.

Das Verfahren ist gegenüber der bisher üblichen, inneren Fixierung am Knochen, wie Plattenosteosynthese, Verschraubung, Spickung oder Marknagelung in seiner Anwendung einfach und risikoarm.

Die Behandlung kindlicher Femurschaftfrakturen mit einem unilateralen Fixateur externe

W. Klein[1], D. Pennig[1], J. Grünert[1] und E. Brug[1]

Kindliche Frakturen sind eine Domäne der konservativen Bruchbehandlung. Bei Femurfrakturen im Rahmen eines Polytraumas geht die Tendenz zu operativer Stabilisierung. Insbesondere Kinder mit Schädel-Hirn-Traumen und der damit verbundenen, oft erheblichen motorischen Unruhe stellen eine Problemgruppe dar. Daher haben wir 1985 bei diesen Patienten begonnen, die Femurfrakturen mittels dynamisch-axialer Fixation extern geschlossen zu stabilisieren.

Allgemeine Daten

Unsere erste Serie umfaßt 10 Patienten mit 11 Frakturen, 8mal bei vital bedrohten Polytraumatisierten. Einmal lag eine bilaterale Verletzung vor. Die Frakturen waren 9mal geschlossen, einmal zweitgradig und einmal drittgradig offen. Der Fixateur wurde in 9 Fällen am Unfalltage appliziert, 2mal sekundär, einmal nach einer Zuweisung aus einem anderen Krankenhaus, einmal bei unserer ersten Anwendung, einem Schädel-Hirn-Traumatisierten mit extremer motorischer Unruhe. Das Durchschnittsalter betrug 8,1 Jahre, der jüngste Patient war 3,2, der älteste 15 Jahre.

Ergebnisse und Komplikationen

Die durchschnittliche Applikationszeit betrug 11 Wochen, im kürzesten Fall 6 Wochen, im längsten 29 Wochen. Beim letztgenannten handelte es sich um eine veraltete Fraktur mit desolaten Weichteilverhältnissen.

Alle Frakturen sind ausgeheilt, interventionsbedürftige Pininfektionen wurden in keinem Fall beobachtet, in einem Fall bildete sich eine Myositis ossificans im Bereich der distalen Pinstellen. 3 Pinlockerungen bei 2 Patienten wurden bei der Abnahme festgestellt, in einem Fall sahen wir eine sekundäre Dislokation, als

---

[1] Klinik für Unfall- und Handchirurgie der Westfälischen Wilhelms-Universität Münster, Jungeblodtplatz 1, D-4400 Münster

wir wegen der Kleinheit der Verhältnisse zunächst einen Midi-Body applizierten. Nach Reposition und Wechsel auf einen Short-Body ergaben sich keine weiteren Probleme. Die Kniegelenksbeweglichkeit war bei angelegter Montage durch die Transfixation des Tractus iliotibialis teilweise eingeschränkt, nach Abnahme wurde aber in allen Fällen freie Beweglichkeit erzielt. Mittlerweile führen wir bei Anlage des Fixateurs eine großzügige Längsspaltung des Tractus im Bereich der Pins durch und können hiermit eine erheblich bessere Beweglichkeit bei angelegtem Fixateur verzeichnen.

Die Entfernung des Fixateurs erfolgte ausnahmslos ambulant, Anästhesie war nicht erforderlich. Die Pinstellen waren nach durchschnittlich 8 Tagen verheilt, persistierende Fisteln traten nicht auf.

Schlußfolgerungen

Die dynamisch-axiale Fixation bietet folgende Vorteile bei kindlichen Femurfrakturen:
- Frühmobilisation und primäre Vollbelastung durchführbar,
- Reduzierung von Lagerungs- und Pflegeproblemen,
- kontrollierbares Overriding zur Kompensation von überschießendem Längenwachstum.

Der Fixateur externe in der Behandlung kindlicher Oberschenkelfrakturen – eine Grenzindikation?

R. Kalisch[1] und H. Voß[1]

Der Titel des Beitrages trägt am Schluß ein Fragezeichen. Dies betrifft den Begriff „Grenzindikation". In den letzten 2 Jahren haben wir bei der operativen Versorgung kindlicher Oberschenkelfrakturen dem unilateralen Fixateur externe den Vorzug gegeben gegenüber der AO-Platte. Der Fixateur birgt eine Reihe bestechender Vorteile, aber auch noch ungelöste Probleme, für die eine größere Zahl von Nachuntersuchungen nötig ist.

Das Behandlungskonzept der kindlichen Oberschenkelfraktur in unserem Haus ist zur Zeit grundsätzlich konservativ. Becken-Bein-Gips, Overheadextension und Weber-Bank, bestimmen je nach Alter, Gewicht und Frakturform die Therapie. *Operationsindikation* sehen wir bei:
- Polytrauma,
- offener Fraktur,
- Scheitern konservativer Behandlung,
- pathologischer Fraktur.

Schon Blount [1] warnt vor übertriebenen, übereifrigen operativen Eingriffen bei kindlichen Frakturen. Als *Forderungen an die Osteosynthese* muß daher gelten:
- stabile Montage,
- gipsfreie Nachbehandlung,
- ambulante Nachbehandlung,
- Respektierung der Wachstumsfugen.

Kirschner-Drahtosteosynthesen in Kombination mit Gipsbehandlung sowie Rush-pins erfüllen diese Forderungen nicht. Der Küntscher-Nagel verbietet sich bei offenen Wachstumsfugen, für die operative Versorgung verbleiben die AO-Platte und der Fixateur externe.

Seit 2 Jahren verwenden wir für die operative Versorgung den Fixateur externe, je nach Gegebenheiten den AO-Fixateur und den Orthofix, jeweils als unilateralen Klammerfixateur.

Im Zeitraum von *2 Jahren* – wir haben diesen Zeitraum gewählt, weil wir seither für die operative Versorgung den Fixateur verwenden – haben wir *26 Kinder* behandelt. Davon 11 mit Overheadextension, 7 im Becken-Bein-Gips, 5 auf der Weber-Bank, 3 mit primärer Operation.

---

[1] Abteilung für Unfallchirurgie, Krankenhaus Neukölln, Rudower Str. 48, D-1000 Berlin 47

Insgesamt wurden 6 *Kinder mit dem Fixateur* versorgt. Davon 3 Primärversorgungen (Polytrauma, offene Fraktur) und 3 nach Vorbehandlung in Extension bzw. Gips.

Das sind 23% der kindlichen Oberschenkelfrakturen im Zeitraum von 2 Jahren.

Wir sehen in der *Fixateurversorgung folgende Vorteile:*
- kleiner Eingriff,
- keine Fraktureröffnung,
- kurze Hospitalisierung,
- ambulanter Eingriff zur Metallentfernung,
- Korrektur möglich bei Fehlstellung,
- Heilung über periostale Kallusbildung bei Elastizität des Systems.

Dem stehen als *Nachteile* gegenüber:
- Operation unter Durchleuchtung,
- Infektgefahr an den Schrauben,
- mögliche Beeinträchtigung der Kniegelenksbeweglichkeit.

Kuderna u. Weinstabl [3] fanden 1986 bei 47 mit Fixateur behandelten Patienten verheerende Beweglichkeitseinschränkungen. Keine 10% der Patienten hatten eine Kniebeugung von mehr als 90°; er führte das zurück auf die Beeinträchtigung des Gleitweges der Muskulatur am lateralen Femur, die dort durch die Schanz-Schrauben fixiert würde.

Wir können diese Ergebnisse nicht bestätigen; bei einer Nachuntersuchung der 4 Kinder, deren Metallentfernung länger als 3 Monate zurückliegt, fanden wir keine Bewegungseinschränkung.

Insgesamt sind die Ergebnisse ermutigend:
- keine Achsenfehlstellungen über 10°,
- keine Infekte,
- keine Beweglichkeitseinschränkung.

Zuletzt noch das Problem der Akzeptanz durch Patienten und deren Eltern. Anläßlich der Nachuntersuchung und Dokumentation hat ein Kind spontan geäußert, daß es sich im Becken-Bein-Gips nicht hätte photographieren lassen, wohl aber mit dem Fixateur.

Bemerkenswert ist auch, daß die Eltern eines Kindes in Overheadextension, die ein Kind mit Fixateurversorgung sahen, spontan fragten, ob wir das bei ihrem Kind nicht auch machen könnten.

Wir haben anläßlich einer Nachuntersuchung über Hospitalisationsdauer und Hospitalisationsschäden traumatisierter Kinder z.T. erschreckende Angaben über das subjektive Empfinden von Kindern zusammentragen können. Das reicht vom Wiederauftreten von Bettnässen bis zu Sprachstörungen und Schlafschwierigkeiten. Die hilflose Gitterbettsituation kann von Therapeuten und Pflegepersonal kaum ermessen werden und ist auch durch Rooming-in nicht zu beseitigen.

Wir haben bei der bisherigen Verwendung des Fixateur externe in der Versorgung kindlicher Oberschenkelfrakturen gute Erfahrungen gemacht, Komplikationen sind nicht aufgetreten und die Akzeptanz bei den kleinen Patienten und deren Eltern ist gut.

Wir werden dies zum Anlaß nehmen, die Indikation vorsichtig auszuweiten.

Literatur

1. Blount WP (1957) Knochenbrüche bei Kindern. Thieme, Stuttgart
2. Hierholzer G, Allgöwer M, Rüedi T (1985) Fixateur-externe-Osteosynthese. Springer, Berlin Heidelberg New York Tokyo
3. Kuderna H, Weinstabl R (1986) Fixateur externe am Oberschenkel. Hefte Unfallheilkd 182
4. Laer L von (1984) Skelett-Traumata im Wachstumsalter. Hefte Unfallheilkd 166
5. Pelinka H, Scharz N (1986) Fixateur externe beim kindlichen Oberschenkelbruch. Hefte Unfallheilkd 182
6. Rehn J (1974) Unfallverletzungen bei Kindern. Springer, Berlin Heidelberg New York

Die Sonographie beim kindlichen Oberschenkelbruch

B. W. Wippermann[1], R. Hoffmann[1], P. Reimer[2] und N. Haas[1]

Einführung

Im Rahmen einer prospektiven Studie wird untersucht, ob nicht zumindest ein Teil der Röntgenaufnahmen während der Behandlung des kindlichen Oberschenkelbruches im Weber-Tisch durch sonographische Untersuchungen zu ersetzen ist. Stimuliert wurde diese Untersuchung unter anderem auch durch die zunehmend kritische Haltung der medizinischen Öffentlichkeit und besonders auch der Eltern gegenüber Röntgenaufnahmen.

Material und Methoden

Das Studienprotokoll sieht einmal wöchentlich, beginnend am Unfalltag, eine sonographische und eine Röntgenuntersuchung der Fraktur vor. Für die sonographischen Untersuchungen benutzen wir einen linearen Schallkopf mit 7,5 MHz Frequenz. Dieser Schallkopf erlaubt eine hohe Auflösung in dem für uns wichtigen Nahbereich. Ein Linearschallkopf wird benutzt, um eine Achsenkontrolle zu ermöglichen.

Zur Untersuchung selbst ist das Kind im Weber-Tisch fixiert. Bekanntlich sind Knie und Hüfte in jeweils rechtem Winkel gebeugt. Zur sonographischen Untersuchung wird Alkohol als Kontaktmittel benutzt, so daß den Kindern kein Gel in die Windeln läuft. Die Untersuchung selbst ist nicht schmerzhaft, wenn man sanft den Schallkopf aufdrückt. Zur Stabilisierung der Fraktur kann der Untersucher in den ersten Tagen nach der Fraktur mit der freien Hand den Oberschenkel umfassen und so einen Gegendruck aufbauen. Die Untersuchung wird in je 4 Längs- und Querschnitten, zentriert über dem Frakturspalt mit anterior, medial, lateral und posterior aufgesetztem Schallkopf durchgeführt. Dokumentiert wird das Untersuchungsergebnis mit einer Multiformatkamera oder mit Videoprinter. Bei der Untersuchung ist besonders darauf zu achten, daß wenigstens eine Kortikalis scharf und damit voll reflektierend dargestellt wird.

---

[1] Unfallchirurgische Klinik und   [2] Abteilung Diagnostische Radiologie I,
   Medizinische Hochschule Hannover, Konstanty-Gutschow-Str. 8, D-3000 Hannover 61

Zur Bestimmung des Antetorsionswinkels, welcher bei der Behandlung des kindlichen Oberschenkelbruches sehr wichtig ist, wird der Schallkopf in der Leistenbeuge aufgesetzt. Es wird dann versucht, eine möglichst lange Strecke des Schenkelhalses darzustellen. Im Sonogramm läßt sich so der Antetorsionswinkel im Seitenvergleich semiquantitativ darstellen. Untersuchungen an Kindern mit intaktem Oberschenkel und in 90° gebeugter Hüfte haben ergeben, daß sich eine Zunahme des Antetorsionswinkels um beispielsweise 10° im Sonogramm als wesentlich kleinere Veränderung darstellt. Diese unterschiedliche Darstellung beruht auf der Tatsache, daß bei 90° gebeugter Hüfte der Schenkelhals nicht exakt a.-p. dargestellt werden kann.

Ergebnisse

Nach dem oben beschriebenen Protokoll wurden bisher 8 Kinder untersucht. Unsere Erfahrungen können wie folgt zusammengefaßt werden:

Mit etwas Übung, Geduld und räumlichem Vorstellungsvermögen gelingt die Darstellung der Morphologie der Fraktur. Sowohl die Achsenstellung der Fragmente als auch die Verkürzung lassen sich mit ausreichender Genauigkeit dokumentieren. Eine Untersuchung dauert etwa 10 min.

Der Beginn der Kallusmineralisation kann bereits nach 1 Woche dargestellt werden, wenn im Röntgenbild noch keine Veränderungen erkennbar sind. Mit fortschreitender Frakturheilung wird das Kallusgewebe immer dichter, bis es nach etwa 14 Tagen nicht mehr einsehbar ist. Von jetzt an wird die Oberflächenbeschaffenheit des Kallusgewebes bis zum Abschluß der Frakturheilung immer glatter begrenzt.

Es müssen allerdings noch Kriterien für den endgültigen Durchbau der Fraktur erarbeitet werden. Die Beurteilung der Festigkeit der Fraktur wird dadurch erschwert, daß das Erscheinungsbild des Kallusgewebes in den verschiedenen Projektionen zur gleichen Zeit sehr unterschiedlich sein kann. Wir gehen davon aus, daß mit zunehmender Erfahrung auch hier sichere Kriterien erarbeitet werden können.

Der Antetorsionswinkel läßt sich mit genügender Genauigkeit bestimmen.

Schlußfolgerungen

Die bisherigen Ergebnisse dieser Untersuchung haben uns ermutigt, die Studie fortzuführen. Wir gehen davon aus, daß wir in nächster Zeit auf die Anfertigung von Röntgenbildern während der Behandlung kindlicher Frakturen fast vollständig verzichten können. Aus forensischen Gründen wird wahrscheinlich die Unfallröntgenaufnahme zur Dokumentation weiterhin notwendig bleiben.

Indikationsgrenzen bei der Behandlung von Tibia- und Unterschenkelschaftfrakturen bei Kindern

A. Leitner[1], H.-G. Breyer[1] und W. Knarse[1]

Die Behandlung der Tibia- und Unterschenkelschaftfrakturen im Kindesalter ist in der Regel konservativ [3]. So beschreibt Jonasch [6] bei über 2000 behandelten Fällen nur 3 operativ versorgte Patienten. Im Zuge der zunehmenden operativen Versorgung dieser Frakturen bei Erwachsenen könnte man nun versucht sein, auch im Kindesalter die Indikation zur Operation großzügig zu stellen.

Unterschiedliche Auffassungen über die Toleranzbreite von Achsenfehlstellungen in den verschiedenen Altersstufen und das in der Literatur unterschiedlich dargestellte, vermehrte Längenwachstum nach Osteosynthesen führen jedoch zu keinen eindeutigen Indikationsgrenzen, die als allgemeingültig angesehen werden könnten [7, 9].

Auch wir folgen dem Grundsatz einer überwiegend konservativen Behandlung der kindlichen Unterschenkel- und Tibiaschaftfrakturen, nehmen aber eine so extrem konservative Haltung wie Jonasch nicht ein. Individuelle Faktoren beeinflussen die Entscheidung zwischen konservativer und operativer Therapie.

Wir sehen folgende absolute und relative Indikationen für die Osteosynthese (Tabelle 1).

Absolute Indikationen sind drittgradig offene Frakturen, begleitende Gefäßnervenläsionen, das Compartmentsyndrom sowie Polytraumen mit schwerem Schädel-Hirn- oder schwerem Thoraxtrauma [2].

Tabelle 1. Operationsindikatoren bei kindlichen Tibiaschaft- und Unterschenkelfrakturen

Absolut	Relativ
3° offene Frakturen	2° offene Frakturen
Begleitende Gefäß-Nerven-Läsion	Polytrauma
Compartmentsyndrom	Kettenverletzung einer Extremität
Polytrauma	Abgeschlossenes Fugenwachstum
– mit schwerem Schädel-Hirn-Trauma	Nicht exakt reponible Frakturen
– mit schwerem Thoraxtrauma	

---

[1] Abteilung für Unfall- und Wiederherstellungschirurgie, Klinikum Steglitz der FU Berlin, Hindenburgdamm 30, D-1000 Berlin 45

Relative Indikationen sind für uns zweitgradig offene Frakturen, Polytraumen, Kettenverletzungen einer Extremität, nicht exakt reponierte Frakturen (Repositionshindernisse) sowie abgeschlossenes Fugenwachstum.

Während bei den absoluten Indikationen keine generelle Diskussion über die Notwendigkeit einer Osteosynthese besteht, stellen die relativen Indikationen die Grenzen zwischen konservativem und operativem Vorgehen dar [5, 7, 9].

So sind z. B. zweitgradig offene Frakturen beim Kind in vielen Fällen konservativ zu behandeln. Ausgehend von der Weichteilsituation, reicht oft konservatives Vorgehen mit Wunddébridement und Drainage und anschließender Gipsbehandlung aus, wenn die Fraktur dies zuläßt. Ist aufgrund der Fraktursituation eine Osteosynthese notwendig, ist in dieser Situation bei uns der Fixateur externe das Mittel der Wahl [1, 2, 8, 10] (Abb. 1a–d).

Ebenso sehen wir bei Kettenverletzungen einer Extremität, es liegt in der Regel eine Unterschenkel- und eine Oberschenkelfraktur vor, nur eine relative Indikation zur Osteosynthese sämtlicher Frakturen. Zur Vermeidung einer Doppelextension mit der Gefahr der Fehlstellung des Femurs wird in der Regel die Femurfraktur stabil verplattet, die Unterschenkelfraktur jedoch reponiert im Gipsverband behandelt. Eine Osteosynthese der Tibiafraktur erfolgt nur im Ausnahmefall.

Andererseits tendieren wir bei nicht exakt reponierten Frakturen, es handelt sich in der Regel um distale Tibiaspiralfrakturen, eher dazu, eine offene Reposition mit Entfernung des Periostinterponates durchzuführen. Die Stabilisierung erfolgt dann, wenn es die Fraktur erlaubt, entweder mit einer Minimalosteosynthese und zusätzlicher Gipsfixation (Abb. 2a–c) oder häufiger mit einer übungsstabilen Plattenosteosynthese.

Von unseren Kindern wurden 3 entsprechend versorgt. Es handelt sich jeweils um distale Tibiaspiralfrakturen, die nach primär noch ausreichender Stellung im Gipsverband sekundär abrutschten. Auch die durchgeführte Keilung erbrachte keine wesentliche Stellungsverbesserung, so daß wir direkt im Anschluß an die Nachreposition, die bereits in Narkose erfolgte, die offene Reposition mit Entfernung des Periostinterponates durchführen mußten. Die Stabilisierung erfolgte bei entsprechend langem Frakturverlauf mit der Schraubenosteosynthese und anschließender Gipsruhigstellung oder mit übungsstabiler Plattenosteosynthese.

Zusätzlich zu den absoluten und relativen gibt es spezielle Indikationen, die in individuellen Faktoren der Patienten begründet sind. Das kann z. B. eine schwerwiegende neurologische oder psychiatrische Erkrankung sein, die mit starker motorischer Unruhe des Kindes einhergeht und damit eine ausreichende Ruhigstellung nicht möglich macht. In diesen Fällen kann man sich zu einer primären operativen Therapie entschließen oder die Osteosynthese erst nach dem Scheitern einer ausreichend erfolgten konservativen Primärbehandlung durchführen. Zu den speziellen Indikationen rechnen wir ferner noch Hauterkrankungen sowie soziale Faktoren des Kindes oder seiner Familie.

Die Problematik der Indikationsgrenzen kann anhand der von uns in den vergangenen 8 Jahren operativ behandelten Kinder mit Tibia- und Unterschenkelschaftfrakturen erläutert werden (Tabelle 2).

Während ein großer Teil der konservativ behandelten Frakturen lediglich ambulant versorgt wurde, wurden 98 Kinder stationär behandelt, davon 18 operativ.

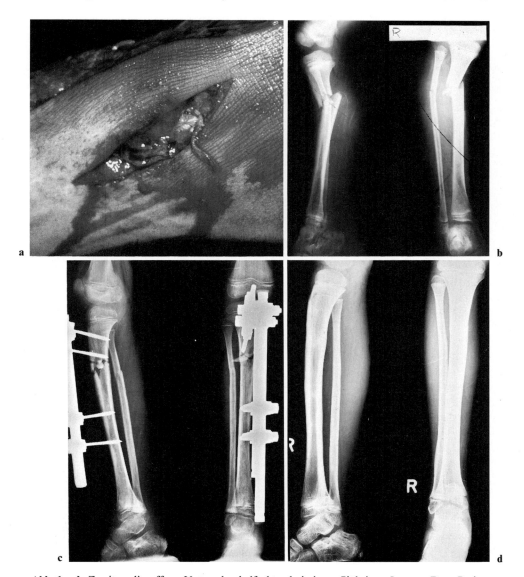

Abb. 1a–d. Zweitgradig offene Unterschenkelfraktur bei einem 7jährigen Jungen. Dem Patienten war ein Baum auf den Unterschenkel gefallen. Aufgrund schlechter Weichteilsituation erfolgte die Stabilisierung mit Fixateur externe. Es kam zur komplikationslosen Ausheilung, **d** zeigt das Ausheilungsergebnis knöchern konsolidiert

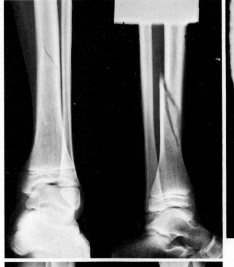
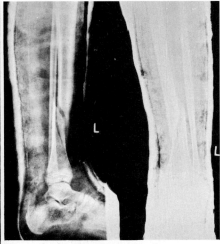
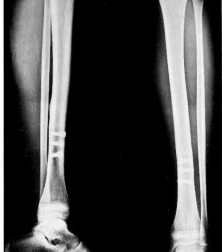

Abb. 2a–c. Distale Unterschenkelspiralfraktur bei einem 11jährigen Mädchen nach Sturz vom Fahrrad. Nach Narkoserepostion verbleibende Varusfehlstellung durch Weichteilinterposition. Operative Versorgung durch Minimalosteosynthese mit 3 Schrauben sowie anschließender Gipsruhigstellung

Tabelle 2. Kindliche Tibiaschaft- und Unterschenkelfrakturen 1981–1989 (1–15 Jahre)

Stationär behandelte Patienten	n = 98
Konservativ	80
Operativ	18

Tabelle 3. Osteosynthese bei kindlichen Tibiaschaft- und Unterschenkelfrakturen 1981–1989

Absolute Indikationen	6	Relative Indikationen	10
3° offene Frakturen	2	2° offene Frakturen	1
Begleitende Gefäß-Nervenläsion	0	Polytrauma	4
Compartmentsyndrom	0	Kettenverletzung einer Extremität	2
Polytrauma		Abgeschlossenes Fugenwachstum	0
– schweres Schädel-Hirn-Trauma	3	Nicht exakt reponible Frakturen (Repositionshindernis)	
– schweres Thoraxtrauma	1		3

Von den operierten Patienten bestanden bei 6 Kindern absolute Indikationen. Es handelte sich 2mal um drittgradig offene Frakturen, 4mal lag ein Polytrauma mit schwerem Schädel-Hirn-Trauma oder schwerem Thoraxtrauma vor.

Relative Indikationen bestanden bei 10 Kindern. Einmal handelte es sich um eine zweitgradig offene Fraktur, 2mal um eine Kettenverletzung, 4mal lag ein Polytrauma vor, in weiteren 3 Fällen war eine exakte Reposition aufgrund eines Repositionshindernisses nicht möglich (Tabelle 3). 2mal lagen spezielle Indikationen vor. Bei beiden wurde die Unterschenkelfraktur zunächst im Gips behandelt. Aufgrund nicht ausreichend durchführbarer Immobilisation kam es sekundär zum Abrutschen der Frakturen. Wir entschlossen uns daraufhin zur stabilen Plattenosteosynthese. Sicherheitshalber mußte in beiden Fällen noch ein Oberschenkelgipsverband angelegt werden.

Bei den relativen und speziellen Indikationen haben wir es mit den eigentlichen Grenzsituationen zu tun, die immer einer individuellen Entscheidung bedürfen, ob unter Berücksichtigung aller Faktoren des Patienten das bessere Ergebnis mit der konservativen Therapie oder mit der Osteosynthese zu erzielen ist. Entschließt man sich zur operativen Behandlung, sollte in Abhängigkeit vom Frakturverlauf entweder die Minimalosteosynthese mit anschließender Gipsnachbehandlung oder unserer Auffassung nach besser gleich eine übungsstabile Plattenosteosynthese durchgeführt werden, auch wenn selbst diese im Einzelfall noch durch einen Gipsverband vor allzu großer Aktivität unserer kleinen Patienten geschützt werden muß. Bei offenen Frakturen ist der Fixateur externe die Methode der Wahl.

Literatur

1. Burri C, Reuter A (1976) Die offene Fraktur im Kindesalter. Langenbecks Arch Chir 342:305–310
2. Engert J (1982) Indikation und Anwendung des Fixateur externe im Kindesalter. Z Kinderchir 36:133–137
3. Feldkamp G, Häusler U, Daum R (1977) Verlaufsbeobachtungen kindlicher Unterschenkelschaftbrüche. Unfallheilkunde 80:139–146
4. Hierholzer G, Müller KH (1984) Korrekturosteotomien nach Traumen der unteren Extremität. Springer, Berlin Heidelberg New York Tokyo

5. Hofmann-von Kapherr S (1987) Operationsindikationen bei Frakturen im Kindesalter. Fischer, Stuttgart New York
6. Jonasch E (1982) Knochenbruchbehandlung bei Kindern. De Gruyter, Berlin New York
7. Laer L von (1986) Luxationen und Frakturen im Wachstumsalter. Thieme, Stuttgart New York
8. Vinz H, Run W (1980) Die offene diaphysäre Unterschenkelfraktur im Kindesalter. Zentralbl Chir 105:32-38
9. Weber BG, Brunner C, Freuler F (1978) Die Frakturenbehandlung bei Kindern und Jugendlichen. Springer, Berlin Heidelberg New York
10. Weise K (1985) Besondere Aspekte bei der Versorgung offener Frakturen im Kindesalter. Z Orthop 123:505-509

Fehlstellung nach Unterschenkelfraktur bei Kindern und Jugendlichen

S. König[1], W. Scharf[1] und H. Hertz[1]

Die isolierte Schienbeinfraktur sowie die Unterschenkelschaftfraktur – im Wachstumsalter eine Domäne der konservativen Behandlung – stellen nur sehr selten ein therapeutisches Problem dar. Es ist jedoch nicht restlos geklärt, welches Ausmaß an Achsenfehlstellung und -verkürzung beim Kind toleriert werden kann, damit nach abgeschlossenem Längenwachstum achsengerechte Stellung und gleiche Beinlängen vorliegen. Die Erfassung des Spätresultats eines nicht selektionierten Patientenkollektivs soll Hinweise zu den noch offenen Fragen liefern.

Patientengut

71 Patienten, die wegen isolierter Schienbein- oder Unterschenkelfraktur an unserer Klinik in Behandlung standen, konnten 7–16 Jahre nach dem Trauma klinisch und röntgenologisch kontrolliert werden. Die einzige Bedingung zur Aufnahme in die Studie war ein abgeschlossenes Längenwachstum. Unter den Nachuntersuchten fanden sich 55 Männer und 16 Frauen, die zum Unfallzeitpunkt Kinder bzw. Jugendliche mit offenen Epiphysenfugen im Alter von 5–16 Jahren waren. In 35 Fällen lag ehemals eine isolierte Schienbeinfraktur, bei 36 eine komplette Unterschenkelfraktur vor.

Isolierte Schienbeinfraktur

Von den 35 Patienten hatten 7 einen Querbruch, 23 einen kurzen Schrägbruch, und bei 5 lag ein Drehbruch mit Keil vor. Alle Frakturen waren im mittleren Schaftdrittel lokalisiert. Die Dauer der Ruhigstellung im Oberschenkelgipsverband betrug 6–12 Wochen (im Durchschnitt 8 Wochen); einmal war im Zuge der Behandlung eine Nachreposition in Narkose und 3mal eine Fibulaosteotomie notwendig.

---

[1] I. Universitätsklinik für Unfallchirurgie, Alser Str. 4, A-1097 Wien

Unterschenkelfraktur

Bei den 36 Patienten wurde 16mal ein Querbruch in gleicher Höhe und 20mal ein kurzer Schrägbruch in verschiedener Höhe diagnostiziert. Frakturen im distalen Drittel (Schuhrandbrüche) waren 2mal häufiger als Brüche im mittleren Schaftbereich. 12mal wurde eine Fersenbeinextension für 14 Tage angelegt, in 12 Fällen erfolgte die Nachreposition in Narkose. Die Dauer der Fixation im Oberschenkelgipsverband lag zwischen 6 und 12 Wochen (im Durchschnitt 8 Wochen).

Hinsichtlich des Alters der Patienten zum Zeitpunkt der Verletzung fiel auf, daß isolierte Schienbeinfrakturen eher im Volksschulalter auftreten, während danach komplette Unterschenkelfrakturen vom Erwachsenentyp häufiger sind. Bei den Patienten nach Schienbeinfraktur war das Durchschnittsalter 10,4 Jahre, wogegen es bei Kindern mit Unterschenkelfraktur 11,9 Jahre betrug. Diese Beobachtung deckt sich mit den Angaben anderer Autoren [1, 3, 10].

Nachkontrolle und Ergebnisse

Die Patienten wurden klinisch untersucht und nach subjektiven Beschwerden befragt. Um eine exakte radiologische Ausmessung der Unterschenkellänge zu ermöglichen, wurden von beiden Unterschenkeln Aufnahmen im a.p.- und seitlichen Strahlengang auf 60×20-cm-Filmen im Abstand von 1,5 m angefertigt. Es erfolgte eine orthoradiographische Messung nach Osterwalder, wonach Dislocatio ad longitudinem und Dislocatio ad axim gleichwertig für die Beurteilung des

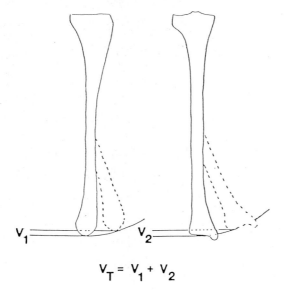

Abb. 1. Bestimmung der wirklichen Verkürzung aus dem Röntgenbild: *Unterbrochene Linie* entspricht der Achsenfehlstellung sowohl in der a.-p.- als auch in der seitlichen Projektion. Das Zurückschlagen in die Unterschenkelachse ergibt die Längenzuwächse V_1 und V_2. Daraus wird die wirkliche Länge V_T bestimmt

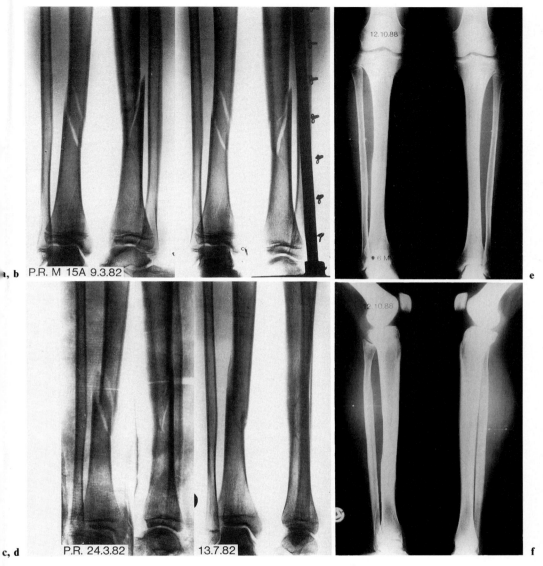

Abb. 2a–f. P. R., 15 Jahre, männlich, Skisturz. Isolierter Schienbeindrehbruch, Fersenbeinextension für 14 Tage, Oberschenkelgipsverband für 12 Wochen. Ausheilungsergebnis: achsengerecht, Beinverkürzung von 6 mm. **a** Unfallröntgenbild; Röntgenkontrolle **b** in Extension, **c** im Oberschenkelgips, **d** nach knöcherner Bruchheilung, **e, f** nach Wachstumsabschluß im Seitenvergleich

Ausmaßes der Beinverkürzung oder -verlängerung herangezogen wurden [2, 6, 9] (Abb. 1). Der auf dem Röntgenfilm ermittelte Längenunterschied (in cm) mußte mit dem empirisch gefundenen Faktor 0,7 multipliziert werden, um den wirklichen Beinlängenunterschied (in cm) zu erlangen.

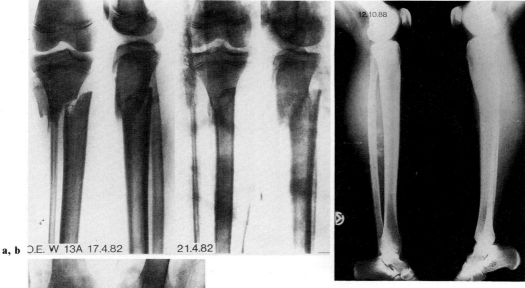
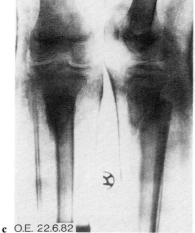

Abb. 3a–f. O. E., 13 Jahre, weiblich, Verkehrsunfall. Crurisfraktur im proximalen Drittel, Oberschenkelgipsverband für 13 Wochen. Ausheilungsergebnis: Rekurvation von 17°, Valgus von 4°, Verkürzung von 14 mm. **a** Erstaufnahmeröntgenbild, **b, c** Röntgenkontrolle im Oberschenkelgipsverband, **d–f** Röntgenkontrolle nach Wachstumsabschluß im Seitenvergleich

Von den 71 Nachuntersuchten klagten 9 über zeitweise auftretende geringe Schmerzen nach längerem Gehen, 10 über Wetterfühligkeit und 4 über Schwelltendenz des Unterschenkels und der Knöchelregion. Alle Patienten fühlten sich in ihren sportlichen Aktivitäten nicht eingeschränkt und gaben keine Wirbelsäulenbeschwerden an.

Die klinische Untersuchung ergab in jedem Fall eine seitengleiche Funktion der Knie- und Sprunggelenke. Bei 4 Patienten mit einer Beinlängendifferenz von 1–2 cm wurde ein diskretes Hinken im Barfußgang festgestellt.

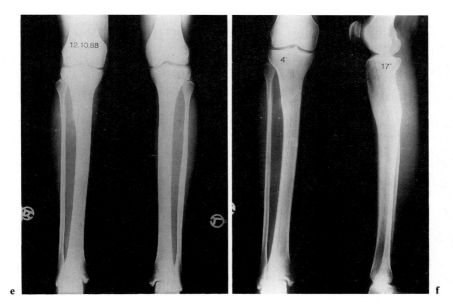

e   f

Beinlängenunterschiede und Achsenfehler

Nach orthoradiographischer Ausmessung der Röntgenbilder der 71 Patienten wurden bei 36 gleiche Beinlängen und regelrechte Achsenverhältnisse gefunden. Die übrigen 35 hatten Beinlängenunterschiede bis zu 2 cm, wobei bei 16 von ihnen auch verbliebene Achsenfehler von 5-9° vorlagen (Tabelle 1 u. 2). 16 Nachuntersuchte (jeweils 8 nach Unterschenkel- bzw. Schienbeinfraktur) zeigten eine Verlängerung des ehemals verletzten Unterschenkels von 4-10 mm, und 7 (5 nach Unterschenkel-, 2 nach Schienbeinfraktur) eine Verlängerung von 10-20 mm. Alle Patienten dieser Gruppe waren zum Unfallzeitpunkt unter 12 Jahre alt. 6 Nachuntersuchte (3 nach Unterschenkel- und 3 nach Schienbeinfraktur) wiesen eine Verkürzung von 4-10 mm und 6 (4 nach Unterschenkel- bzw. 2 nach Schienbeinfraktur) von 10-20 mm auf. Die Patienten dieser Gruppe waren zum Zeitpunkt des Traumas 12-16 Jahre alt. Die Verkürzung des Unterschenkels nach knöcherner Heilung erfolgte lediglich anhand der Röntgenaufnahmen des verletzten Beines ohne Vergleich mit der gesunden Seite und konnte daher nicht dieselbe Meßgenauigkeit wie bei der orthoradiographischer Messung anläßlich der Nachkontrolle ergeben. Von den 16 Patienten mit verbliebener Achsenfehlstellung hatten 2 eine Varusfehlstellung von 5°, 4 eine Valgusfehlstellung von 5-9°, 9 Patienten hatten eine Rekurvation von 9-17° und ein Patient eine Varusfehlstellung von 5° mit einer Antekurvation von 9°. In 12 Fällen wurde durch die Fehlstellung eine Verkürzung verstärkt und 3mal eine Verlängerung vermindert.

Tabelle 1. Beinlänge nach Wachstumsabschluß (n=71)

	Unterschenkel-frakturen (n=36)	Isolierte Schienbeinfrakturen (n=35)
Gleiche Beinlänge (5–16a)[a]	16	20
Verlängerung 4–10 mm (5–12a) 10–20 mm	8 5	8 2
Verkürzung 4–10 mm (12–16a) 10–20 mm	3 4	3 2

[a] Alter zum Zeitpunkt der Verletzung.

Tabelle 2. Achsenstellung nach Wachstumsabschluß (n=71)

	Unterschenkel-frakturen (n=36)	Isolierte Schienbeinfrakturen (n=35)
Keine Achsenfehler	20	32
Varusdeformität 5°	3	1
Valgusdeformität 5°–9°	4	0
Antekurvation 5°	1	0
Rekurvation 9°–17°	9	2

Aus dem Vergleich der Röntgenaufnahmen nach knöcherner Heilung sowie nach Wachstumsabschluß geht hervor, daß sich Achsenfehlstellungen bei den zum Unfallzeitpunkt unter 12jährigen Patienten im Ausmaß von 3–7° vermindern und bei den über 12jährigen gleichbleiben oder sich unwesentlich verringern.

Diskussion

Aus unserer Nachkontrolle geht hervor, daß nach Unterschenkel- bzw. Schienbeinfraktur bei Kindern unter 12 Jahren ein überschießendes Längenwachstum erfolgt. Dieses ist auf eine frakturbedingte Hyperämie der Epiphysenfuge zurückzuführen und in der Regel um so größer, je jünger der Patient zum Zeitpunkt der Verletzung ist [4, 5, 7]. Die Verlängerung kann sich jedoch beim 2. Wachstumsschub wieder ausgleichen; beweisend dafür erscheint das Ausheilungsergebnis der 36 Nachuntersuchten mit gleicher Beinlänge. Bei Kindern ab 12 Jahren scheint durch die Fraktur eine Wachstumshemmung des betroffenen Unterschenkels induziert zu werden; dies kann zu einer bleibenden Verkürzung des Beines führen.

Tabelle 3. Behandlung der Frakturen

Alter	Isolierte Schienbeinfraktur	Komplette Unterschenkelfraktur
< 12 Jahre	Oberschenkelgipsverband für 6–8 Wochen, Achsenfehlstellung bis 5° erlaubt, wenn > 5° konservative Korrektur	Fersenbeinextension bei Verkürzung > 1 cm, Oberschlenkelgipsverband für 6–8 Wochen, Achsenfehlstellung bis 5° erlaubt, wenn > 5° konservative Korrektur
> 12 Jahre	Oberschenkelgipsverband für 6–10 Wochen, keine Achsenfehlstellung erlaubt, konservative Korrektur, wenn nötig, Operation (Götze-Cerclage, Verplattung)	Fersenbeinextension bei Verkürzung, Oberschenkelgipsverband für 8–12 Wochen, wenn keine Verkürzung keine Achsenfehlstellung erlaubt, konservative Korrektur

Achsenfehlstellungen verringern sich durch das weitere Wachstum bei Kindern unter 12 Jahren beträchtlich (im eigenen Krankengut bis zu 7°), bei Verletzten, die älter als 12 Jahre sind, jedoch nur unwesentlich oder überhaupt nicht. Torsionsfehler gleichen sich durch das Wachstum niemals aus [2, 4, 10].

Für die klinische Praxis lassen sich aus diesen Beobachtungen folgende Schlüsse ziehen: Bei Verletzten unter 12 Jahren kann eine Verkürzung bis zu 1 cm belassen werden; es ist zu erwarten, daß durch das Wachstum gleiche Beinlängen entstehen. Bei über 12jährigen muß jede Verkürzung vermieden werden, da sonst eine bleibende Beinverkürzung in Kauf genommen werden muß. Bei Kleinkindern können Achsenfehlstellungen bis maximal 10°, bei Kindern von etwa 5–10 Jahren bis zu 5° toleriert werden. Nach dem 12. Lebensjahr sollten Achsenfehler vermieden werden, da sie durch Längenwachstum nicht mehr ausgeglichen werden können.

Die angegebenen Altersgrenzen sind als empirische Daten aus unseren Nachuntersuchungsergebnissen und nicht als starre Richtlinien zu verstehen. Sie decken sich in etwa mit den Angaben anderer Autoren [2, 4, 6]. Es sei jedoch darauf hingewiesen, daß die Beurteilung des Reifezustandes des Kindes nach äußeren Merkmalen sowie das Geschlecht (Mädchen eilen in der Entwicklung den Knaben ca. 2 Jahre voraus) von entscheidender Bedeutung sind.

Die Schlußfolgerungen aus unseren Nachuntersuchungsergebnissen führen zu folgenden Behandlungsrichtlinien: Die isolierte Schienbeinfraktur erfordert die Reposition und Fixation im Oberschenkelgipsverband für 6–8 Wochen (selten 10 Wochen), wobei eine Nachreposition in Narkose nach 1–2 Wochen notwendig werden kann. Beim Kind unter 12 Jahren kann ein Achsenfehler bis zu 5° toleriert werden. Bei älteren Verletzten mit konservativ nicht korrigierbarer Achsenfehlstellung wird die Operation (Götze-Cerclagen, Verplattung) empfohlen.

Bei kompletter Unterschenkelfraktur erscheint beim unter 12jährigen ein Oberschenkelgipsverband für 6–8 Wochen nach vorheriger Reposition indiziert, wenn eine Verkürzung unter 1 cm besteht. Liegt eine Verkürzung über 1 cm vor, sollte zunächst für 14 Tage eine Extensionsbehandlung erfolgen. Achsenfehlstellungen bis zu 5° sind tolerabel; größere Abweichungen sollten, wenn erforderlich in Narkose, beseitigt werden. Bei Patienten über 12 Jahren empfehlen wir bei Verkürzung Fersenbeinextension und anschließend Fixation im Oberschenkelgipsverband für 8–12 Wochen. Wenn Achsenfehlstellungen bei Patienten dieser Altersgruppe auftreten, müssen sie konservativ korrigiert werden. Ausnahmeindikationen zur operativen Behandlung stellen offene Frakturen, Frakturen bei polytraumatisierten Patienten sowie zusätzlich Nerven- oder Gefäßläsionen dar (Tabelle 3).

Zusammenfassung

71 Patienten, die im Kindesalter Unterschenkel- oder isolierte Schienbeinfrakturen erlitten hatten, konnten nach Wachstumsabschluß klinisch und röntgenologisch nachkontrolliert werden. Zum exakten Längenvergleich der Unterschenkel wurden orthoradiographische Messungen vorgenommen. Bei 36 Nachuntersuchten lagen gleiche Beinlängen vor; 35 hatten Beinlängenunterschiede bis zu 2 cm, wobei 16 von ihnen noch verbliebene Achsenfehler von 5–9° aufwiesen. Aus dem Vergleich der Röntgenaufnahmen bei Behandlungsende und anläßlich der Nachuntersuchung ging hervor, daß sich bei Kindern unter 12 Jahren Achsenfehler durch das weitere Wachstum bis maximal 7° verringern, während sie ab dem 12. Lebensjahr praktisch gleichbleiben. Bei Kindern unter 12 Jahren können daher Achsenfehlstellungen bis zu 5° toleriert, sollen aber ab dem 12. Lebensjahr vermieden werden. Torsionsfehler bedürfen in jedem Fall einer Korrektur. Bei Kindern unter 12 Jahren entsteht stets eine Verlängerung, ab dem 12. Lebensjahr eine Verkürzung des ehemals frakturierten Unterschenkels. Deshalb kann bei den über 12jährigen eine Verkürzung bis maximal 1 cm belassen werden, während bei den älteren Kindern Ausheilung mit gleichen Beinlängen angestrebt werden muß, damit nach Wachstumsabschluß keine Beinlängendifferenz vorliegt.

Literatur

1. Daum R (1974) Indikationen zur konservativen und operativen Knochenbruchbehandlung – Besonderheiten beim Kind. Langenbecks Arch Chir 337:426 (Kongreßbericht 1974)
2. Greif J Bergmann F (1980) Growth disturbance following fracture of the tibia in children. Acta Orthop Scand 51:315
3. Kurz W, Vinz H (1979) Zur Epidemiologie und Klinik der geschlossenen diaphysären Unterschenkelfraktur im Kindesalter. Zentralbl Chir 104:1402
4. Morscher E, Taillard W (1965) Beinlängenunterschiede. Karger, Basel
5. Morscher E (1966) Pathogenese posttraumatischer Achsenfehlstellungen beim Kind. Z Unfallmed Berufskrankh 59:65
6. Osterwalder A, Beeler C, Huggler A, Matter P (1979) Längenwachstum an der unteren Extremität nach jugendlichen Schaftfrakturen. Unfallheilkunde 82:451
7. Scharf W, Opitz A, Hertz H, Zöch G (1982) Klassifikationsvorschlag für Epiphysenfugenverletzungen im Hinblick auf Therapie und Prognose. Aktuel Traumatol 12:34

8. Scharf W, Hertz H, Feil W (1983) Spätergebnisse nach konservativer Behandlung kindlicher Unterschenkelfrakturen. Aktuel Traumatol 9:239
9. Taillard W (1957) Die röntgenologischen Methoden zur Messung der langen Röhrenknochen. Z Orthop 88:151
10. Weber BG (1975) Das Besondere bei der Behandlung der Frakturen im Kindesalter. Monatschr Unfallheilkd 78:193

Behandlungsergebnisse operativ versorgter Unterschenkelschaftfrakturen bei Kindern und Jugendlichen

S. König[1], H. Hertz[1] und M. Kilga[1]

Einleitung

Die Unterschenkelschaftfraktur sowie die isolierte Schienbeinfraktur gehören zu den häufigsten Knochenverletzungen im Kindes oder Jugendalter. Sie umfassen ca. 5–8% der knöchernen Verletzungen [8]. Beide Frakturtypen sind eine Domäne der konservativen Knochenbruchbehandlung [2, 7]. Dieses Therapieschema kann bei spezieller Indikationsstellung durch ausgewählte Osteosyntheseverfahren sinnvoll ergänzt werden [1, 5, 9]. Wegen bestehender Epiphysenfugen ist die intramedulläre Osteosynthese obsolet [10, 11, 13].

Operationsindikation

Die Operationsindikation sehen wir bei folgenden Faktoren oder Begleitumständen:
- Frakturen im Rahmen eines Polytraumas,
- Frakturen in Kombination mit Schädel-Hirn-Trauma,
- Frakturen mit begleitender Gefäß- oder Nervenläsion,
- Frakturen, bei denen im Verlauf der konservativen Knochenbruchbehandlung ein unbefriedigendes Repositionsergebnis erreicht wurde,
- offene Frakturen,
- Frakturen im Rahmen von Kettenverleletzungen.

Operationsverfahren

Folgende Operationsverfahren haben sich routinemäßig bewährt: Zugschrauben, Platte, Götze-Cerclagen, in Ausnahmefällen Rushpins [3, 6, 13]. Oftmals ist die operative Behandlung mit der postoperativen Gipsbehandlung kombiniert. Die intramedulläre Osteosynthese kommt wegen bestehender Epiphysenfugen nicht zur Anwendung.

---

[1] Universitätsklinik für Unfallchirurgie, Alser Str. 4, A-1097 Wien

Krankengut

Von 1965–1985 wurden an der I. Univ.-Klinik für Unfallchirurgie in Wien 313 kindliche Unterschenkelschaftfrakturen behandelt. 73 Kinder oder Jugendliche wurden operativ versorgt (Abb. 1). 40 Patienten, 11 Frauen und 29 Männer, konnten 40 Monate bis 24 Jahre postoperativ nachuntersucht werden (Abb. 2).

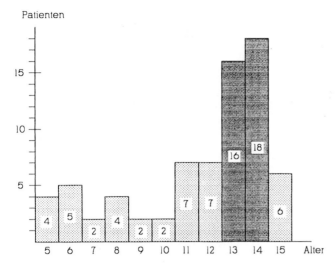

Abb. 1. Alters- und Geschlechtsverteilung von 73 Patienten mit Unterschenkel- und Schienbeinfraktur (n=73); 53 männlich (Durchschnittsalter 11,7 Jahre, 20 weiblich (Durchschnittsalter 11,2 Jahre)

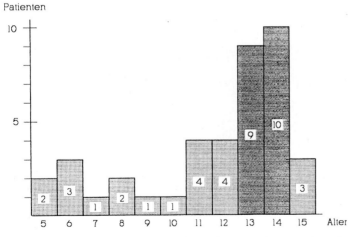

Abb. 2. Alters- und Geschlechtsverteilung der 40 nachuntersuchten Patienten mit Unterschenkel- und isolierter Schienbeinfraktur (n=40); 29 männlich (Durchschnittsalter 12,0 Jahre), 11 weiblich (Durchschnittsalter 10,5 Jahre)

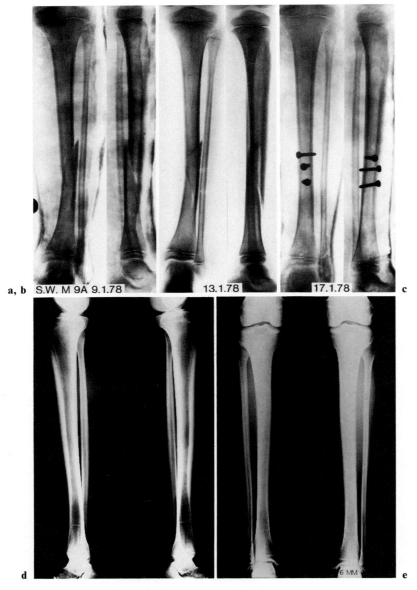

Abb. 3a–e. St.W., männlich, 9 Jahre, Unterschenkeldrehbruch. Primär Gipsfixation, wegen Achsenfehlstellung sekundär offene Reposition, Verschraubung, Metallentfernung nach 5 Monaten. Ausheilungsergebnis: achsengerecht, 6 mm Beinverlängerung, vollkommen beschwerdefrei, sehr gutes Ergebnis

Bei allen Patienten ist zwischenzeitlich das Längenwachstum abgeschlossen und die Epiphysenfugen sind verknöchert. Von 33 Patienten ist bekannt, daß sie zwischenzeitlich verzogen sind. Die Altersverteilung läßt eine Bevorzugung des 12. bis 14. Lebensjahres erkennen (Abb. 1–3). 22 Patienten erlitten einen Sportunfall, 7 Patienten einen Verkehrsunfall, bei 11 Patienten gab es andere Unfallursachen. Bei 14 operativ versorgten Kindern lag eine isolierte Schienbein-, bei 26 eine komplette Unterschenkelschaftfraktur vor. Bei 21 Kindern erfolgte die Operation primär wegen komplizierender Begleitverletzungen; dabei handelt es sich in der Folge um 3 polytraumatisierte Kinder, 5 Kinder mit Schädel-Hirn-Trauma, 1 Kind mit begleitender Abdominalverletzung, 2 Patienten mit Kettenverletzung (Abb. 4, Tabelle 1). Eine erstgradig offene Fraktur wurde bei 10 Patienten, eine zweit- und drittgradige Fraktur bei je 1 Patienten diagnostiziert. 2mal war in der Folge die operative Stabilisierung und Weichteildeckung notwendig. Aufgrund schlechter konservativer Behandlungsergebnisse erfolgte die operative Versorgung bei 19 Kindern sekundär. Über Frakturtypen und Frakturhöhe gibt Abb. 5 Auskunft.

21 Patienten wurden am Unfalltag, 8 Patienten innerhalb der 1. Woche, 6 Patienten bis zur 2. Woche und 5 Patienten in der 2.–3. Woche operiert. Bei der operativen Versorgung kam 7mal die Götze-Drahtumschlingung für Schrägfrakturen, die mindestens den 2fachen Querdurchmesser des Schienbeins aufweist, zur Anwendung. 16mal erfolgte die Plattenosteosynthese sowohl mit Drittelrohr- als auch schmaler 4,5-DC-Platte und 15mal die Schraubenosteosynthese, in den meisten Fällen ausgeführt als Zugschraubenosteosynthese mit Schrauben der Stärke 3,5 und 4,5 mm. 2mal wurde ausnahmsweise die Markdrahtung mit Rushpins durchgeführt (Tabelle 2). Bei 8 Kindern wurde auf eine postoperative Gipsfixation verzichtet und die Verletzten einer frühfunktionellen Therapie zugeführt. Alle anderen Patienten wurden im Durchschnitt 8 Wochen (6–12 Wochen) im Oberschenkelgipsverband ruhiggestellt.

Objektive Beurteilung

Zur objektiven Beurteilung des Frakturheilungsergebnisses hielten wir uns an das Bewertungsschema der AO-Klassifikation. Die Kriterien Beinlänge, Achsenstellung, Beweglichkeit der angrenzenden Gelenke sowie der Röntgenbefund im Vergleich zur Gegenseite wurden nach einem eigenen Schema bewertet, wobei 10 Punkte für ein sehr gutes und weniger als 4 Punkte für ein schlechtes Ergebnis vergeben wurden (Tabelle 3).

Subjektive Beurteilung

Bei der subjektiven Beurteilung bewerteten wir folgende Kriterien:
- Wetterfühligkeit,
- Schwellneigung,
- Belastungsschmerz,
- Schonhinken,
- Wirbelsäulenbeschwerden und
- Narbenschmerz

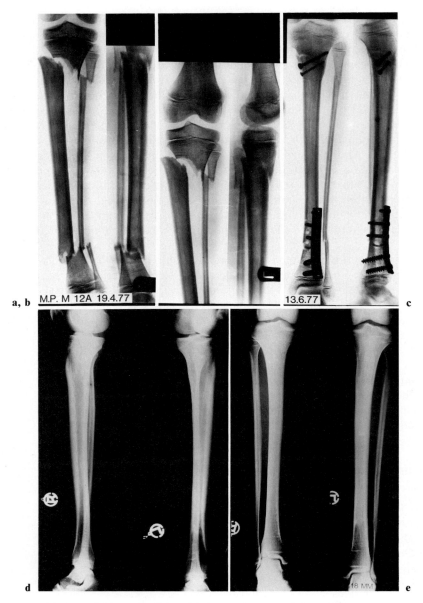

Abb. 4a–e. M.P., männlich, 11 Jahre, Polytrauma bei Verkehrsunfall. Schädel-Hirn-Trauma, Abdominalverletzung, I. Grades, offene Zweietagenfraktur mit eingeschlagenem Pes anserinus. Milzexstirpation, offene Reposition, Verplattung, Metallentfernung nach 8 Monaten. Ausheilungsergebnis: Beinverlängerung um 20 mm, Arthrosezeichen im Kniegelenk, Narbenschmerz. Befriedigendes Ergebnis

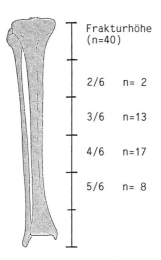

Frakturhöhe (n=40)		Frakturtyp (n=40)	
2/6	n= 2	Querfrakturen	9
		Schrägfrakturen	15
		Spiralfrakturen	12
3/6	n=13	Trümmerfrakturen	4
4/6	n=17		
5/6	n= 8		

Abb. 5. Frakturhöhen und -typen

Tabelle 1. Begleitverletzungen (n = 11)

Polytrauma	3
Schädel-Hirn-Trauma	5
Abdominalverletzung	1
Kettenverletzung	2

Tabelle 2. Osteosyntheseverfahren (n = 40)

Götze-Cerclagen	7
Schrauben	15
Platte	16
Markdrahtung	2

Tabelle 3. Bewertungsschema zur Beurteilung des Gesamtergebnisses nach operativ versorgter kindlicher Unterschenkelschaftfraktur

Schmerzen		Röntgenbefund	
Keine	2	Keine Arthrose	2
Gelegentlich	1	Geringe Arthrose	1
Häufig	0	Schwere Arthrose	0
Beinlänge		Achsenfehler	
± 5 mm	2	<5°	2
± 5–15 mm	1	5°–10°	1
±15–30 mm	0	>10°	0
Gelenkbeweglichkeit		Bewertung	Punkteanzahl
Frei	2	Sehr gut	9–10
−10°	1	Gut	7– 8
−20°	0	Befriedigend	4– 6
		Schlecht	<4

Ergebnisse

Unter den 40 nachuntersuchten Patienten waren 11 weiblich und 29 männlich mit einem Durchschnittsalter von 11,3 Jahren. 23 Patienten (18 männlich, 5 weiblich) hatten gleiche Beinlänge und waren beschwerdefrei. Sie wurden als sehr gut bewertet. 10 Patienten (6 männlich, 4 weiblich) hatten eine Beinverlängerung oder -verkürzung von 5-15 mm. Sie klagten über zeitweilig auftretende Schmerzen, meist bei starker Belastung. Diese Ergebnisse wurden als gut bewertet. 6 Patienten (4 männlich, 2 weiblich) wiesen eine Beinverlängerung oder -verkürzung von 16-30 mm auf. Sie klagten über häufig auftretende Beschwerden schon bei geringer körperlicher Belastung und wurden als befriedigend eingestuft.

Ein Patient, er war als Kind polytraumatisiert, hatte eine Beinverlängerung von mehr als 30 mm und mußte als schlecht eingestuft werden. Bei ihm kamen alle Bewertungskriterien überdurchschnittlich zur Wirkung und schränken ihn sowohl im Berufs-, als auch im täglichen Leben stark ein.

Komplikationen

Verzögerte Frakturheilung wegen ungenügend stabiler Osteosynthese trat 2mal auf. Ein Fall einer Refraktur erforderte den Verfahrenswechsel und heilte in der Folge problemlos aus. Zum Auftreten eines postoperativen Hämatoms kam es einmal, wobei nach Revision und Hämatomentleerung der weitere Heilungsverlauf ungestört war. Bei einer Zweietagenfraktur war einmal im Bereich der proximalen Frakturlinie der Pes anserinus eingeschlagen und verhinderte die anatomische Reposition. Wegen bestehendem Weichteildefekt erfolgte 2mal die plastische Deckung am Unterschenkel, einmal mit einem Cross-leg-Lappen und einmal durch Spalthaut. Bei einer schweren, offenen Unterschenkelfraktur war die V. saphena magna durchtrennt, die Blutung konnte durch Ligatur gestillt werden. Durch die Operation gelingt es in den meisten Fällen, die Komplikation zu beherrschen und trotz der Schwere der Verletzung ein gutes bis befriedigendes Ausheilungsergebnis zu erzielen.

Um Komplikationen bei der Metallentfernung zu vermeiden, sollte diese frühzeitig erfolgen, da das Osteosynthesematerial schon nach kurzer Zeit von Periost oder Knochenspangen überwachsen wird und die Entfernung dadurch erschwert ist.

Diskussion

Böhler vertrat 1976 in seiner Arbeit über kindliche Frakturen die Meinung, daß die Osteosynthese v. a. bei offenen Frakturen nicht als Kunstfehler zu bewerten, bei schwer offenen Frakturen sogar angezeigt sei. Ebenso hat Tscherne auf die positiven Einflüsse der Frakturstabilisierung beim Schädel-Hirn-Trauma, Polytrauma und beim Mehrfachverletzten hingewiesen [1, 9, 13]. Die Auswertung unseres Kollektivs operativ versorgter kindlicher Unterschenkelschaftfrakturen sowie die Nachuntersuchungsergebnisse von 40 Patienten zeigen, daß oft trotz ungünstiger Ausgangssituation durch konsequente Behandlungsmethoden bei der operativen Versorgung ein gutes bis befriedigendes funktionelles Ergebnis bei knöcherner Konsolidierung erzielt werden kann [10–12]. Wir sehen die absolute Indikation zur Osteosynthese bei offenen Frakturen II. bis III. Grades, irreponibler Fehlstellung, begleitender Gefäß- oder Nervenverletzung, beim Poly- und Schädel-Hirn-Trauma sowie im Rahmen von Kettenverletzungen [3, 5].

Bei der Versorgung kommen alle Arten der Osteosynthese zur Anwendung, ausgenommen intramedulläre Osteosyntheseverfahren.

Wie im eigenen Kollektiv zu sehen ist, kann das Problem des vermehrten Längenwachstums und der beginnenden Achsenfehlstellung operativ versorgter Unterschenkelschaftfrakturen als gering eingestuft werden, wenn die Metallentfernung frühzeitig erfolgt. Der Ansicht, kindliche Frakturen seien nur in Ausnahmefällen operativ zu versorgen, kann entschieden widersprochen werden. Durch geänderte Lebensgewohnheiten und Zunahme der Freizeitaktivität haben Ausmaß und Verletzungsschwere zugenommen, wodurch die operative Versorgung auch bei kindlichen Frakturen indiziert ist [5, 8, 11, 12].

Literatur

1. Böhler J (1976) Behandlung offener Frakturen im Kindesalter. Chir 101:140–145
2. König S, Scharf W, Hertz H (1988) Fehlstellung bei Unterschenkelschaftfraktur bei Kindern und Jugendlichen. Dt. Kongreß für Unfallchirurgie, Berlin
3. Ligier N, Metaizeau JP, Prevot J, Lascombes P (1985) Elastic stable intramedullary pinning of long bone shaft fractures in children. Z Kinderchir 40:209–212
4. Noack W, Zapfe E, Sonntag M (1986) Die Behandlung von progredienten Achsenfehlern bei Kindern durch chirurgische Maßnahmen an der Wachstumsfuge. Z Orthop 124
5. Rehn J (1974) Unfallverletzungen bei Kindern. Springer, Berlin Heidelberg New York
6. Rommens P, Broos P, Gruwez JA (1986) Operative results in 124 open fractures of the tibial shaft. Unfallchirurg 89:127–131
7. Scharf W, Hertz H, Feil W (1983) Spätergebnisse nach konservativer Behandlung kindlicher Unterschenkelfrakturen. Unfallchirurgie 9:329–333
8. Schmittenbecher PP, Dietz HG, Germann CH (1988) Spätergebnisse nach Unterschenkelschaftfrakturen im Kindesalter. Unfallchirurg 92:79–84
9. Tscherne H (1977) Offene kindliche Frakturen. Zentralbl Kinderchir 22:1
10. Weber G (1975) Das Besondere bei der Behandlung der Frakturen im Kindesalter. Unfallheilkunde 78:193
11. Weber G, Brunner C, Freuler F (1978) Die Frakturenbehandlung bei Kindern und Jugendlichen. Springer, Berlin Heidelberg New York
12. Weise K (1985) Besondere Aspekte bei der Versorgung offener Frakturen im Kindesalter. Zentralbl Orthop 123:505–509
13. Zeiler G (1985) Frakturenbehandlung bei Kindern und Jugendlichen mit dem Verlängerungsapparat (Indikation, Technik, Ergebnisse). Z Orthop 123

Unterschiede der Spontankorrektur von Achsendeformitäten nach kindlichen Ober- und Unterschenkelschaftfrakturen

K. Neumann[1], B. Friedrichs[1], G. Muhr[1] und H. Breitfuß[2]

Kombinierte periostale und epiphysäre Mechanismen ermöglichen altersabhängig die Spontankorrektur nach posttraumatischen Achsendeformitäten am Ober- und Unterschenkelschaft [1–3].

Im „Bergmannsheil" Bochum wurden 103 Kinder mit meßbaren posttraumatischen Achsendeformitäten nach Ober- und Unterschenkelschaftbrüchen retrospektiv radiologisch kontrolliert.

Methode

Der Achsenknick wurde anhand der Standardröntgenaufnahmen (a.-p. und seitlich) gemessen. Zur exakten Befundobjektivierung erfolgte beim kombinierten Achsenfehler (Achsenknick in beiden Röntgenebenen) eine Berechnung der tatsächlichen Verkrümmung. Das tatsächliche Ausmaß des Achsenknickes ist in Wirklichkeit projektionsbedingt immer größer als der auf dem a.-p. und seitlichen Röntgenbild meßbare Wert. Mit Hilfe trigonometrischer Funktionen und des pythagoreischen Lehrsatzes wurde die tatsächliche Verkrümmung berechnet. Danach erfolgte eine Darstellung der Korrekturtendenz durch einen Summenvektor im rechtwinkeligen Koordinatensystem.

Resultate

Bei 52 Kindern, die zum Unfallzeitpunkt 2 – 14 Jahre alt waren, konnte nach Konsolidierung am Oberschenkelschaft eine Achsendeformität ermittelt werden. Die retrospektive Achsenanalyse ergab bei einem Durchschnittsalter von 17 Jahren zur Nachuntersuchung eine lineare Korrekturtendenz zur physiologischen Achse in allen Ebenen. Die größte verbliebene Achsendeformität betrug nach Oberschenkelschaftfrakturen 4°. Eine funktionelle Beeinträchtigung oder Beschwerden wurden bei keinem dieser Patienten festgestellt.

---

[1] Chirurgische Universitätsklinik der BG-Krankenanstalten „Bergmannsheil" Bochum, Gilsinger Str. 14, D-4630 Bochum 1
[2] Unfallchirurgie am Landeskrankenhaus, A-5020 Salzburg

Rahmanzadeh/Breyer (Hrsg.) Verletzungen der unteren Extremitäten
bei Kindern und Jugendlichen. 8. Steglitzer Unfalltagung
© Springer-Verlag Berlin Heidelberg 1990

Bei Unterschenkelschaftfrakturen betrug das Durchschnittsalter beim Unfall 9 Jahre. Diese Kinder waren zum Unfallzeitpunkt zwischen 4 und 14 Jahre alt. Nach Konsolidierung konnte bei allen eine Achsendeformität gemessen werden. Bei einem Durchschnittsalter von 17 Jahren bei der Nachuntersuchung wurde bei den zum Unfallzeitpunkt 4–10jährigen Kindern eine lineare Korrekturtendenz zum Punkt 0 des Koordinatensystems (physiologische Achse) für Achsendeformitäten in der Frontalebene ermittelt. Geringer war die Korrekturtendenz für Fehlstellungen in der Sagittalebene (Ante-/Rekurvation).

Deutlicher waren die Unterschiede in der Spontankorrektur bei Kindern nach Unterschenkelschaftbrüchen mit einem Alter von 10–14 Jahren zum Unfallzeitpunkt. Hier ergab sich eine lineare Korrekturtendenz für Achsendeformitäten in der Frontalebene. In der Sagittalebene (Ante-/Rekurvation) wurde eine deutlich geringere Korrekturtendenz zum Punkt 0 (physiologische Achse) berechnet. Die größte verbliebene Achsendeformität nach Unterschenkelschaftfrakturen betrug 7°. Eine funktionelle Beeinträchtigung wurde bei keinem dieser Kinder beobachtet.

Zusammenfassung

Spontane Korrekturen nach posttraumatischen Achsendeformitäten erfolgen bei Kindern unter 10 Jahren zuverlässig [3]. Am Oberschenkelschaft erfolgt eine lineare spontane [2, 4]. Korrektur zur physiologischen Achse in allen Ebenen.

Posttraumatische Achsendeformitäten werden am Unterschenkelschaft in der Frontalebene (Varus/Valgus) besser korrigiert als in der Sagittalebene (Ante/Rekurvation). Mögliche Ursachen für diesen differenten Korrekturmechanismus am Unterschenkel ist eine Zuggurtungswirkung durch die Muskeltopographie (dorsolaterale Zuggurtungsseite) und der funktionelle Reiz durch Hauptbelastung in der Frontalebene trotz sagittaler Bewegungsebene.

Literatur

1. Bennek J, Steiner V (1966) Knochenwachstum nach deform verheilten Unterschenkelschaftfrakturen bei Kindern. Zentralbl 91:633–639
2. Breitfuß H, Schneider H, Röschel O (1986) Die Berechnung des wahren Winkels bei Fehlstellungen des Skelettsystems mit elektronischer Datenverarbeitung. Unfallchirurgie 12/6:305–311
3. Laer L von (1986) Frakturen und Luxationen im Wachstumsalter. Thieme, Stuttgart
4. Pogglitsch H (1977) Abteilung des wahren Winkels aus Röntgenbildern des Skelettsystems. Unfallchirurgie 3:155–157

Zur Indikation und Technik der korrigierenden Osteotomie langer Röhrenknochen nach posttraumatischer Fehlstellung am wachsenden Skelett

P. J. Meeder[1], S. Weller[1] und H. Hermichen[1]

Einleitung

Die Indikation zur operativen Korrektur von Fehlstellungen langer Röhrenknochen im Kindes- und Jugendalter wird seltener gestellt. Die Fähigkeit der Kinder, vorhandene Defizite zu kompensieren, ist groß; die Neigung der Eltern und Ärzte, evtl. noch einmal einen operativen Eingriff zu wagen, i. allg. gering. Außerdem gibt es für alle Beteiligten immer noch die Hoffnung, daß sich die Fehlstellung spontan korrigieren könnte.

Indikation – Technik und Ergebnisse korrigierender Osteotomien von Femur und Tibia im Wachstumsalter

Dennoch sind von 1979–1987 in der Berufsgenossenschaftlichen Unfallklinik in Tübingen bei 15 Kindern und Jugendlichen (13 Knaben und 2 Mädchen) im Alter von 10–16 Jahren korrigierende Osteotomien an den unteren Extremitäten durchgeführt worden. Die Verletzung lag 2–108 Monate zurück, im Mittel 28 Monate. Eine konservative Frakturenbehandlung war 11mal, eine operative 4mal erfolgt. Es dominierten gelenknahe Fehlstellungen, nur 2mal war die Achsabweichung in Oberschenkel- bzw. Unterschenkelmitte gelegen. Bei 9 der 15 Patienten waren die Fehlstellungen kniegelenknah lokalisiert: 4mal am distalen Femur und 5mal an der proximalen Tibia, gefolgt von sprunggelenknahen Achsabweichungen (2mal); je 1mal waren koxaler Femur, das obere Sprunggelenk, Femur bzw. Tibiaschaft betroffen. 11mal lagen Achsabweichungen in einer Ebene des Raumes vor, 3mal in 2 Ebenen und nur einmal in allen 3 Ebenen. Am häufigsten waren Varuspositionen (9mal) gefolgt von Valgusfehlstellungen (4mal), Rekurvations- und Antekurvationsfehlstellungen 3mal bzw. 2mal. Je einmal waren festzustellen; 1 Außen- bzw. 1 Innendrehfehler.

---

[1] Berufsgenossenschaftliche Unfallklinik Tübingen, Schnarrenbergstr. 95, D-7400 Tübingen

Exemplarische Verläufe einschließlich postoperativer Komplikationen

Die Korrektur einer Varusfehlstellung am koxalen Femur nach konservativer Behandlung konnte bei einem 15jährigen Knaben dauerhaft und funktionell höchst befriedigend durch eine subtraktive, intertrochantäre, valgisierende Korrekturosteotomie mit lateraler Keilbasis und Aufrichten des Schenkelhalses um 30° verwirklicht werden (Abb. 1 u. 2).

Langzeitprobleme bereitete ein zum Zeitpunkt des Unfalles 9 Jahre alter Junge mit einer Aitken-III-Verletzung des distalen Femurs nach konservativer Therapie und subtraktiver, suprakondylärer Varisationsosteotomie im 11. Lebensjahr wegen einer Valgusfehlstellung von 20°. 4 Jahre nach Korrekturosteotomie kam es wiederum zu einer korrekturbedürftigen Valgusfehlstellung von 10°, die erneut durch eine subtraktive, varisierende, suprakondyläre Osteotomie korrigiert werden konnte. Bei korrekter Beinachse, aber Beinverkürzung um 1 cm, mußte dann im Mai 1988 wegen einer chronischen anteromedialen Instabilität eine vordere Kreuzbandersatzplastik vorgenommen werden.

Nach konservativer Therapie einer proximalen Unterschenkelfraktur mit nachfolgender exzessiver Valgusfehlstellung und Überstreckbarkeit im Kniegelenk mußte 22 Monate nach Unfallereignis eine subtraktive, um 20° varisierende und streckende Osteotomie mit Aufrichtung des Schienbeinkopfes bei einem 13jährigen Knaben vorgenommen werden. Eine nach knöcherner Heilung erneut sich einstellende Valgusfehlstellung des Schienbeines von 10° hat den Patienten wegen Beschwerdefreiheit bis jetzt noch nicht zu einer erneuten Korrekturosteotomie veranlaßt.

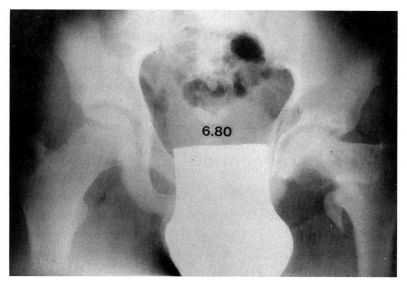

Abb. 1. Varusfehlstellung des koxalen Femurs nach konservativer Behandlung einer pertrochantären Femurfraktur

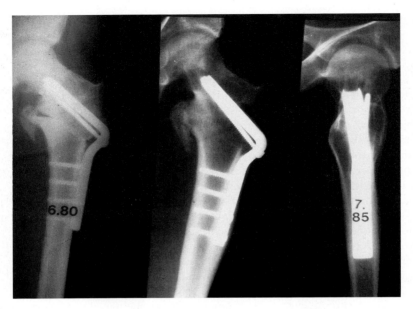

Abb. 2. Korrektur der Fehlstellung durch subtraktive, intertrochantäre, valgisierende Osteotomie mit lateraler Keilbasis und Aufrichten des Schenkelhalses um 30°

Eine supramalleoläre Korrekturosteotomie von medial, additiv, unter Verwendung autologer Spontiosa wurde bei einem 16jährigen Jungen wegen einer 20° betragenden Varusfehlstellung am oberen Sprunggelenk erforderlich – 2 Jahre nach Schraubenosteosynthese einer Sprunggelenkfraktur mit Beteiligung der Epiphysenfuge. 8 Monate postoperativ ist der Patient subjektiv beschwerdefrei. Bei freier Funktion des oberen und unteren Sprunggelenkes und korrekter Beinachseneinstellung wurde von ihm eine weitere abschließende Röntgenkontrolle im Hinblick auf sein Behandlungsergebnis abgelehnt.

Schlußfolgerung

Korrigierende Osteotomien bei Kindern und Jugendlichen bedürfen der sorgfältigen Planung. Sie sind stets individuell zu entscheiden. Korrekturempfehlungen, die von den Autoren als verbindlich angesehen werden möchten, sollten sich auf sehr sorgfältig kontrollierte Langzeitergebnisse mit größeren Fallzahlen stützen. Wir können nur die Erfahrung bestätigen, daß je jünger die Patienten sind, desto eher wird man auch nach erfolgreicher Korrektur durch das natürliche Wachstum ein Wiederauftreten einer korrekturbedürftigen Fehlstellung zu befürchten haben. Dies ist mit den Eltern der Kinder ganz klar zu besprechen, um sie von der Notwendigkeit konsequenter Kontrollen zu überzeugen und nicht zuletzt auch um von „malpractise" Klagen verschont zu bleiben. Je näher die Patienten

Zur Indikation und Technik der korrigierenden Osteotomie langer Röhrenknochen 85

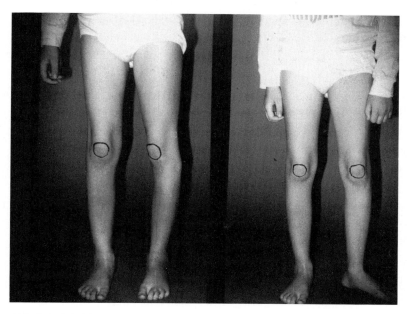

Abb. 3. Erhebliche, ca. 40° betragende Außendrehfehlstellung am Unterschenkel links nach konservativer Behandlung eines Unterschenkelbruches links

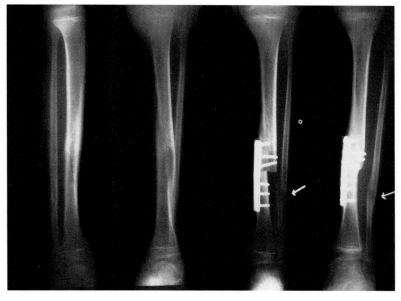

Abb. 4. Korrektur der Außenrotationsfehlstellung durch Osteotomie und Rotation der Tibia mit stabiler Plattenosteosynthese bei intraoperativer Refraktur der Fibula mit nachfolgender knöcherner Heilung von Tibia und Fibula

dem Wachstumsabschluß sind, desto eher sollten additive Korrekturen erfolgen, da subtraktive Korrekturen i. allg. eine Beinverkürzung nach sich ziehen.

Bei Korrektur von Rotationsfehlstellungen am Unterschenkel von mehr als 20° sollte die Fibula osteotomiert werden, da sie sonst die erforderliche Korrektur verhindern kann. Man darf sich nicht darauf verlassen, daß sie nach Osteotomie und Rotation der Tibia nachgibt und refrakturiert, wie im Beispiel eines 10jährigen Knaben (Abb. 3 und 4) mit einem Außenrotationsfehler von 50° nach konservativer Therapie einer Unterschenkelfraktur.

Korrekturosteotomien posttraumatischer Fehlstellungen der unteren Extremität beim Kind

G. Schmidt[1], R. Letsch[1], L. C. Olivier[1] und K. P. Schmit-Neuerburg[1]

Einleitung

Die Korrekturosteotomie stellt als Wahleingriff beim Kind eine besonders verantwortliche chirurgische Aufgabe dar und hat einen hohen therapeutischen Stellenwert. Dies gilt insbesondere für die untere Extremität, da hier neben funktionellen und kosmetischen Beeinträchtigungen auch statische Störungen mit Auswirkung auf das Becken und die Wirbelsäule vermieden werden können (Tabelle 1).

Patientengut

Am Universitätsklinikum Essen wurden insgesamt 40 Korrekturosteotomien nach fehlverheilten kindlichen Frakturen durchgeführt. 24 davon betrafen die untere Extremität: 12 den Oberschenkel, 9 den Unterschenkel und 3 den Fuß (Tabelle 2).

Beispiel 1: 11,5 Jahre altes Mädchen, bei dem nach konservativer Therapie einer 2° offenen Unterschenkelfraktur eine Verkürzung von 3,5 cm, ein Innendrehfehler von 20° und eine Varusfehlstellung von 10°, d.h. Fehler oberhalb der Toleranzgrenzen in allen 3 Ebenen, bestand.

Tabelle 1. Operationsindikationen zur Korrekturosteotomie bei posttraumatischen Fehlstellungen am kindlichen Skelett

1. Überschreiten der Toleranzgrenzen/Spontankorrekturmöglichkeit der Altersgruppe
2. Früh- und Spätkorrektur/Begleitverletzungen
3. Kosmetisch-psychologische Aspekte
4. Begleitsymptome und Behinderungen/Neurolyse und Arthrolyse
5. Folgezustände der Fehlstellung, z. B. Kniegelenkbeschwerden bei Crus valgum
6. Funktionelle Behinderungen/Unterarm, Hand, Fuß

---

[1] Universitätsklinikum Essen, Medizinische Einrichtungen der Universität, Abteilung für Unfallchirurgie, Hufelandstr. 55, D-4300 Essen 1

Tabelle 2. Fehlstellungen

Unterschenkel	
Valgus	6
Varus	1
Rekurvation	1
Verkürzung	1
Oberschenkel	
Varus	8
Innenrotation	2
Verkürzung	2
Fuß	
Mittelfußknochen	2
Großzehengrundglied	1

Nach Korrektur des Rotations- und Längsachsenfehlers wurde die Längendifferenz mit Hilfe eines Wagner-Distraktors ausgeglichen, nach 4 Monaten der resultierende Defekt mit autologer Spongiosa aufgefüllt und die Stabilisierung mittels Brückenplatte durchgeführt. Nach 7 Monaten war die Osteotomie durchbaut und achsengerecht verheilt. Bei der Nachuntersuchung nach 6 Jahren bestand klinisch und röntgenologisch keine wesentliche Seitendifferenz, Beschwerdefreiheit und freie Funktion (Abb. 1).

Während am Unterschenkel die Valgusfehler nach hoher metaphysärer Fraktur überwiegen, finden sich am Oberschenkel hauptsächlich Varusfehlstellungen.

Beispiel 2: 12jähriger Junge mit in Varusfehlstellung verheilter Oberschenkelschaftfraktur nach auswärts durchgeführter Bündelnagelung. Die Korrektur erfolgte durch Resektionsosteotomie mit Plattenosteosynthese und Spongiosaplastik. Bei der Nachuntersuchung nach 6 Jahren bestand klinisch und röntgenologisch eine achsengerechte Stellung, allerdings eine Verlängerung der operierten Seite um 1 cm trotz der Resektionsosteotomie (Abb. 2).

Bei der Indikationsstellung zur Korrekturosteotomie gilt generell, daß Antekurvation und Valgusfehler weniger zum spontanen Ausgleich neigen als Varus und Retrokurvation. Drehfehler können am Oberschenkel im Rahmen des Detorsionsschubes des Schenkelhalses einen gewissen Ausgleich erfahren, wobei mit zunehmendem Alter die Möglichkeiten zur Spontankorrektur abnehmen, so daß die Toleranzgrenzen geringer werden. Oberhalb der in den Tabellen 3 u. 4 angegebenen Werte ist an der unteren Extremität in der Regel eine Korrekturosteotomie indiziert, um neben den ungünstigen Auswirkungen auf die unphysiologisch belasteten Gelenke Fehlbelastungen der Wirbelsäule und des Beckens zu vermeiden (Tabelle 3 u. 4).

Da meistens Fehlstellungen in 2 oder 3 Ebenen bestehen, ist eine exakte präoperative Planung zu fordern. Diese beinhaltet neben der konventionellen Röntgendiagnostik am Oberschenkel zusätzlich ein Computertomogramm zur Bestimmung des Drehfehlers. Anhand der Röntgenbilder ist die zeichnerische Planung der Osteotomie, insbesondere bei keilförmigen Resektionsosteotomien, anzufertigen. Die Lage der Korrektur wird bei der Frühkorrektur in Höhe des fehlverheilten Bruches, bei der Spätkorrektur in Höhe des Scheitelpunktes der Fehlstellung geplant und gelegt (Tabelle 5).

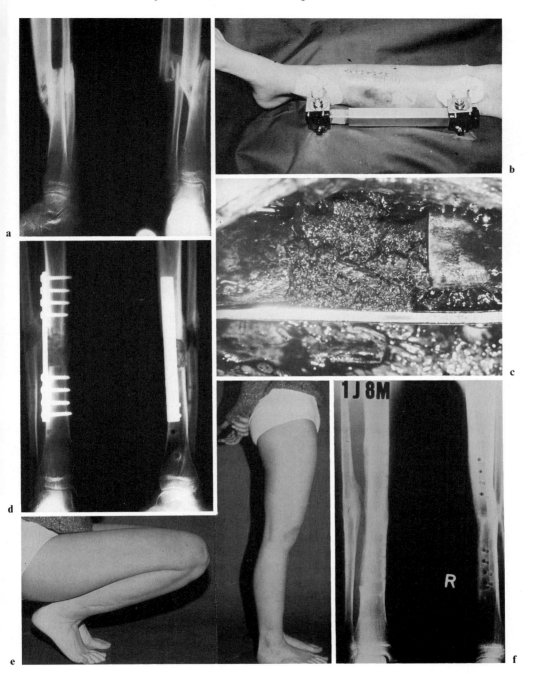

Abb. 1. a Aufnahmebefund nach 3monatiger konservativer Behandlung, **b** nach Osteotomie: Verlängerung mit dem Wagner-Distraktor, **c** nach Abschluß der Korrektur: Auffüllen des Defektes mit Spongiosa, **d** beginnender knöcherner Durchbau 2 Monate postoperativ, **e** klinisches Ergebnis, **f** röntgenologisches Ergebnis 20 Monate nach Korrekturoperation

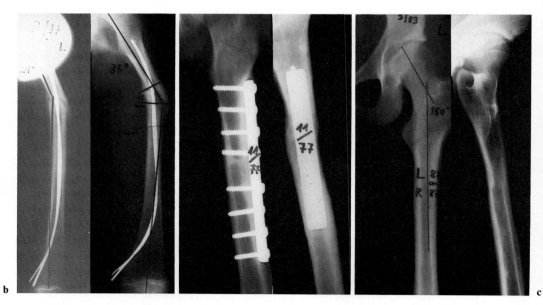

Abb. 2. a Aufnahmebefund nach auswärtiger Bündelnagelung, **b** knöcherner Durchbau 6 Monate nach Korrekturosteotomie, **c** Spätergebnis nach 6 Jahren mit geringer Längenzunahme der korrigierten Seite

Tabelle 3. Toleranzgrenzen Femur

Fehlstellung	1–5 Jahre	5–10 Jahre	10–15 Jahre
Varus Valgus	20°	15°	10°
Ante-/ Retrokurvation	20°	15°	10°
Außen-/ Innenrotation	15° 10°	10°	10°
Längendifferenz	15 mm	10 mm	5 mm

Tabelle 4. Toleranzgrenzen Tibia

Fehlstellung	1–5 Jahre	5–10 Jahre	10–15 Jahre
Varus Valgus	20° 10°	10°	5°
Ante-/ Retrokurvation	10°	10°	5°
Torsion	10°	10°	10°
Längendifferenz	15 mm	10 mm	5 mm

Tabelle 5. Präoperative Planung

Röntgenologisch-technische Untersuchungen
1. Standardaufnahmen in 2 Ebenen einschließlich Gegenseite
2. Achsenaufnahmen mit korrigierendem Maßstab einschließlich der angrenzenden Gelenke
3. Rotationsfehlerbestimmung im CT
4. Zeichnerische Planung der Osteotomie, evtl. Keilentnahme/CAD

Tabelle 6. Technisch-operative Hinweise bei kindlichen Korrekturosteotomien der unteren Extremität

1. Intraoperativ Gegenseite zum Vergleich steril und mobil abdecken
2. Räumliche Peilung über temporäre K-Drähte parallel zur Tibiagelenkfläche
3. Kalkuliert subtraktive Keilosteotomie des Femurs (10 mm bei jüngeren Kindern)
4. Lokalisation der Osteotomiehöhe
   a) Frühkorrektur: im Frakturbereich
   b) Spätkorrektur: im Scheitelpunkt der Fehlstellung bei nach distal gewandertem Frakturbereich
5. Stabile Osteosynthese + Zugschraube
6. Bei weit offenen Wachstumsfugen und suprakondylärer Osteotomie K-Drähte
7. *Femur* laterale Plattenlage
   Tibia mediale Plattenlage
8. Keine intramedullären Implantate/Wachstumsreiz

Für die Durchführung der Korrekturosteotomie gilt, daß neben einer exakten intraoperativen Röntgenkontrolle und -dokumentation auch jederzeit eine intraoperative klinische Kontrolle mit den angrenzenden Gelenken und der Gegenseite möglich sein muß. Die Technik der Plattenosteosynthese selbst wird durch die vorwiegend periostale Blutversorgung des kindlichen Knochens bestimmt. Schonung des Periostes und epiperiostale Plattenlage sind essentiell. Durch temporär eingebrachte Kirschner-Drähte werden Resektionshöhe und Resektionsebenen markiert und mittels Winkellehren exakt bestimmt. Am Oberschenkel sollte stets eine Verkürzung von 1 cm wegen des zu erwartenden überschießenden Längenwachstums erfolgen (Tabelle 6).

Durch exakte Indikation, genaue präoperative Planung und stabile epiperiostale Plattenosteosynthese werden neben den allgemein möglichen Komplikationen bleibende Achsenfehler und damit Reoperationen vermieden, die – durch trophische Störungen bedingt – mit einer zunehmenden Pseudarthroserate belastet sind.

Ergebnisse und Zusammenfassung

Trotz unserer relativ kleinen Patientenzahl mit Korrekturosteotomien der unteren Extremitäten können wir bei einer durchschnittlichen Nachuntersuchungszeit von immerhin knapp 8 Jahren nach Trauma sagen, daß wir mit diesen Ein-

Tabelle 7. Ergebnisse

Sehr gut	19	(Korrekte Achsenstellung, keine Längendifferenz, freie Funktion)
Gut	3	(Korrekte Achsenstellung, geringe Längendifferenz, freie Funktion)
Schlecht	2	(Erneute Fehlstellung)

griffen gute Erfahrungen gemacht haben. Die subjektiven und objektiven Ergebnisse sind zu 90% gut bis sehr gut (Tabelle 7). Unproblematisch beurteilt werden die trotz Resektion aufgetretenen Längenunterschiede von durchschnittlich 1 cm, da diese leicht durch Schuherhöhung ausgeglichen werden können. Bei 2 Kindern trat nach fehlverheilter proximaler Unterschenkelfraktur eine erneute korrekturbedürftige Valgusfehlstellung auf. Bei einem weiteren Patienten kam es nach der Korrekturosteotomie durch einen erneuten Unfall mit adäquatem Trauma zu einer Refraktur. Früharthrosen haben wir nach Korrekturen an den unteren Extremitäten nicht beobachtet.

Die Ergebnisse bestärken uns in dem Konzept der Frühkorrektur gravierender Achsenfehler bei noch nicht völlig ausgeheilter Fraktur. Die Spätkorrektur wird in die Zeit um das 10. Lebensjahr vor den Beginn des 2. Wachstumsschubes gelegt, sofern es sich nicht um einen alleinigen Beinlängenausgleich handelt.

Literatur

1. Johnson EE (1987) Multiplane correctional osteotomy of the tibia for diaphyseal malunion. Clin Orthop Relat Res 215:223–232
2. Kroedel A (1988) Korrektur posttraumatischer Fehlstellungen am Femur. Unfallchirurg 88:432–436
3. Schmit-Neuerburg KP, Hanke J, Hölter HW (1985) Indications and techniques of diaphyseal corrective osteotomies after trauma. In: Hierholzer G, Müller KH (eds) Corrective osteotomies of the lower extremity. Springer, Berlin Heidelberg New York Tokyo
4. Wissing H, Spira G (1986) Die Bestimmung von Rotationsfehlern am Femur durch computertomographische Bestimmung des Antetorsionswinkels des Schenkelhalses. Unfallchirurgie 12:1–11

Teil B
Epiphysenverletzungen und epiphysennahe Frakturen

Die Pathophysiologie der Epiphysen nach Verletzungen

E. Beck[1]

Zahlreiche Autoren haben sich mit den verschiedenen Formen der Epiphysenverletzungen beschäftigt und aufgrund von Einteilungen versucht, auch eine Prognose zu erstellen. Die wohl bekannteste Einteilung ist die von Aitken [1] sowie von Salter und Harris [4].

Während Aitken [1] in der Gruppe I Epiphysenlösungen mit und ohne metaphysären Keil zusammenfaßt, haben Salter u. Harris [4] die Gruppe der reinen Epiphysenlösungen von denen mit Abbruch eines metaphysären Keiles abgeteilt. Dies kann u. U. tatsächlich prognostische Bedeutung haben.

In der Gruppe II nach Aitken (Salter und Harris III) sind jene Frakturen der Epiphysen zusammengefaßt, die sich als Lösung in der Epiphysenfuge fortsetzen. Hier wurde eine etwas bessere Prognose als bei den Aitken-III-Verletzungen, die die Epiphysenfuge kreuzen, gefunden. Dies ist darauf zurückzuführen, daß Aitken-II-Verletzungen häufig knapp vor Abschluß des Längenwachstums entstehen, wenn also schon ein Teil der Wachstumsfuge verknöchert ist und daher die Prognose in bezug auf Wachstumsstörung eine deutlich bessere ist. Trotzdem kann es aber zu Wachstumsstörungen kommen. Bei der Aitken-III-Verletzung (Salter und Harris IV) kreuzt die Fraktur die Epiphysenfuge und setzt sich in der Metaphyse fort. Auch hier besteht die Gefahr der Wachstumsstörung.

Die von Aitken [1] als Gruppe IV, und von Salter u. Harris [4] als Gruppe V bezeichnete „Crush-Verletzung", dürfte eher durch eine Störung der epiphysären Durchblutung mit nachfolgender Nekrose und Brückenbildung zwischen Epi- und Metaphyse zurückzuführen sein als auf eine Quetschung der Epiphysenfuge.

Müller u. Ganz [3] haben noch eine weitere Gruppe zugefügt. Es handelt sich um knöcherne Bandausrisse, die, wenn mit Verschiebung geheilt, zu einem Epiphysiodeseneffekt ähnlich der Phemister-Operation führen.

Morscher [2] hat eine Einteilung getroffen, indem er nur Epiphysenlösungen mit guter Prognose und Epiphysenfrakturen mit fraglicher Prognose unterscheidet. Dieser Einteilung kann man mehr oder weniger auch folgen.

---

[1] Universitätsklinik für Unfallchirurgie, Anichstr. 35, A-6020 Innsbruck

Epiphysenlösung

Epiphysenlösungen haben i. allg. eine gute Prognose. Trotzdem kann es auch hier zu einem Fehlwachstum kommen. Dafür sind zwei Gründe verantwortlich:

1. Einseitige Stimulation der Epiphysenfuge infolge von Hyperämie, die durch die Fraktur des metaphysären Keiles entsteht. Solches Fehlwachstum wird v. a. am distalen Oberschenkelende beobachtet.

2. Weichteilinterposition. Am häufigsten kommt es zu einer Interposition des von der Metaphyse abgerissenen und am Perichondrium festhaftenden Periosts nach Reposition der Epiphysenlösung in die Lösungsspalte. Weber et al. [5] meinten, daß bei Mädchen über 13 und Knaben über 14 Jahren die infolge Interposition entstandene Fehlstellung nicht mehr ausgeglichen werden kann. Eigene klinische Untersuchungen haben jedoch gezeigt, daß die durch die Interposition entstandene kortikale Teilpseudarthrose von der Fuge wegwächst und schließlich ausheilt, ohne daß eine Fehlstellung bleibt. Dies konnte auch im Experiment an 6 Wochen alten Kaninchen gezeigt werden.

Offensichtlich scheint es, daß eine Epiphysenlösung durch Biegungs- und Scherwirkungskräfte nur in jenem biologischen Alter entsteht, in dem die durch das noch vorhandene Längenwachstum gelockerte Fuge noch leicht gelöst werden kann.

Die Interposition von Sehnen führt immer zu einer starken Fehlstellung und muß deswegen behoben werden.

Epiphysiodese

Eine weitere Folge von Epiphysenverletzungen ist der totale oder partielle Verschluß der Fuge, so daß eine Brückenbildung zwischen Epi- und Metaphyse entsteht.

Totaler Verschluß

Ein totaler Verschluß der Epiphysenfuge wird i. allg. nur bei einer Gefäßstörung gefunden, die die Epiphyse betrifft, während ein Gefäßverschluß der Metaphyse sowohl des metaphysären Gefäßes als auch der A. nutricia nur vorübergehend zu einer Wachstumsstörung führt; dann wird das Wachstum wiederum normal fortgesetzt. Die Gefäßstörung der Epiphyse führt vorwiegend im zentralen Anteil der Fuge zu einer Nekrose und damit auch zu einer zentralen Epiphysiodese, von Morscher [2] als Zapfenepiphyse beschrieben. Auch bei der Epiphysenlösung, die ja im metaphysären Anteil der Fuge stattfindet, kommt es durch die Gefäßzerrung vorübergehend zu keiner Ossifikation der weiter wachsenden Epiphysenfuge, so daß die Fuge vorübergehend verbreitert ist.

Bei einem kompletten Verschluß der Epiphysenfuge ist die Konsequenz ein kompletter Stillstand des Längenwachstums im Bereich dieser Fuge, der sich besonders dort bemerkbar macht, wo die Fuge stark am Längenwachstum eines Knochens beteiligt ist.

Partieller Verschluß

Viel größere Bedeutung als der seltener vorkommende totale hat der partielle Verschluß der Fuge. Wenn eine Fraktur die Epiphysenfuge kreuzt, kommt es zu einer kallösen Ausheilung dieser Spalte und damit zu einer Verbindung zwischen Epi- und Metaphyse. Ob diese Brücke durch den Wachstumsdruck wiederum gesprengt werden kann, ist wesentlich von ihrer Breite abhängig. In unseren Nachkontrollen ist es bei Spalten, die kleiner als 2 mm waren, nie zu einer Wachstumsstörung gekommen, auch dann nicht, wenn die Epiphysenfraktur nicht operativ versorgt wurde. Die Operation hat ja den Sinn, diese Spalte möglichst zu verkleinern, um eine Wachstumsstörung zu verhindern. Solche Brücken entstehen auch durch eingebrachtes Osteosynthesematerial. Dünnes Osteosynthesematerial, das durch die eigene Reibung hält und auch rutschen kann, wie etwa Bohrdrähte, dürfen die Fuge kreuzen, ohne daß es zu einer Wachstumsstörung kommt. Bei einer Kreuzung der Fuge mit einer Schraube kann u. U. ein Epiphysiodeseneffekt entstehen und daher eine Wachstumsstörung. Man muß auch daran denken, daß nach der Entfernung des Osteosynthesematerials ein Loch in der Fuge verbleibt, das mit Kallus ausgefüllt wird und auch dadurch zu einer Blockierung der Fuge führen kann.

Durch die partielle Epiphysiodese kommt es zu einer Verkürzung und zu einer Fehlstellung. Auf der Seite der Banding-Brücke findet kein Wachstum mehr statt, während auf der gegenüberliegenden Seite dieses weitergeht.

Durch Kenntnis der Verletzungsformen an der Epiphyse und auch der Besonderheiten der Lokalisation der Epiphysenverletzungen kann eine gewisse Prognose gestellt werden und so rechtzeitig die angepaßte Therapie eingeleitet und nicht erforderliche Operationen vermieden werden. Bei fraglicher Prognose sollten jedoch regelmäßige Kontrollen frühzeitig eine Wachstumsstörung entdecken, um eine rechtzeitige operative Therapie zu veranlassen.

Literatur

1. Aitken AP (1936) The end results of the fractured distal tibiae epiphysis. J Bone Joint Surg 18:685
2. Morscher E (1967) Posttraumatische Zapfenepiphyse. Arch Orthop Unfallchir 61:128
3. Müller ME, Ganz R (1974) Luxationen und Frakturen. In: Rehm J (Hrsg) Unfallverletzungen bei Kindern. Springer, Berlin Heidelberg New York
4. Salter RB, Harris WR (1963) Injuries involving the epiphysial plate. J Bone Joint Surg [Am] 25:587
5. Weber BG, Brunner Ch, Freuler F (1978) Die Frakturenbehandlung bei Kindern und Jugendlichen. Springer, Berlin Heidelberg New York

Epiphysenverletzungen der unteren Extremität

A. Utschakowski[1], E. Fecht[1], E. Birk[1] und V. Sänger[1]

Besondere Probleme in der Diagnosestellung und in der Behandlung der Epiphysenverletzungen haben in der Vergangenheit zu zahlreichen Therapieänderungen geführt. Bereits Hippokrates hat über entzündliche Ablösungen der Epiphysen und nachfolgende Wachstumsstörungen berichtet. Gewaltsame Epiphysenverletzungen hat erstmalig Anfang des 16. Jahrhunderts Mateo Realdo Colombo beschrieben. Nach Salter et al. [7] entfallen 15% aller kindlichen Frakturen an den langen Röhrenknochen auf die Epiphyse.

In der Chirurgischen Klinik am Klinikum Minden wurden von 1977–1987 183 Kinder mit Epiphysenverletzungen behandelt (Abb. 1). Dabei betrafen 94 Verletzungen die obere und 89 Verletzungen die untere Extremität. Die Häufigkeitsverteilung der Epiphysenverletzungen insgesamt zeigt, daß in 37% der Fälle der distale Unterschenkel und in 32% der distale Unterarm betroffen waren. Am proximalen und distalen Oberarm fanden sich Verletzungen in 7 bzw. 5% der Fälle. Selten waren Epiphysenverletzungen der übrigen Extremitätenabschnitte – jeweils unter 5%.

Auf die untere Extremität bezogen, zeigt sich ein starkes Übergewicht der Epiphysenverletzungen am Sprunggelenk mit 76% der Fälle. Darunter fanden sich

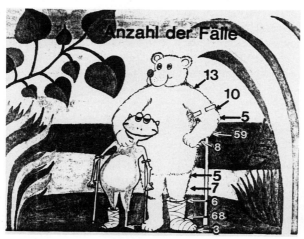

Abb. 1. Verteilung der 183 Epiphysenverletzungen an der oberen und unteren Extremität

[1] Unfallchirurgische Klinik am Klinikum Minden, Friedrichstr. 17, D-4950 Minden

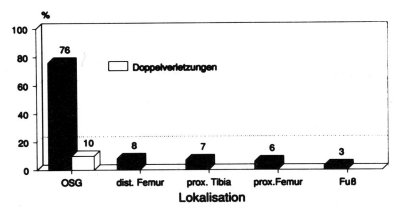

Abb. 2. Häufigkeitsverteilung der Epiphysenverletzungen bezogen auf die untere Extremität

in 10% Doppelverletzungen mit Beteiligung der Tibia und Fibula. Die Frakturen an den anderen Abschnitten nehmen dagegen nur einen geringen Prozentsatz ein (Abb. 2). Bei der Einteilung der Epiphysenverletzungen verwenden wir die Klassifikation nach Aitken. Diese ist gebräuchlich, einfach und für die Therapieentscheidung ausreichend.

Unsere Therapie der Epiphysiolysen und Aitken-I-Frakturen am Ober- und Unterschenkel war fast ausschließlich konservativ (Tabellen 1 u. 2). Konnte das Repositionsergebnis nicht gehalten werden oder sollte eine exakte Reposition kurz vor Fugenschluß erreicht werden, erfolgte die Osteosynthese. Epiphysiolysen am proximalen Femur wurden mit Kirschner-Drähten, Epiphysiolysen und Aitken-I-Frakturen, am distalen Unterschenkel mit Kirschner-Drähten oder Schrauben versorgt. Kirschner-Drähte sollten dabei möglichst senkrecht, Schrauben parallel zur Epiphysenfuge eingebracht werden.

Im Vergleich zur Literatur [1, 4, 9] fällt der große Anteil konservativ versorgter Aitken-II- und -III-Frakturen am distalen Unterschenkel auf. Die üblicherweise generell geforderte, wasserdichte Osteosynthese [11], besonders bei Aitken-III-

Tabelle 1. Verteilung der Therapieverfahren der Epiphysenverletzungen am Oberschenkel

	operativ	konservativ
proximal:		
Epiphysiolysen	2	2
Aitken I	–	–
Aitken II	1	–
Aitken III	–	–
distal:		
Epiphysiolysen	–	–
Aitken I	1	5
Aitken II	–	–
Aitken III	1	–

Tabelle 2. Verteilung der Therapieverfahren der Epiphysenverletzungen am Unterschenkel

	operativ	konservativ
proximal:		
Eminentia-Ausrisse	–	4
Epiphysiolysen	–	–
Aitken I	–	–
Aitken II	–	1
Aitken III	1	–
distal:		
Epiphysiolysen	5	13
Aitken I	3	30
Aitken II	3	8
Aitken III	1	5

Frakturen, begründet sich in der Gefahr des vorzeitigen partiellen Fugenschlusses. In der angloamerikanischen Literatur wird von einigen Autoren die Aitken-II-Fraktur prognostisch wie eine Epiphysiolyse gewertet [7, 8].

In neuerer Zeit wird die Indikation zum operativen Vorgehen jedoch mehr und mehr vom Ausmaß der Frakturdislokation abhängig gemacht [2, 5, 6, 13]. Dies entspricht unseren Erfahrungen. Über 2 mm dislozierte Frakturen wurden prinzipiell osteosynthetisch versorgt. War der Frakturspalt jedoch gerade einsehbar, erzielten wir mit der konservativen Behandlung ein gutes Ausheilungsergebnis.

In der Beurteilung der Spätkomplikationen sind wir auf die in unserer Behandlung verbliebenen Kinder mit Schul-, Wege- oder Kindergartenunfällen angewiesen. In unserem Krankengut waren 26% der Verletzungen berufsgenossenschaftliche Behandlungsfälle. 10% der Kinder mit den am häufigsten auftretenden Fugenverletzungen am oberen Sprunggelenk gaben bei der Nachuntersuchung subjektive Beschwerden in Form von Narbenschmerzen, Wetterfühligkeit und anfänglichen Belastungsschmerzen an, ohne daß sich hierfür ein objektives Korrelat finden ließ.

Von den 5 Patienten mit Verletzungen an der proximalen Femurepiphyse konnten lediglich 2 nachuntersucht werden. In einem Fall handelte es sich um eine mit Kirchner-Drähten versorgte Epiphysiolyse. Diese Behandlung führte zu einem klinisch und röntgenologisch guten Ausheilungsergebnis.

Die operativ versorgte Aitken-II-Fraktur des proximalen Femur konnte 1, 2 und 5 Jahre postoperativ untersucht werden, da es sich um ein berufsgenossenschaftliches Heilverfahren handelte. Die Folgen bestehen in einer Beinverlängerung rechts von 2 cm, einer posttraumatischen Femurkopfnekrose mit Sekundärarthrose im rechten Hüftgelenk und einer deutlichen Bewegungseinschränkung in allen Ebenen. Trotz korrekter Primärtherapie konnte die posttraumatische Wachstumsstörung nicht vermieden werden. Aufgrund der besonderen Gefäßversorgung wird auch in der Literatur eine Komplikationsrate von kindlichen Schenkelhalsfrakturen bis zu 60% angegeben [10, 12].

Unabhängig von den rein chirurgischen Problemen der Diagnostik und Therapie möchten wir auf die Nachsorgeproblematik aus der Sicht eines Versorgungskrankenhauses aufmerksam machen:

1. Eltern verletzter Kinder sind von der Notwendigkeit regelmäßiger Nachuntersuchungen während des Wachstumsalters leicht zu überzeugen.
2. Eine lückenlose Nachsorge scheitert aber versicherungsrechtlich an dem Problem der ambulanten Behandlung, die – außer bei berufsgenossenschaftlicher Heilbehandlung – den niedergelassenen Kollegen vorbehalten ist.
3. Im Rahmen der Kostendämpfung und anscheinend auch aufgrund eines gewissen Konkurrenzdenkens zwischen niedergelassenen Kollegen und Klinik ist das Zuweisungsverhalten sehr reserviert.

Eine dem Frakturtyp und dem Alter des Kindes angemessene Nachsorge im Versorgungskrankenhaus ist so oft nicht möglich. Daß sie wünschenswert wäre, zeigt das folgende Beispiel:

Ein 8jähriges Mädchen hatte einen Verkehrsunfall erlitten, bei dem das Bein von einem Pkw überrollt wurde. 8 Monate nach der als offene Unterschenkelfraktur behandelten Verletzung wurde eine Kontrolluntersuchung durchgeführt. Damals war das Ausmaß der Verletzungsfolgen noch nicht zu erkennen.

Heute, 5 Jahre später, wurde das Mädchen vom Hausarzt wegen erheblicher Fehlstellung und zunehmenden Beschwerden zur Mitbehandlung vorgestellt. Röntgenologisch war eine vollständige Epiphysiodese der Fibula zu erkennen. Handelte es sich vielleicht um eine übersehene Epiphysenverletzung oder um die Folgen der metaphysären Unterschenkelfraktur?

Dieses Beispiel unterstreicht die Wichtigkeit der Nachsorge bei Verletzungen im Wachstumsalter.

Literatur

1. Beck E (1978) Osteosynthese im Kindesalter. Z Kinderchir 23:189
2. Dinkelaker F, Breyer HG, Meissner A (1987) Indikationen zur operativen Behandlung der distalen Tibiaepiphysenfrakturen: Operationsindikationen bei Frakturen. Fischer, Stuttgart New York, S 255-259
3. Gurlt E (1964) Geschichte der Chirurgie, Bd III. Ohms, Hildesheim, S 586
4. Jani L, Herzog B (1978) Die Operationsindikation bei Epiphysenverletzungen. Z Kinderchir 23:186
5. Laer L von (1981) Klinische Aspekte zur Einteilung kindlicher Frakturen, insbesondere zu den traumatischen Lösungen der Wachstumsfuge. Unfallheilkunde 84:229
6. Laer L von (1982) Der posttraumatische partielle Verschluß der distalen Tibiaepiphysenfuge. Ursache, Prognose und Prophylaxe. Unfallheilkunde 85/I, II:509
7. Salter RB et al. (1963) Injuries involving the epiphyseal plate. J Bone Joint Surg [Am] 45:587-622
8. Spiegel PG, Cooperman DR, Laros GS (1978) Epiphyseal fractures of the distal ends of the tibia and fibula. J Bone Joint Surg [Am] 60:1046
9. Suessenbach F, Weber GB (1970) Epiphysenverletzungen am distalen Unterschenkel. Huber, Bern Stuttgart Wien
10. Weber BG (1975) Das Besondere bei der Behandlung der Frakturen im Kindesalter. Monatsschr Unfallheilkd 78:193-198
11. Weber BG, Suessenbach F (1978) Frakturen der Malleolengabel. In: Weber BG, Brunner CF, Freuler F (Hrsg) Die Frakturbehandlung bei Kindern und Jugendlichen. Springer, Berlin Heidelberg New York
12. Weber U, Schauss A (1985) Die Schenkelhalsfraktur im Kindesalter. Unfallchirurg 88:505-517
13. Winkler H, Röhner H, Weller S (1985) Die Prognose der distalen Tibiaepiphysenverletzung in Abhängigkeit vom Verletzungstyp. Aktuel Traumatol 15:165

Sportbedingte Epiphysenschädigungen an der unteren Extremität

M. Krüger-Franke[1], W. Pförringer[1] und B. Rosemeyer[1]

Einleitung

Sportverletzungen im Kindes-und Jugendalter haben ebenso wie die im Erwachsenenalter in den letzten Jahren ständig zugenommen. Nach großen unfallstatistischen Analysen sind etwa 10% aller Epiphysenverletzungen auf sportliche Betätigung zurückzuführen [5, 7]. Diese Entwicklung beruht auf dem hohen Stellenwert, den der Sport in der Freizeitgestaltung auch bei Kindern und Jugendlichen einnimmt, an der ständig wachsenden Vielfalt der Sportdisziplinen und an der zunehmenden Verbreitung verletzungsintensiver Sportarten. Im folgenden wird eine Analyse aller Kinder und Jugendlichen mit sportinduzierten Epiphysenschäden der unteren Extremität erstellt, die im Zeitraum von 1968–1989 in der Staatlichen Orthopädischen Klinik München behandelt wurden.

Patientenkollektiv

Seit 1968 wurden in unserer Klinik 85 Kinder und Jugendliche mit sportinduzierten Epiphysenverletzungen der unteren Extremität behandelt. Es handelte sich dabei um 60 Jungen und 25 Mädchen mit einem Durchschnittsalter von 12,6 Jahren. Das jüngste Kind war 4 Jahre, der älteste Jugendliche 17 Jahre. Das Durchschnittsalter der Mädchen betrug 12,9, das der Jungen 12,3 Jahre.

10% der Epiphysenverletzungen ereigneten sich bis zum 9. Lebensjahr, zwischen dem 10. und 17. Lebensjahr verletzten sich 76 Jugendliche oder 90%.

Ergebnisse

Die Analyse der Sportschäden nach dem Geschlecht der Verletzten zeigt, daß Jungen mit einem Verhältnis von 2,5:1 häufiger betroffen waren als Mädchen.

---

[1] Staatliche Orthopädische Klinik der Ludwig-Maximilians-Universität München, Harlachinger Str. 51, D-8000 München 90

Dies entspricht der Geschlechtsverteilung der Sportverletzungen bei Erwachsenen von 2,7:1, wie sie in einer sporttraumatologischen Epidemiologie aus der Staatlich Orthopädischen Klinik von 1985 [9, 10] erhoben wurde.

Die Verteilung der Epiphysenschädigungen nach Sportart und Geschlecht (Tabelle 1) ergibt den Fußballsport als häufigste Verletzungsursache mit 28% Anteil am Gesamtkollektiv und 40% Anteil an den Verletzungen der Jungen. An 2. Stelle der Sportdisziplinen liegt der alpine Skilauf mit 26% Anteil am Gesamtkollektiv. Bei den Mädchen ist der alpine Skilauf mit 56% der mit Abstand verletzungsintensivste Sport, gefolgt von Turnen mit 16% und dem Reiten mit 12%.

Bei den Jungen folgt auf den Fußballsport die Leichtathletik mit 18% und der alpine Skilauf mit 13% Anteil an den verletzungsverursachenden Sportarten.

Die Lokalisation der Epiphysenschäden nach Sportverletzungen ergibt ein distal betontes Verteilungsmuster, sieht man von den 10 Epiphysenverletzungen der Metatarsalia und Zehen ab. 48 der Patienten erlitten Schädigungen im Bereich des oberen Sprunggelenkes, 15 Patienten an der proximalen Tibiaepiphyse, 10 an der distalen und 2 an der proximalen Femurepiphyse (Tabelle 2).

Tabelle 1. Verteilung der Epiphysenschädigungen nach Sportart und Geschlecht

	Mädchen	Jungen	Gesamt
Fußball	–	24	24
Skifahren	14	8	22
Leichtathletik	2	11	13
Turnen	4	4	8
Volleyball	2	3	5
Basketball	–	4	4
Reiten	3	–	3
Skateboard	–	2	2
Feldhockey	–	1	1
Eishockey	–	1	1
Judo	–	1	1
Ringen	–	1	1
Gesamt	25	60	85

Tabelle 2. Therapieform der Epiphysenschädigungen nach ihrer Lokalisation

	Operativ	Konservativ	Gesamt
Proximale Femurepiphyse	2	–	2
Distale Femurepiphyse	5	5	10
Proximale Tibiaepiphyse	12	3	15
Distale Tibiaepiphyse	19	12	31
Distale Fibulaepiphyse	8	9	17
Epiphysen der Metatarsalia und Phalangen	2	8	10
Gesamt	48	37	85

Die Aufteilung der insgesamt 56% operierten Epiphysenverletzungen gegenüber den 44% der konservativ behandelten Epiphysenschäden nach ihrer Lokalisation zeigt u. a., daß beide proximale Femurepiphysenlösungen operativ behandelt werden mußten (Tabelle 2). Im einen Fall einer Skiverletzung handelte es sich um eine Mehretagenfraktur mit Femurschaftfraktur und proximaler Epiphysenlösung, im anderen Fall um eine reine traumatische Epiphysenlösung.

Die distalen Femurepiphysenschädigungen waren zu 50% beim Skifahren entstanden, es handelte sich neben 2 Epiphysenlösungen um 4 Frakturen vom Typ Aitken I, 2 Aitken-II- und 2 Aitken-III-Frakturen. 1 irreponible Aitken-I- sowie die beiden Aitken-II- und Aitken-III-Frakturen wurden operativ behandelt, je einmal mit perkutaner Kirschner-Drahtspickung und offener Osteosynthese.

Bei den proximalen Tibiaepiphysenverletzungen war in 8 Fällen der alpine Skilauf und in 4 Fällen der Fußballsport verantwortlich. 2 Epiphysenlösungen wurden konservativ behandelt, 1 Aitken-I-Fraktur nach geschlossener Reposition perkutan mit Kirschner-Drähten versorgt (Abb. 1 u. 2) und 1 Aitken-III-Fraktur nach offener Reposition osteosynthetisch versorgt. Die 7 knöchernen Ausrisse des vorderen Kreuzbandes wurden alle nach arthroskopischer Abklärung wegen eventueller anderer Kniebinnenverletzungen transossär refixiert. Die 4 Ausrißfrakturen der Tibiaapophyse, von denen 3 eine Gelenkbeteiligung aufwiesen, wurden ebenfalls offen reponiert und mit einer Osteosynthese versorgt.

Die Epiphysenverletzungen am oberen Sprunggelenk unterteilten sich in 31 Tibia- und 17 Fibulaläsionen. Bei den distalen Tibiaepiphysenschädigungen dominierten als Ursache der Fußballsport, die Leichtathletik und das Skifahren. Bei den Fibulaläsionen stand ebenfalls der Fußballsport, gefolgt von Volleyball und Leichtathletik, an 1. Stelle. Die Typisierung der Epiphysenverletzungen an der distalen Tibia ergab 8 Epiphysenlösungen, die allesamt konservativ behandelt wurden, 12 Aitken-I-, 6 Aitken-II- und 5 Aitken-III-Frakturen. Operativer Behandlung bedurften 9 Aitken-I-, 5 Aitken-II- und alle 5 Aitken-III-Frakturen. Unter die Aitken-II-Verletzungen fielen auch 4 Übergangsfrakturen mit Dehiszenzen in der Gelenkfläche von mehr als 2 mm, die deshalb ebenfalls nach offener Reposition durch eine Schraubenosteosynthese fixiert wurden.

Die 17 distalen Fibulaepiphysenschädigungen setzten sich aus 10 Epiphysenlösungen, 6 Aitken-I- und 1 Aitken-III-Fraktur zusammen. Operativ mußten 3 irreponible Epiphysenlösungen mit Periostinterposition und 4 Aitken-I- sowie die Aitken-III-Fraktur behandelt werden.

Bei den Schädigungen an Metatarsalia und Zehen waren in 7 Fällen direkte Traumatisierungen beim Fußballsport, in 2 Fällen beim Basketball und einmal ein Sturz beim Skateboardfahren die Ursache. Die 6 Epiphysenlösungen und die 2 Aitken-I-Frakturen wurden konservativ, die beiden Aitken-III-Frakturen mit Schraubenosteosynthese operativ versorgt.

49 der 85 Patienten konnten nach Abschluß des Wachstums klinisch und radiologisch nachkontrolliert werden. Nach Auswertung dieser Untersuchungsergebnisse zeigt sich in 9 Fällen ein Fehlwachstum oder eine schwerwiegende Komplikation, weswegen 6 Korrektureingriffe notwendig wurden.

Eine proximale Femurepiphysenlösung führte zu einer avaskulären Hüftkopfnekrose, eine offene Sprunggelenksluxationsfraktur beim Reiten wurde durch eine Osteomyelitis mit Destruktion des Sprunggelenks kompliziert. In diesem

Sportbedingte Epiphysenschädigungen an der unteren Extremität

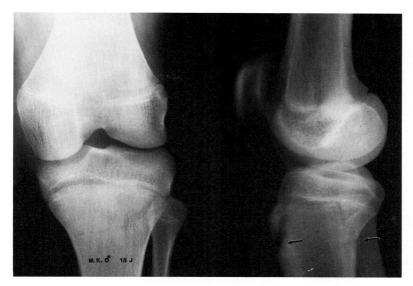

Abb. 1. Aitken-I-Fraktur der proximalen Tibiaepiphyse beim Hochsprung

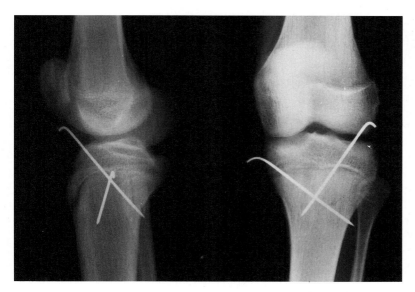

Abb. 2. Aitken-I-Fraktur nach geschlossener Reposition und perkutaner Kirschner-Drahtfixierung

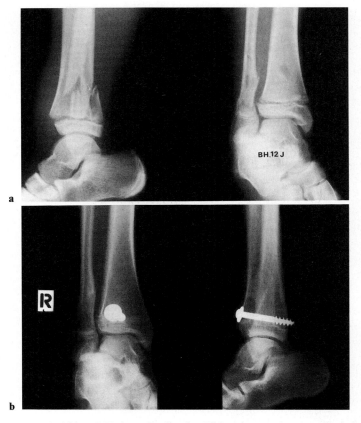

Abb. 3. Aitken-I-Fraktur der distalen Tibia mit metaphysärer Fibulafraktur (**a**), durch metaphysäre ventrodorsale Spongiosaschraube fixiert (**b**)

Fall mußte nach Infektsanierung eine Arthrodese des oberen Sprunggelenkes vorgenommen werden.

Nach 3 distalen Femurepiphysenverletzungen vom Typ Aitken-I kam es einmal zu einem Genu valgum von 15° mit 1 cm Beinverkürzung, einmal zu einer Rotationsfehlstellung von 20° und einmal zu einer Beinverlängerung von 4 cm. Alle 3 Fehlstellungen wurden operativ korrigiert.

Nach einer Aitken-III-Verletzung der proximalen Tibiaepiphyse kam es zu einer Valgusfehlstellung von 5°, nach einer Aitken-I-Läsion zu einer Unterschenkelverkürzung von 1,5 cm. In beiden Fällen wurde keine operative Korrektur vorgenommen.

Distale Tibiaepiphysenverletzungen führten in einem Fall einer Aitken-I-Verletzung der Tibia zusammen mit einer metaphysären Fibulafraktur ohne Epiphysenbeteiligung zu einem vorzeitigen Schluß der distalen Tibiaepiphyse mit relativer Fibulaverlängerung von 2,5 cm (Abb. 3). Diese relative Fibulaverlängerung wurde dann durch eine Verkürzungsosteotomie der Fibula korrigiert (Abb. 4).

Nach einer Aitken-III-Verletzung an der distalen Tibia kam es zu einer Varus-

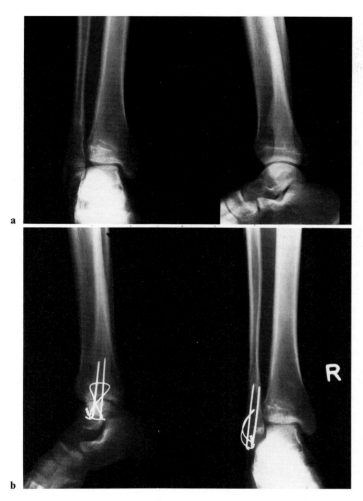

Abb. 4. Relative Fibulaverlängerung von 2,5 cm (**a**) mit Varusfehlstellung im oberen Sprunggelenk. Nach Fibulaverkürzungsosteotomie mit Zuggurtungsosteosynthese gerade Achse im Sprunggelenk (**b**)

fehlstellung von 15° im oberen Sprunggelenk, die durch eine supramalleoläre Korrekturosteotomie beseitigt werden konnte.

Diskussion

Epiphysenverletzungen beim Sport ereignen sich vornehmlich im Adoleszentenalter [4, 8, 10, 13]. Der Häufigkeitsgipfel während des pubertären Wachstumsschubes beruht neben der gesteigerten sportlichen Aktivität Jugendlicher in diesem Alter auf einer Veränderung der Bewegungsabläufe durch geänderte Hebelverhältnisse [10] und auf einer herabgesetzten Widerstandsfähigkeit der proliferierenden Epiphysenfugen gegenüber Scher- und Biegungskräften [6]. Epiphysenverletzungen durch diese Art von Krafteinwirkung sind im metaphysären zellreichen Anteil der Wachstumsfuge lokalisiert, während der epiphysäre, zellarme Teil, der die hohe Proliferationspotenz aufweist, mit der Epiphyse verbunden bleibt [6].

Diese Unfallmechanismen mit Scher- und Biegungskräften können bei dem überwiegenden Teil der sportbedingten Epiphysenverletzungen als Ursache angesehen werden. Bei der am häufigsten genannten Unfallursache, dem Fußballsport, liegen v. a. distal betonte Epiphysenschäden vor. Die Metatarsalia- und Zehenverletzungen sind „Kontaktverletzungen" durch gegnerische Einwirkung oder „Preßschläge". Die distalen Unterschenkelepiphysenverletzungen sind häufig im Rahmen von Supinationstraumen oder durch Schermechanismen bei Rotation des Unterschenkels gegen den fixierten Fuß aufgetreten. Hierunter sind auch die bei partiellem Epiphysenschluß auftretenden Übergangsfrakturen subsumiert. Die sicherlich unerwartet hohe Zahl von distalen Fibula- und Tibiaepiphysenschäden beim alpinen Skilauf datiert aus der Anfangsphase des Beobachtungszeitraumes, als die Skischuhe noch aus Leder gefertigt waren und gerade eben die Malleolen einschlossen.

Die kniegelenksnahen Epiphysenverletzungen weisen unterschiedliche Entstehungsmechanismen auf. Die distale Femurepiphyse, die v. a. beim alpinen Skilauf verletzt wurde, ist besonders durch Biegekräfte im Varus- und Valgussinn gefährdet [1]. Auch treten hier Übergangsfrakturen bei partiellem Verschluß der distalen Femurepiphysenfuge auf. Die Gelenkbeteiligung dieser Art von Läsionen führt wie bei den Aitken-II- und -III-Frakturen immer zu einem Hämarthros. Nach Schädigungen der distalen Femurepiphyse – ausgenommen bei Übergangsfrakturen mit geringer verbliebener Wachstumspotenz – treten häufig Wachstumsstörungen auf. In unserem Kollektiv waren 3 der 7 Störungen der Beinlänge oder -achse durch Verletzungen der distalen Femurepiphyse verursacht.

Die Verletzungen der proximalen Tibiaepiphyse, die in der Literatur als selten beschrieben ist [2, 5, 6, 12], entsteht meist durch eine direkte Gewalteinwirkung [6]. Dies gilt bei den Ausrißfrakturen der Tuberositas tibiae durch den Quadrizepszug ebenso wie für den tibialseitigen, knöchernen Ausriß des vorderen Kreuzbandes mit der Eminentia intercondylaris.

Die Verletzungen der koxalen Femurepiphyse sind sowohl in der Literatur als auch in unserem Kollektiv die seltensten Verletzungen an der unteren Extremität im Wachstumsalter [3, 4]. Beide traumatischen Epiphysenlösungen entstanden bei einem Sturz mit großer Wucht, einmal beim Skifahren, hier im Rahmen einer Mehretagenfraktur des Femurs, einmal beim Reiten. Im Falle der Skiverletzung kam es zu einer posttraumatischen avaskulären Hüftkopfnekrose, der häufigsten Komplikation nach koxalen Femurfrakturen [11].

Sportverletzungen bei Kindern sind etwa zu einem ⅓ an der unteren, zu ⅕ an der oberen Extremität lokalisiert [5]. Die sportbedingten Epiphysenverletzungen sind nach einer Untersuchung aus unserer Klinik jedoch häufiger an der oberen als an der unteren Extremität anzutreffen [10]. Dies ist darauf zurückzuführen, daß die Sportverletzungen der unteren Extremität eine große Zahl von

Kapselbandschädigungen, v. a. am oberen Sprunggelenk, mit einbeziehen. Dagegen ist die häufigste sportbedingte Epiphysenverletzung der oberen Extremität die distale Radiusepiphysenschädigung [10]. Diese entsteht bei Stürzen durch Dreh- und Schubkräfte auf die abfangende Hand, entsprechend den Scherkräften auf die distale Tibiaepiphyse bei Rotation des Unterschenkels gegen den fixierten Fuß.

An der unteren Extremität treten zu den Scher- und Biegungskräften auch häufig noch axial einwirkende Kräfte auf, die dann v. a. bei den Sportarten Fußball, Skifahren, Leichtathletik und Turnen zu den häufigen und auch klinisch schweren Epiphysenverletzungen führen [10]. Lagen bei Epiphysenverletzungen durch Interponate irreponible Dislokationen vor oder fanden sich Gelenkbeteiligungen mit irreponiblen Stufen oder Dehiszenzen einer Gelenkfläche, wurde ebenso wie bei allen Eminentiaausrissen der proximalen Tibiaepiphyse eine operative Versorgung durchgeführt. Die insgesamt hohe Zahl der operativ versorgten sportbedingten Epiphysenschäden in unserem Kollektiv beruht darauf, daß es sich um ein selektiertes Krankengut handelt, weil uns viele Patienten, manchmal nach erfolglosen Repositionsversuchen, zur operativen Therapie zugewiesen worden waren.

Operative und konservative Therapie von sportbedingten Epiphysenschäden ergeben bei richtiger Indikationsstellung und entsprechender Erfahrung in den meisten Fällen ein gutes Behandlungsergebnis. Die Komplexität der Epiphyse und des Wachstumsvorgangs am Knochen sorgen jedoch leider immer wieder dafür, daß trotz richtiger Indikation und Therapie kein zufriedenstellendes Ergebnis erzielt werden kann.

Literatur

1. Bracker W, Siekmann W (1987) Eine proximale Tibiaepiphysenlösung beim Hochsprung. Sportverletzung Sportschaden 3:150-151
2. Brunner Ch (1978) Frakturen im Kniegelenksbereich. In: Weber BG, Brunner Ch, Freuler F (Hrsg) Die Frakturenbehandlung bei Kindern und Jugendlichen. Springer, Berlin Heidelberg New York
3. Höllwarth M, Hausbrandt D (1984) Verletzungen der unteren Extremitäten. In: Sauer H (Hrsg) Das verletzte Kind. Thieme, Stuttgart
4. Jonasch E (1982) Knochenbruchbehandlung bei Kindern. De Gruyter, Berlin New York
5. Jonasch E, Bertel E (1981) Verletzungen bei Kindern bis zum 14. Lebensjahr. Springer, Berlin Heidelberg New York (Hefte Unfallheilkunde, Bd 150)
6. Laer L von (1986) Frakturen und Luxationen im Wachstumsalter. Thieme, Stuttgart New York
7. Morschner E (1981) Classification of epiphyseal injuries. In: Chapchal G (ed) Fractures in children. Thieme, Stuttgart New York
8. Pfister A, Bernett P (1981) Traumatologische Aspekte des Schulsports. Sozialpäd Prax Klin 3:206-208
9. Pfister A, Pförringer W, Rosemeyer B (1985) Sporttraumatologische Epidemiologie des sporttraumatologisch relevanten Patientengutes der Orthopädischen Klinik München von 1968-1983. In: Franz I-W, Mellerowicz H, Noack W (Hrsg) Training und Sport zur Prävention und Rehabilitation in der technisierten Umwelt. Springer, Berlin Heidelberg New York Tokyo, S 210-214

10. Pfister A, Pförringer W, Rosemeyer B (1985) Sportinduzierte Epiphysenfugenverletzungen bei Kindern und Jugendlichen. In: Franz I-W, Mellerowicz H, Noack W (Hrsg) Training und Sport zur Prävention und Rehabilitation in der technisierten Umwelt. Springer, Berlin Heidelberg New York Tokyo, S 206-209
11. Pförringer W, Rosemeyer B (1987) Traumatische Schäden der Femurkopfepiphyse. In: Pförringer W, Rosemeyer B (Hrsg) Die Epiphysenfugen. Perimed, Erlangen, S 206-218
12. Stäubli HU (1987) Schäden der Epiphysenfugen an der proximalen Tibia. In: Pförringer W, Rosemeyer B (Hrsg) Die Epiphysenfugen. Perimed, Erlangen, S 313-343
13. Zenker H, Fleischer G, Koller W (1978) Verletzungen der Epiphyse. Ärztl Prax 40:1262-1267

Die kindliche Schenkelhalsfraktur – Verfahrenswahl, Ergebnisse, Prognose

M. Loew[1] und F. U. Niethard[1]

Die Fraktur des koxalen Femurendes ist im Wachstumsalter ein seltenes Unfallereignis, ihre Folgen sind wegen der hohen Komplikationsrate gefürchtet. Auf 200 Schenkelhalsfrakturen des Erwachsenen kommt statistisch eine einzige im Kindesalter. Während einerseits verschiedene Behandlungsprinzipien postuliert werden, sind andererseits die einzelnen Beobachtungszahlen zu gering, um zu aussagefähigen Vergleichen von Ergebnissen und Prognosen zu kommen. Daher hat Niethard [29] aus 38 Publikationen 755 Beschreibungen von Schenkelhalsfrakturen im Wachstumsalter auf pathophysiologische Merkmale, Behandlungsverfahren und Komplikationen ausgewertet. Nach dieser Literaturübersicht entsprachen 8% der Verletzungen dem Typ I der Klassifikation nach Colonna [12], d.h. einer traumatischen Epiphysenlösung. 42% waren transzervikale (Typ II) Frakturen, 42% basozervikale (Typ III) Frakturen und 8% der Brüche verliefen im intertrochantären Bereich (Typ IV).

In 60% aller Fälle kam es unabhängig von der Versorgungsart zu Komplikationen. Dabei ist in dieser Literaturübersicht die Hüftkopfnekrose im Durchschnitt bei 29% aller kindlichen Schenkelhalsfrakturen und damit am häufigsten beschrieben worden. In dem ausgewerteten Kollektiv kam es in 13% der Fälle zu einer Schenkelhalspseudarthrose. Die Häufigkeit von posttraumatischen Wachstumsstörungen mit dem Ergebnis einer Coxa vara betrug 20%. Die höchste Nekroserate hatten die Frakturen vom Typ I, in dem Kollektiv von Ratliff [34] in 50%, bei Rigault et al. [35] sogar in 100% der Fälle beschrieben. Bei den Frakturen vom Typ II betrug die Nekrosehäufigkeit zwischen 20% [23] und 60% [8]. Bei den Typ-III-Frakturen lag die Nekroserate zwischen 15% [23] und 35% [34], während bei den intertrochantären Frakturen die Hüftkopfnekrose eine Seltenheit darstellt.

In Abhängigkeit von der Lokalisation der Fraktur und damit der Durchblutungsunterbrechung sind unterschiedliche Nekrosetypen zu beobachten. Ist bereits der extraartikuläre Gefäßring unterbrochen, so kommt es zu einer Nekrose von Hüftkopf und Schenkelhals (Abb. 1). Bei einer Läsion der metaphysären Gefäße ist eine isolierte Schenkelhalsnekrose möglich. Am häufigsten jedoch ist die Nekrose der Epiphyse, die bei einer Unterbrechung der lateralen Schenkelhalsgefäße zu erwarten ist.

---

[1] Orthopädische Klinik der Universität Heidelberg, Schlierbacher Landstr. 200a, D-6900 Heidelberg

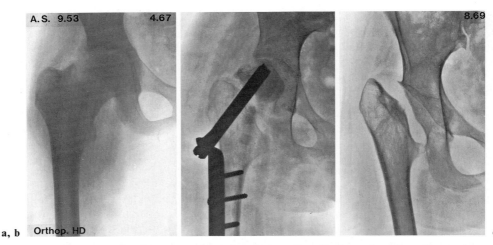

Abb. 1 a–c. Patientin, 14 Jahre, Schenkelhalsfraktur Typ II. Operation: Lamellennagelung. Komplikation: Schenkelhalspseudarthrose, Hüftkopfnekrose. Ergebnis: nach Kopf-Hals-Resektion 15 Jahre posttraumatisch

Außer dem Frakturtyp sind auch das Alter der Patienten, der Dislokationsgrad und die Zeit bis zur operativen Versorgung für die Häufigkeit der Hüftkopfnekrose verantwortlich gemacht worden. Bei Ratliff [34] beträgt in dem bisher größten publizierten Kollektiv die Rate bei Dislokation 70% gegenüber 35% bei nicht dislozierten Frakturen.

In 248 Fällen konnten die Komplikationen nach dem Behandlungsverfahren differenziert werden. In diesem Kollektiv waren 51% operativ und 49% konservativ behandelt worden. Nach operativer Versorgung betrug die Hüftkopfnekroserate 36% gegenüber 26% nach konservativer Behandlung. Eine weitere Differenzierung unter dem Gesichtspunkt der Operationstechnik ist aufgrund unzureichender Angaben nicht möglich. Auffallend ist allerdings, wie weit bei den einzelnen Autoren die Nekroseraten voneinander abweichen; in neueren Arbeiten bewegt sie sich postoperativ zwischen 8% [24] und 28% [15]. Dem gegenüber wurden bei den operierten Fällen deutlich weniger Pseudarthrosen (6%) beobachtet als nach konservativer Therapie (13%). Zu einer posttraumatischen Coxa vara kam es nach Osteosynthese ebenfalls seltener (17%) als nach konservativer Behandlung (28%) (Tabelle 1).

Tabelle 1. Komplikationen der kindlichen Schenkelhalsfraktur (n = 755)

	Operativ (%)	Konservativ (%)
Hüftkopfnekrose	36	26
Pseudoarthrose	9	13
Coxa vara	17	28

Eigenes Krankengut

In der Orthopädischen Universitätsklinik Heidelberg überblicken wir die Verläufe von 23 Schenkelhalsfrakturen im Wachstumsalter, die zwischen 1967 und 1987 primär oder sekundär nach Verlegung in unserer Behandlung standen. Entsprechend der Klassifikation nach Colonna waren davon 9 Fälle dem Typ II, 9 Fälle dem Typ III und 5 Fälle dem Typ IV zuzuordnen; Verletzungen vom Typ I wurden nicht beobachtet. Lediglich 2 Kinder waren jünger als 5 Jahre, 8 Kinder 6-10 und 13 Kinder 11-16 Jahre. 5 Patienten wurden konservativ (Extension, Gipsruhigstellung, entlastender Gehapparat) behandelt. Bei 18 Patienten erfolgte die Versorgung operativ, wobei in Abhängigkeit von Alter, Frakturtyp und Lokalisation nach der offenen Reposition unterschiedliche Osteosyntheseverfahren angewendet wurden. 6mal erfolgte die Versorgung durch Nagelung, 5mal durch Spongiosaschrauben, 2mal mit einer Winkelplatte und 2mal mit Kirschner-Drähten. In den letzten Jahren wurden die traumatisierenden Verfahren (Lamellennagel, Winkelplatte) nach Möglichkeit zugunsten von Schraubenosteosynthese und Drahtspickung verlassen.

Insgesamt kam es, unabhängig von der Versorgungsart, in 7 Fällen zu einer kompletten oder partiellen Hüftkopfnekrose, in 6 Fällen zu einer posttraumatischen Coxa vara und bei 3 Kindern zu einer Schenkelhalspseudarthrose. 3mal waren 2 der genannten Komplikationen miteinander kombiniert. Insgesamt traten lediglich bei 11 Kindern posttraumatisch keine schwerwiegenden Komplikationen auf, davon bei 2 von 5 konservativ behandelten und 9 von 18 operierten.

Die konservativ behandelten Fälle wurden am häufigsten durch Pseudarthrosen und Fehlstellungen kompliziert. Die Abb. 1 zeigt eine 15jährige Patientin, bei der alio loco bei gleichzeitigem Schädel-Hirn-Trauma, die stark dislozierte Schenkelhalsfraktur Typ III übersehen worden war. Nach entlastender konservativer Therapie kam es zunächst zu einer Schenkelhalspseudarthrose, später zu einer teilweisen Konsolidierung in Coxa-vara-Fehlstellung. Die Behandlung war erst 2½ Jahre nach dem Unfall nach valgisierender Umstellungsosteotomie abgeschlossen.

Bei den 7 mit Lamellennägeln operativ versorgten Patienten kam es 3mal zu einer Hüftkopfnekrose, 1mal in Kombination mit einer Schenkelhalspseudarthrose. In diesem Fall (Abb. 2) war alio loco eine ungenügende Reposition mit technisch fehlerhaft durchgeführter Osteosynthese vorausgegangen. Nach kompletter Hüftkopfnekrose mußte bei dem 14jährigen Mädchen eine Kopfhalsresektion durchgeführt werden. Der Nachteil der Nagelung besteht in der ausgedehnten intramedullären Traumatisierung, die eine zusätzliche Störung der Vaskularisation bedeutet. Zudem kommt es häufig nach Einschlagen des Nagels zu einer Frakturdiastase.

Auch nach Versorgung mit Laschenschrauben (3 Fälle) kam es in je 1 Fall zu einer Schenkelhalspseudarthrose sowie einer partiellen Hüftkopfnekrose, die zur Gelenkinkongruenz führte.

Günstiger sind die Ergebnisse nach übungs-, aber nicht belastungsstabiler Schraubenosteosynthese. Bei 5 entsprechend versorgten Patienten wurden allerdings auch in 2 Fällen partielle Hüftkopfnekrosen beobachtet. Die übrigen 3 Fälle heilten komplikationslos aus.

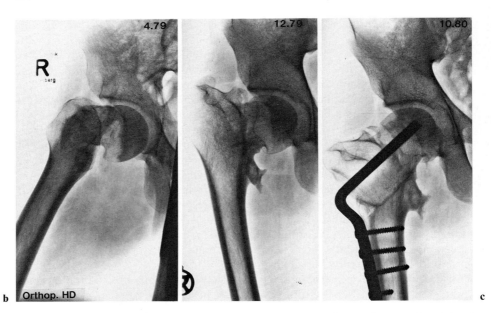

Abb. 2 a–c. Patientin, 14 Jahre, Schenkelhalsfraktur Typ III (Colonna), konservative Behandlung. Komplikation: Schenkelhalspseudarthrose, Coxa vara, valgisierende Umstellungsosteotomie 18 Monate posttraumatisch

Bei 2 Kindern unter 5 Jahren wurde nach Reposition die Kirschner-Drahtfixation durchgeführt, anschließend erfolgte eine kurzfristige Gipsruhigstellung. In beiden Fällen kam es zu einer komplikationslosen Frakturheilung.

Die Literaturübersicht und die retrospektive Analyse eigener Ergebnisse zeigen deutlich, daß ein ideales Standardkonzept zur Behandlung der Schenkelhalsfraktur im Wachstumsalter nicht existiert. Frakturtyp und Dislokationsausmaß beeinflussen entscheidend das Auftreten oder Ausbleiben der Hüftkopfnekrose, die durch keines der angegebenen Verfahren sicher verhindert werden kann. Indikationen zur konservativen Behandlung sind selten, gelegentlich kann bei undislozierten und eingestauchten Frakturen eine entlastende Therapie gerechtfertigt sein. Bei den meisten Frakturen ist die frühzeitige operative Reposition mit möglichst wenig traumatisierender Osteosynthese (Spongiosaschrauben, Kirschner-Drähte) am ehesten erfolgversprechend.

Literatur

1. Allende G, Lezama LG (1951) Fractures of the neck of the femur in children. J Bone Joint Surg [Am] 33:387
2. Aufranc OE, Jones WN, Harris WH (1962) Fracture of the neck of the femur in a child. J A M A 182:348
3. Barnes R, Garden RS, Nicoll EA (1976) Subcapital fractures of the femur. J Bone Joint Surg [Br] 58:2

4. Blount WP, Schaefer AA, Fox GW (1944) Fractures of the femur in children. South Med J 37:481
5. Boitzy A (1971) La fracture du col du femur chez l'enfant et l'adolescent. Masson, Paris
6. Boitzy A (1978) Frakturen am proximalen Femur. In: Weber BG, Brunner Ch, Freuler F (Hrsg) Die Frakturbehandlung bei Kindern und Jugendlichen. Springer, Berlin Heidelberg New York
7. Borchard A (1909) Die operative Behandlung der Schenkelhalsbrüche besonders im jugendlichen Alter. Dtsch Z Chir 100:275
8. Canale ST, Bourland WL (1977) Fracture of the neck and intertrochanteric Region of the femur in children. J Bone Joint Surg [Am] 59:431
9. Carrell B, Carrell WB (1941) Fractures in the neck of the femur in children with particular reference to aseptic necrosis. J Bone Joint Surg 23:225
10. Chandler FA (1948) Coronary disease of the hip. J Int Coll Surg 11:34
11. Chung SMK (1976) The arterial supply of the developing proximal end of the human femur. J Bone Joint Surg [Am] 58:961
12. Colonna PC (1928) Fracture of the neck of the femur in childhood. Ann Surg 88:902
13. Cornacchia M (1951) Le fratture del collo del femore nell'infanzia. Chir Organi Mov 36
14. Eigenthaler L, Möseneder H (1968) Ergebnisse der mit dem Böhler-Nagel operierten Schenkelhalsbrüche. Hefte Unfallheilkd 97:67
15. Gerber C, Lehmann A, Ganz R (1985) Schenkelhalsfrakturen beim Kind – eine multizentrische Nachkontrollstudie. Z Orthop 123:767
16. Haldenwang O (1908) Über echte Schenkelhalsfrakturen im kindlichen und jugendlichen Alter. Bruns Beitr Klin Chir 59:81
17. Hamilton CM (1961) Fractures of the neck of the femur in children. J A M A 178:799
18. Ingelrans P, Lacheretz M, Debeugny P, Vanderbusch F (1966) Les fractures du col du fémur chez l'enfant. Acta Orthop Belg 32:809
19. Ingram AJ, Bachynski B (1953) Fractures of the hip in children. J Bone Joint Surg [Am] 35:867
20. Jungbluth K-H, Daum R, Metzger E (1968) Schenkelhalsfrakturen im Kindesalter. Z Kinderchir 6:392
21. Kay SP, Hall JE (1971) Fracture of the femoral neck in children and its compucations. Clin Orthop 80:53
22. Khattab AS (1968) Fractures of the neck of the femur in children. Egypt Orthop J 3:68–84
23. Lam SF (1971) Fractures of the neck of the femur in children. J Bone Joint Surg [Am] 53:1165
24. Maroske D, Thon K (1981) Schenkelhalsfrakturen im Kindesalter. Unfallheilkunde 84:186
25. Mattner H-R (1958) Schenkelhalsfrakturen im Kindesalter. Arch Orthop Unfallchir 49:473
26. McDougall A (1961) Fracture of the neck of femur in childhood. J Bone Joint Surg [Br] 43:16
27. Meershoek PEM (1968) Fractures of the femoral neck in children. Arch Chir Neerl 20:65
28. Mitchell JI (1936) Fracture of the neck of the femur in children. J A M A 107:1603
29. Niethard FU (1982) Pathophysiologie und Prognose von Schenkelhalsfrakturen im Kindesalter. Hefte Unfallheilkd 158:221
30. Nussbaum A (1923) Die arteriellen Gefäße der Epiphyse des Oberschenkels und ihre Beziehung zu normalen und pathologischen Vorgängen. Beitr Klin Chir 130:495
31. Papadimitriou DG (1958) Fractures of the neck of the femur in children. Am J Surg 95:132–137
32. Peltokallio P, Kurkipää M (1959) Fractures of the femoral neck in children. Ann Chir 48:151
33. Pförringer W, Rosemeyer B (1980) Fractures of the hip in children and adolescents. Acta Orthop Scand 51:91–108
34. Ratliff AHG (1974) Fractures of the neck of the femur in children. Orthop Clin North Am 5:903

35. Rigault P, Iselin F, Moreau J, Judet J (1966) Fractures du col du fémur chez l'enfant. Rev Chir Orthop 52:325
36. Ruggieri F (1954) Le fratture del collo del femore nell'infanzia. Minerva Ortop 20:276
37. Solheim K (1972) Fracture of the femoral neck in children. Acta Orthop Scand 43:523
38. Streicher H-J (1957) Schenkelhalsfrakturen bei Kindern und Jugendlichen. Arch Klin Chir 287:716–721
39. Tachdjian MO (1972) Pediatric orthopedics. Saunders, Philadelphia London Toronto
40. Titze A (1961) Untere Extremitäten. In: Ehalt W (Hrsg) Verletzungen bei Kindern und Jugendlichen. Enke, Stuttgart, S 371–374
41. Titze A (1968) Schenkelhalsbrüche des Wachtumsalters. Hefte Unfallheilkd 97:157
42. Trueta J (1957) The normal vascular anatomy of the human femoral head during growth. J Bone Joint Surg [Br] 39:358
43. Tucker FR (1949) Arterial supply to the femoral head and its clinical importance. J Bone Joint Surg [Br] 31:82
44. Weiner DS, O'Dell HW (1969) Fractures of the hip in children. J Trauma 9:62–76
45. Wilson JC (1940) Fractures of the neck of the femur in childhood. J Bone Joint Surg 22:531

Spätergebnisse nach Schenkelhalsfraktur im Wachstumsalter

K. Franz[1]

Die Fraktur des koxalen Femurendes im Wachtumsalter ist selten. Die Häufigkeit derartiger Verletzungen gegenüber gleichartigen Frakturen beim Erwachsenen wurde von Allende u. Lezama [1] mit 1:300 angegeben, von Ratliff [6–8] mit 1:130. Die Diagnose bereitet hierbei in der Regel keine Schwierigkeiten. Gegenüber dem Krankheitsbild der spontanen Epiphysiolysis capitis femuris und selteneren Krankheitsbildern wie etwa der Coxa vara et retrotorta congenita müssen gelegentlich klinische Parameter, insbesondere das charakteristische schwere Unfallereignis, zur Diagnosestellung herangezogen werden.

Für diese Untersuchung konnten aus dem Krankengut der Orthopädischen Universitätsklinik Gießen 29 Fälle von primär traumatischer, kindlicher oder jugendlicher Schenkelhalsfraktur aus den Jahren 1951–1984 erfaßt werden. Aufgeschlüsselt nach der Frakturlokalisation umfaßte dieses Krankengut 3 transepiphysäre Frakturen, 18 transzervikale Frakturen und 8 zervikobasale Frakturen gemäß der Einteilung von Colonna [3] und Delbert (zit. nach [3]).

Die folgenden Ausführungen beziehen sich auf 19 dieser 29 Patienten, bei denen noch hinreichende Daten über Verletzungsursache, die nachfolgende Behandlung und den späteren Verlauf gesammelt werden konnten. Das Alter dieser Patienten lag zwischen 2 und 17 Jahren, im Durchschnitt betrug es 11,6 Jahre (Tabelle 1). Verletzungsursachen und die Art der primären Unfallbehandlung sind in den Tabellen 2 und 3 zusammengestellt. Wie mittlerweile allgemein empfohlen, war die primäre Unfallbehandlung im letzten Jahrzehnt durchgängig operativ, mit umgehender offener Reposition und Fixation der Fraktur. Je nach dem Alter der Verletzten werden Kirschner-Drähte bei kleineren Kindern oder stabilere Epiphysenschrauben bei den älteren Kindern benutzt, wobei es allerdings bei Überbrückung der Epiphyse zum vorzeitigen Fugenschluß kommen kann.

Akute Behandlungskomplikationen sind bei unseren nachuntersuchten Patienten nicht dokumentiert worden. Als mittelfristige Behandlungskomplikationen sind einmal die Lockerung von eingebrachten Epiphysenschrauben am Schenkelhals und 2mal eine Frakturheilung in Varusfehlstellung des Schenkelhalses bei unzureichender Reposition bzw. Retention der Fraktur eingetreten.

Die örtlich schwerste Langzeitkomplikation der Schenkelhalsfraktur ist die aseptische Hüftkopfnekrose. Sie wurde, abhängig vom Frakturtyp, beim Kind

---

[1] Orthopädische Universitätsklinik Gießen, Paul-Meimberg-Str. 3, D-6300 Gießen

Tabelle 1. Altersverteilung (n = 19; Fraktureinteilung nach Colonna u. Delbert)

Transepiphysäre Fraktur:	2–9 Jahre (im Durchschnitt 5,3 Jahre)
Transzervikale Fraktur:	6–17 Jahre (im Durchschnitt 12,3 Jahre)
Zervikobasale Fraktur:	11–15 Jahre (im Durchschnitt 13,4 Jahre)
Per- bzw. intertrochantäre Fraktur:	Pathologische Frakturen

Tabelle 2. Verletzungsursachen (n = 19)

Häusliche Unfälle:	7 Patienten
Verkehrsunfälle:	7 Patienten
Sportunfälle:	4 Patienten
Unbekannt:	1 Patient

Tabelle 3. Primärbehandlung (n = 19)

Konservativ: (Extension bzw. Gips)	5 Patienten
Osteosynthese: (ohne Gelenkeröffnung)	6 Patienten
Osteosynthese: (mit Gelenkeröffnung)	6 Patienten
Nicht genau bekannt:	2 Patienten

mit einer noch höheren Quote als beim Erwachsenen, von Autoren wie Ratliff [6–8], Kay und Hall [4], Mc Dougall [5] und Canale u. Bourland [2] zwischen 43 und 63% angegeben. Danben wurden auch Fälle von sekundärer Spotanfraktur des Schenkelhalses nach knöcherner Durchbauung der primären Fraktur und sekundäre Epiphyseolysen beschrieben; unter Umständen als Ausdruck vorwiegend metaphysär lokalisierter Nekrosen bei entsprechender umschriebener Zirkulationsstörung (Abb. 1).

Auch in unserem Krankengut kam es bei 7 von 19 untersuchten Fällen zur Ausprägung einer Hüftkopfnekrose. Die radiologischen Veränderungen waren in der Regel 1 bis maximal 2 Jahre nach der Verletzung nachweisbar. Alle betroffenen Patienten mußten sich im Verlauf der nachfolgenden Jahre sekundären, intertrochantären Umstellungsosteotomien zur Verbesserung der Gelenkkongruenz und zur Einstellung von intakten Hüftkopfbezirken in die Hauptbelastungszone des Gelenkes unterziehen. Neue Wege gehen Operationsverfahren, bei denen gefäßgestielte, autologe, kortikospongiöse Späne vom Beckenkamm in die Nekrosezone implantiert werden.

Gegenüber den Problemen mit der posttraumatischen Hüftkopfnekrose traten die bei anderen kindlichen Frakturen an 1. Stelle stehenden Probleme der Wachstumsfugenschädigung klinisch eher in den Hintergrund. Beinverkürzungen von mehr als 2 cm bestanden nur bei den Patienten, bei denen auch eine

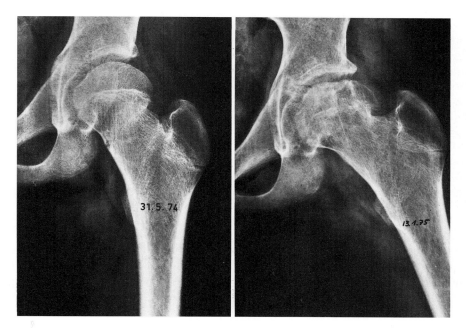

Abb. 1. Hüftkopfnekrose nach transzervikaler Fissur

Hüftkopfnekrose aufgetreten war. 2 korrekturbedürftige Fälle von posttraumatischer Coxa vara traten aufgrund primär unzureichender Frakturreposition bzw. Frakturretention auf und ließen sich radiologisch gut von einer fehlwachstumsbedingten Coxa vara mit Trochanterhochstand abgrenzen.

Für die nachuntersuchten 19 Patienten mit kindlichen Schenkelhalsfrakturen lassen sich echte Langzeitergebnisse mitteilen. Der kürzeste Beobachtungszeitraum zwischen Unfallereignis und letzter klinischer und radiologischer Untersuchung betrug 3 Jahre, der längste Zeitraum 35 Jahre.

Bei 5 von 19 Patienten kam es zu einer Idealheilung mit radiologisch und klinisch altersnormalem Befund. 4 dieser 5 Patienten wurden primär operativ behandelt; bei allen 4 Patienten wurde auch frühzeitig nach der Verletzung das Frakturhämatom aus der Gelenkhöhle abgelassen.

7 der 19 Patienten wiesen eine Defektheilung mit radiologisch nicht normalem Befund, aber klinischer Beschwerdefreiheit und altersnormaler Gelenkbeweglichkeit auf. Hierzu zählen auch die beiden Fälle von Coxa vara nach der erfolgten Stellungskorrektur mittels intertrochantärer Umstellungsosteotomie und ein nicht korrekturbedürftiger Fall von Valgusfehlwachstum. Von diesen 7 Patienten wurde einer primär konservativ behandelt; bei 3 Patienten wurde eine primäre Osteosynthese durchgeführt, ohne daß die Gelenkhöhle eröffnet wurde. Bei 2 Patienten erfolgte bei der Osteosynthese eine gleichzeitige Hämatomentlastung. Beim 7. Fall, der zeitlich weit zurücklag, war die Erstbehandlung nicht hinreichend dokumentiert worden.

7 der 19 nachuntersuchten Patienten wiesen klinisch und radiologisch eine posttraumatische Koxarthrose auf. Es handelt sich um 3 ausschließlich konservativ behandelte Fälle, um 3 Behandlungsfälle mit Osteosynthese ohne Druckentlastung des Gelenkes und um einen 2. Fall, der zeitlich weit zurücklag, ohne hinreichend ausführliche Dokumentation der Primärbehandlung. Der Prozentsatz der posttraumatischen Koxarthrosen steigt mit der Nähe der Fraktur zur Epiphysenfuge und zum Gefäßeintritt in den Femurkopf. 66% der transepiphysealen Frakturen, 44% der transzervikalen Frakturen, aber nur 17% der zervikobasalen Frakturen nahmen einen derartigen Ausgang.

Leider konnten wir nicht mehr alle ermittelten Fälle von kindlicher Schenkelhalsfraktur zu einer Nachuntersuchung heranziehen. Auch wenn man davon ausgeht, daß wir einen Teil der nicht mehr verfügbaren Patienten deshalb aus den Augen verloren haben, weil bei diesen Kindern und Jugendlichen keine posttraumatischen Komplikationen bis hin zur Hüftkopfnekrose aufgetreten sind, muß konstatiert werden, daß die seltenen Schenkelhalsfrakturen im Wachstumsalter noch ein erhebliches traumatologisches Problem darstellen. Sie zählen zu den traumatologischen Notfällen, die einer unmittelbaren operativen Behandlung mit Druckentlastung der Gelenkhöhle vom Frakturhämatom bedürfen.

Literatur

1. Allende G, Lezama LG (1951) Fractures of the neck of the femur in children. J Bone Joint Surg [Am] 33:387
2. Canale ST, Bourland WL (1977) Fracture of the neck and intertrochanteric region of the femur in children. J Bone Joint Surg [Am] 59:431
3. Colonna PC (1929) Fracture of the neck of the femur in children. Am J Surg 6:793
4. Kay St P, Hall JE (1971) Fractures of the femoral neck in children and its complications. Clin Orthop 80:53
5. Mc Dougall A (1961) Fracture of the neck of femur in childhood. J Bone Joint Surg [Br] 43:16-28
6. Ratliff AHC (1962) Fractures of the neck of femur in children. J Bone Joint Surg [Br] 44:528-542
7. Ratliff AHC (1970) Complications after fractures of the femoral neck in children and their treatment. J Bone Joint Surg [Br] 52:175
8. Ratliff AHC (1974) Fractures of the neck of the femur in children. Orthop Clin North Am 5:903

Frakturen des koxalen Femurs im Wachstumsalter

C. Voigt[1], H.-G. Breyer[1] und R. Rahmanzadeh[1]

Einleitung

Die Brüche des kindlichen Schenkelhalses sind eine ausgesprochen seltene Verletzung. Es ist denkbar, daß mancher unfallchirurgisch tätige Arzt diese Fraktur niemals zu Gesicht bekommt.

Die Erstbeschreibung erfolgte 1885 durch Cromwell (zit. bei [11]). Wegen der Seltenheit dieser Verletzungsform kann kein Autor über größere Zahlen berichten. Zudem sind die Kollektive sehr inhomogen, da im Bemühen, möglichst große Fallzahlen präsentieren zu können, jahrzehntealte Fälle berücksichtigt werden. Im Laufe der Jahre haben sich jedoch an jeder Klinik die Behandlungsformen geändert, beispielsweise von rein konservativer zu inzwischen rein operativer Therapie. Eine Vergleichbarkeit ist so auch innerhalb kleinerer Untersuchungsgruppen nicht gegeben.

In Österreich, der Bundesrepublik Deutschland und der DDR wurde versucht, dieses Manko durch die Aufstellung von Sammelstatistiken [6, 15, 18] zu umgehen.

Unfallmechanismus

Die kindliche Fraktur am koxalen Femurende ist in den seltensten Fällen eine isolierte Verletzung. Erhebliche Gewalteinwirkung führt zur Fraktur, schwere Begleitverletzungen bis zum Polytrauma sind häufig [1, 6, 11, 14, 16]. Es werden Stürze aus großer Höhe, Unfälle als Fußgänger im Straßenverkehr, als Radfahrer sowie als unangeschnallter Insasse auf den hinteren Sitzen im PKW mitgeteilt.

---

[1] Abteilung für Unfall- und Wiederherstellungschirurgie, Klinikum Steglitz der FU Berlin, Hindenburgdamm 30, D-1000 Berlin 45

Anatomische Anmerkungen

Die großen Probleme in therapeutischer und prognostischer Hinsicht beim Bruch des Schenkelhalses im Kindesalter liegen zum einen in der Blutversorgung, zum anderen in der Ausbildung der Wachstumszonen in diesem Bereich begründet.

Die Gefäßversorgung des durch einen großen Bewegungsradius gekennzeichneten Hüftgelenkes mit seinem sphärischen Knorpelüberzug am Hüftkopf ist kompliziert aufgebaut und optimal adaptiert. Die Blutversorgung erfolgt durch Äste der A. circumflexa femoris medialis, A. circumflexa femoris lateralis und Äste der A. obturatoria. Durch die erstgenannten Gefäße werden 2 Ringgefäßsysteme gebildet, aus denen zum einen die lateralen Halsgefäße entspringen, die immer die proximale Femurepiphyse sowie Anteile des metaphysären Schenkelhalses versorgen. Aus der vorderen Ringarterie entspringen Gefäße, die den Schenkelhals, jedoch selten die proximale Epiphyse versorgen. Die allseits bekannte A. acetabularis im Lig. capitis femoris ist inkonstant und höchstens beim jungen Säugling oder erst wieder nach dem 8. Lebensjahr von möglicher Bedeutung. Insgesamt besteht an einer altersabhängigen Vulnerabilität der Durchblutung des proximalen Femurendes beim Kind kein Zweifel [18].

Radiologisch erscheint beim älteren Kind die Wachstumszone am koxalen Femurende in eine epiphysäre und eine apophysäre Region am Trochanter major unterteilt. Histologisch besteht postnatal eine einzige Wachstumsscheibe am proximalen Femurende, in der sich mit zunehmendem Lebensalter die Knochenkerne des Hüftkopfes und des Trochanter entwickeln. Durch die Existenz dieser gemeinsamen Wachstumszonen sind entsprechende Deformitäten bei Frakturen, die durch diese Wachstumszone hindurchlaufen, im Sinne von vorzeitigen partiellen Epiphysenfugenschlüssen zu interpretieren. Einige Autoren sehen deshalb diese Frakturen grundsätzlich als Epiphysenverletzungen zumindest bis zum 9. Lebensjahr an [10, 12].

Aufgrund der Gefäßversorgung mit Endstromarterien im Epiphysenbereich wird von vielen Autoren, insbesondere im neueren Schrifttum, die Ansicht vertreten, daß über die bleibenden Schäden bei diesen Frakturen schicksalshaft bereits im Augenblick des Unfalles durch Gefäßzerreißungen entschieden ist [9, 12, 15].

Behandlungsmethoden

Jede Fraktur führt zur Ausbildung eines Hämatoms; dieses ist bei den Schenkelhalsfrakturen intrakapsulär gelegen. Da die den Kopf- und Halsbereich erreichenden Gefäße ebenfalls im Inneren der Gelenkkapsel verlaufen, ist durch Auftreten des Hämatoms eine Kompression dieser Gefäße denkbar. Damit könnten Durchblutungsstörungen auftreten, die einen Schaden durch primäre Gefäßzerreißungen noch vergrößern. Aus diesem Grund wird von vielen Autoren eine notfallmäßige operative Versorgung der kindlichen Schenkelhalsbrüche verlangt [2, 5, 9–13, 16, 17]. Dabei ist zu betonen, daß auch in der AO-Sammelstudie statistisch keine Aussage über die Vorteile einer Sofortversorgung oder einer Versorgung der kindlichen Schenkelhalsfraktur mit aufgeschobener Dringlichkeit aus biometrischen Gründen möglich war. Kramer [4] berichtet, keine Entlastung der Gelenkkapsel bei seinen perkutanen Osteosyntheseverfahren oder gedeckten Repositionen durchzuführen. Niethard [8] konnte in der Auswertung von 755 kindlichen Schenkelhalsbrüchen keine Überlegenheit der operativen Verfahren herausarbeiten. Christian et al. [1] bezweifeln ein Dogma der dringenden chirurgischen Behandlung; bei den eigenen Nachuntersuchungen waren aus einem Kollektiv von 14 Patienten nur 4 ohne Nekrosen – 3 davon waren konservativ, die übrigen operativ behandelt worden.

Bei den Behandlungsmethoden ist zum einen zwischen offener und geschlossener Reposition zu unterscheiden. Die offene Reposition hat zumindest den theoretischen Vorteil der Entlastung des intrakapsulären Hämatoms, diese kann jedoch auch durch eine gezielte Punktion erreicht werden. Die Retention nach Reposition kann mittels Bohrdrahtosteosynthese oder von lateral eingebrachten Zugschrauben erfolgen, die selbstverständlich die Epiphysenfuge des Kopfes nicht tangieren dürfen. Die Nagelung des kindlichen Skeletts ist nur noch von historischer Bedeutung.

Nach geschlossener Reposition ist eine perkutane Bohrdrahtosteosynthese möglich, andererseits aber auch eine Weiterbehandlung im Becken-Bein-Gips oder der Pflasterextension [1].

Die postoperative Weiterbehandlung kann bei übungsstabilen Osteosynthesen durch Mobilisierung nach Wundheilung und Teilbelastung mit 2 Gehstützen erfolgen [16], es werden jedoch auch Behandlungen mit einjähriger Entlastung der betroffenen Extremitäten in der Thomas-Schiene [10] berichtet.

Eigene Fälle

In den Jahren 1975–1989 wurden an unserer Abteilung 13 Patienten im Alter zwischen 4 und 14 Jahren mit 15 Schenkelhalsfrakturen behandelt. Sechs unserer Patienten waren polytraumatisiert; auch bei den übrigen waren erhebliche Gewalteinwirkungen eingetreten: Die Patienten stürzten aus größerer Höhe ab, erlitten Verkehrsunfälle als Fußgänger, Radfahrer oder unangeschnallte Beifahrer im PKW.

Zur Einteilung der Frakturformen benutzen wir die Klassifikation nach Delbet (zit. bei [11]), die in transepiphyseale, transzervikale und basozervikale Frakturen unterscheidet. Die sog. intertrochantären Frakturen sind aufgrund ihrer in der Regel unkomplizierten Ausheilung ausgeklammert. 9 Patienten erlitten eine basozervikale Fraktur, 6 Patienten eine transzervikale. Die transepiphyseale Fraktur kam in unserem Kollektiv nicht vor.

Auch wir sind der Meinung, daß Frakturform und Dislokation einen ungefähren Eindruck über die Gefährdung durch die gefürchteten Nekrosen im Bereich des Femurhalses und -kopfes geben können. Hier wird die stark dislozierte transzervikale Fraktur in einem hohen Wahrscheinlichkeitsgrad mit Zerstörung der Ringgefäßsysteme und nachfolgender Durchblutungsstörung einhergehen. Die unverschobene basozervikale Schenkelhalsfraktur hingegen wird im überwiegenden Teil der Fälle keine Durchblutungskomplikationen nach sich ziehen, kann jedoch beim kleineren Kind durch Schaden in der gemeinsamen Epiphysenzone zu Halsdeformitäten führen.

Wir sind der Meinung, daß eine sofortige, notfallmäßige, operative Versorgung dieser Brüche angezeigt ist. Sollten während des Unfallereignisses bereits Gefäßzerreißungen vorliegen, so können Durchblutungsstörungen durch ein sich ausbildendes intrakapsuläres Hüftgelenkshämatom zu weiteren Schäden führen.

Wir führen notfallmäßig aus diesem Grunde eine Arthrotomie mit Entlastung des Gelenks vom Hämatom durch; außerdem wird eine exakte Reposition sowie eine Retention des Ergebnisses mit 2 Zugschrauben vorgenommen.

Postoperativ erlernen die Patienten nach Abschluß der Wundheilung das Gehen mit 2 Gehstützen, wobei zunächst für 5 Wochen der Fuß der erkrankten Seite lediglich Bodenkontakt haben darf. Bis zur 12. Woche wird dann eine Vollbelastung durch langsame Belastungssteigerung erreicht. Die Metallentfernung wird nach knöcherner Konsolidierung nach 6-8 Monaten erfolgen.

Von diesem Vorgehen müssen wir nur bei vitaler Bedrohung des Patienten absehen, wenn andere operative Maßnahmen vordringlich sind und der Zustand des Patienten noch nicht ausreichend stabilisiert ist, um die hüftgelenksnahe Fraktur zu versorgen. Dieses war bei unseren polytraumatisierten Patienten der Fall. Einer dieser Patienten, ein 9jähriges Mädchen, erlitt beidseitig Schenkelhalsfrakturen. Aus den oben genannten Gründen konnte erst am 6. Tag nach dem Unfall die Osteosynthese der beidseitigen Schenkelhalsfrakturen durchgeführt werden. Im Verlauf kam es auf der rechten Seite zu einer folgenlosen Ausheilung, auf der linken Seite zur Ausbildung einer Hüftnekrose (Abb. 1a-e). Ein weiterer Patient, primär versorgt, erlitt im Verlauf eine Verkürzung des Schenkelhalses mit Valgisierung bei freier Funktion und subjektiver Beschwerdefreiheit (Abb. 2a-d). Die anderen Patienten aus unserem Kollektiv zeigten gute Ausheilungsergebnisse.

Diskussion

Bei der Durchsicht der Literatur über kindliche Schenkelhalsfrakturen zeigt sich, daß bei dieser extrem seltenen Frakturform kein Autor über größere Fallzahlen verfügt. Lediglich Leung u. Lam [7] können über größere selbstbehandelte Kollektive berichten, dabei ist die Nachuntersuchungszeit von 13-23 Jahren nach dem Unfall beeindruckend; jedoch auch hierbei zeigt sich eine große Inhomogenität des Kollektivs durch Wandel der Therapiekonzepte in mehr als 20 Jahren.

Die Sammelstatistiken der AO [18, 19] aus den Krankenhäusern der allgemeinen Unfallversicherungsanstalt Österreich [15] sowie aus Kliniken der Arbeitsgemeinschaft für Traumatologie des Kindesalters der DDR [6] zeigen, daß statistisch keine signifikanten Aussagen über Vorteile der operativen oder konservativen Therapie bei der Ausbildung einer Hüftkopfnekrose gemacht werden kön-

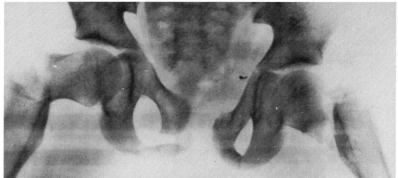

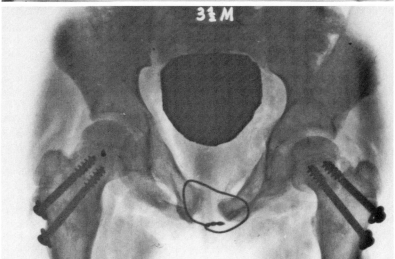

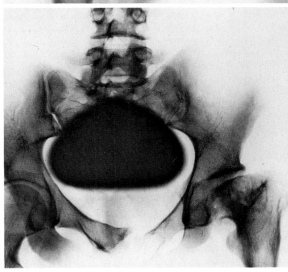

Abb. 1. a Patient S.J., 9 Jahre, Unfall 1982: Schädel-Hirn-Trauma II. Grades, Weichteilverletzung am Becken mit Vaginaausriß, Oberarmfraktur links, Symphysensprengung, Beckenringfraktur, basozervikale Schenkelhalsfraktur rechts, transzervikale Schenkelhalsfraktur links. **b** 3½ Monate p.o. **c** Beckenübersicht 5/1989 mit perfekter Ausheilung rechts und Deformität links. **d** Axiale Aufnahme rechte Hüfte 5/1989 **e** Axiale Aufnahme linke Hüfte 5/1989

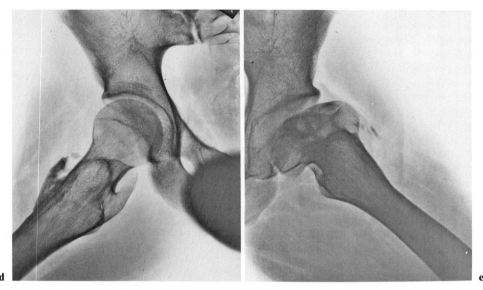

Abb. 1 d, e.

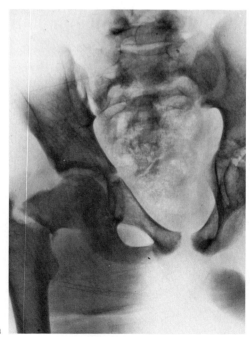

Abb. 2. a Patient L.P., 13 Jahre, Unfall 1980: Unfallaufnahme mit basozervikaler Fraktur rechts. **b,c** Versorgungsbild 10 Wochen p.o. **d** Ausheilung 6/89 mit Verkürzung des Schenkelhalses und Varusfehlstellung. **e** Funktionsaufnahme 6/89

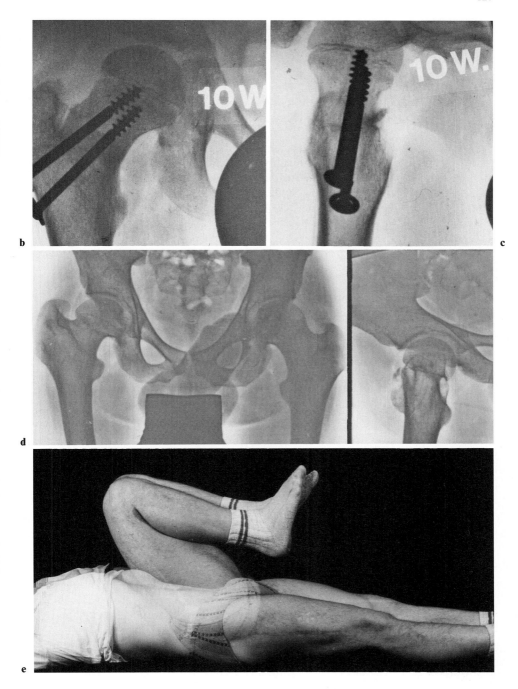

nen. Es läßt sich lediglich feststellen, daß ein Zusammenhang zwischen Fragmentdislokation und Nekroserate besteht, worauf auch Leung und Lam [7] im eigenen Kollektiv hinweisen.

Auch die Literaturübersichten von Niethard [8], Quinlan et al. [11], Rüter und Kreuzer [13] sowie Hoekstra und Binnendijk [3] zeigen das Dilemma auf, das durch die Seltenheit dieser Bruchform mit den so gefürchteten Komplikationen wie Wachtumsstörungen, pseudarthrotischer Heilung und Kopfnekrosen besteht.

Es könnte nun gefordert werden, eine Studie über „kindliche Schenkelhalsfrakturen" anzulegen. Diesen Plan führen jedoch Weber et al. [18, 19] ad absurdum, indem sie darlegen, daß zur Aufdeckung von Kausalitätszusammenhängen – beispielsweise zwischen Sechsstundengrenze zur Operation und Ausbildung einer Hüftkopfnekrose bei Berücksichtigung wesentlicher Faktoren (beispielsweise Frakturdislokation, Nachbehandlungszeiten, Techniken, Begleitverletzungen, Sekundäreingriffe usw.) – ein Kollektiv von ca. 10000 kindlichen Schenkelhalsfrakturen erforderlich wäre, um zu statistisch gesicherten Aussagen zu kommen.

Unseres Erachtens sollte die Behandlung der kindlichen Schenkelhalsfrakturen den modernen Behandlungsrichtlinien in der Unfallchirurgie folgen. Wir fordern also eine frühestmögliche definitive Osteosynthese, eine Ausräumung des intrakapsulären Hämatoms, eine übungsstabile Versorgung sowie eine funktionelle Nachbehandlung dieser Brüche. Bei schonender Operationstechnik sollte zumindest aus theoretischen Erwägungen dem kleinen Patienten so kein Schaden, sondern nur ein Vorteil erwachsen. Ob die Zahl der Hüftkopfnekrosen oder anderer gefürchteter Komplikationen auf diese Weise gesenkt werden kann, wird erst die Literaturübersicht nach einigen Jahrzehnten im Trend erkennen lassen.

Zusammenfassung

Die Brüche des kindlichen Schenkelhalses stellen auch heute noch eine problematische Frakturform dar. Gefürchtet sind Kopfnekrosen, Pseudarthrosen sowie Fehlheilungen mit Deformitäten. Diese Komplikationen werden aufgrund der Durchblutungsverhältnisse am koxalen Femurende sowie der Ausbildung der Epiphysen erwartet. Statistisch ist keine Aussage über zu empfehlende Behandlungen möglich, alle Autoren verfügen über zu kleine Fallzahlen; Sammelstatistiken sind zu inhomogen. Im Trend läßt sich lediglich nachweisen, daß starke primäre Frakturverschiebungen Ergebnisse mit Komplikationen erwarten lassen. Unseres Erachtens sollte die Behandlung des Bruchs am kindlichen koxalen Femurende den modernen Behandlungsprinzipien der Knochenbruchbehandlung mit schnellstmöglicher definitiver Versorgung mit übungsstabiler Osteosynthese und funktioneller Nachbehandlung folgen.

Literatur

1. Chrestian P, Bollini G, Jaquemier M, Ramaherison P (1981) Fractures du col du fémur de l'enfant. Chir Pediatr 22:397–403
2. Fornaro E, Brunner Ch, Weber BG (1982) Die Behandlung des Schenkelhalsbruchs im Kindesalter – Notfallmäßige Arthrotomie, Reposition und Verschraubung. Hefte Unfallheilkd 158:247–253
3. Hoekstra HJ, Binnendijk B (1983) Incidence and sex distribution of proximal femoral fractures in children and adolescents, Neth J Surg 35:69–72
4. Kramer G (1982) Zur operativen Behandlung des kindlichen Schenkelhalsbruches. Hefte Unfallheilkd 158:253–255
5. Kujat R, Suren EG, Rogge D, Tscherne H (1984) Die Schenkelhalsfraktur im Wachstumsalter. Chirurg 55:43–48
6. Kurz W, Grumbt H (1988) Die Schenkelhalsfraktur im Kindesalter. Zentralbl Chir 113:881–892
7. Leung PC, Lam SF (1986) Long-term follow-up of children with femoral neck fractures. J Bone Joint Surg [Br] 68:537–540
8. Niethard FU (1982) Pathophysiologie und Prognose von Schenkelhalsfrakturen im Kindesalter. Hefte Unfallheilkd 158:221–232
9. Pförringer W, Rosenmeyer B (1982) Langzeitergebnisse von Schenkelhalsfrakturen bei Kindern und Jugendlichen. Hefte Unfallheilkd 158:259–271
10. Pistor G, Hofmann von Kap-Herr S, Bätz W (1984) Die Schenkelhalsfraktur im Kindesalter. Unfallchirurgie 10:293–302
11. Quinlan WR, Brady PG, Regan BF (1979) Fracture of the neck of the femur in childhood. Injury 11:242–247
12. Rettig H, Schauß A (1984) Schenkelhalsfrakturen am wachsenden Skelett. Unfallchirurgie 10:36–39
13. Rüter A, Kreuzer U (1982) Schenkelhalsfrakturen beim Kind. Hefte Unfallheilkd 158:233–240
14. Sattel W, Koch A, Stankovic P (1982) Spätergebnisse nach Schenkelhalsfrakturen im Kindesalter. Hefte Unfallheilkd 158:255–259
15. Schwarz N, Leixnering M, Frisee H (1986) Aktuelle Therapie und Prognose der Femurhalsfrakturen im Wachstumsalter. Unfallchirurgie 89:235–240
16. Voigt C, Breyer HG, Tiedtke R (1987) Indikationen und Ergebnisse der Behandlung der Schenkelhalsfrakturen. In: Hofmann von Kap-Herr (Hrsg) Operationsindikationen bei Frakturen im Kindesalter. Fischer, Stuttgart New York, S 159–161
17. Wagner H (1982) Orthopädische Probleme nach Schenkelhalsfrakturen im Kindesalter. Hefte Unfallheilkd 158:241–247
18. Weber U, Rettig H, Schauß A (1985) Die Schenkelhalsfrakturen im Kindesalter, allgemeine Betrachtungen. Unfallchirurgie 88:505–511
19. Weber U, Rettig H, Brudet J (1985) Die Schenkelhalsfraktur im Kindesalter, Nachuntersuchungsergebnisse. Unfallchirurgie 88:512–517

Fehlheilungen nach knienahen Epiphysenlösungen

M. Isay[1], L. von Laer[2] und L. Kälin[1]

Einleitung

Die Einteilungen von Epiphysenfugenverletzungen sehen einen deutlichen Unterschied in der Wachstumsprognose zwischen den die Fuge senkrecht kreuzenden Epiphysenfrakturen und den die Fuge tangential durchquerenden Epiphysenlösungen [1, 6, 7, 12, 15]. Selbst Aitken, der seine Einteilung anhand der distalen Femurepiphyse vorgenommen hatte, bestätigt, daß nach Epiphysenlösungen auch in diesem Bereich nur selten Wachstumsstörungen des vorzeitigen partiellen oder vollständigen Verschlusses zu finden seien, ganz im Gegensatz zu den Epiphysenfrakturen an gleicher Stelle [2]. In den letzten Jahren wurde jedoch immer wieder über derartige Wachstumsstörungen auch nach Epiphysenlösungen berichtet [10, 11, 14].

Auch an unserer Klinik konnten nach Epiphysenlösungen sowohl am distalen Femur wie auch an der proximalen Tibia solche Wachstumsstörungen beobachtet werden. Aus diesem Grund sahen wir uns veranlaßt, die Epiphysenlösungen um das Knie herum auf ihre Wachstumsprognose hin nachzukontrollieren.

Material und Methode

Unser diesbezügliches Krankengut aus den letzten Jahren von 1970–1987 ist außerordentlich klein. In diesem Zeitraum behandelten wir 36 Epiphysenlösungen des distalen Femurendes und 4 Epiphysenlösungen der proximalen Tibia.

Unabhängig vom Ausmaß der Dislokation und der Art der Therapie konnten wir bei 6 Patienten eine Wachstumsstörung durch vorzeitigen Fugenverschluß mit nachfolgendem Fehlwachstum feststellen (5mal im Bereich des distalen Femurendes, einmal im Bereich der proximalen Tibia). Einmal war es zu einem vollständigen, 5mal zu einem partiellen vorzeitigen Verschluß gekommen. Die Problematik sei an den 6 Patienten mit posttraumatischer Wachstumsstörung des vorzeitigen partiellen bzw. vollständigen Verschlusses der betroffenen Fuge dargestellt.

---

[1] Traumatologische Abteilung der Orthopädischen und [2] der Kinderchirurgischen Klinik des Kinderspitals, Römergasse 8, CH-4005 Basel

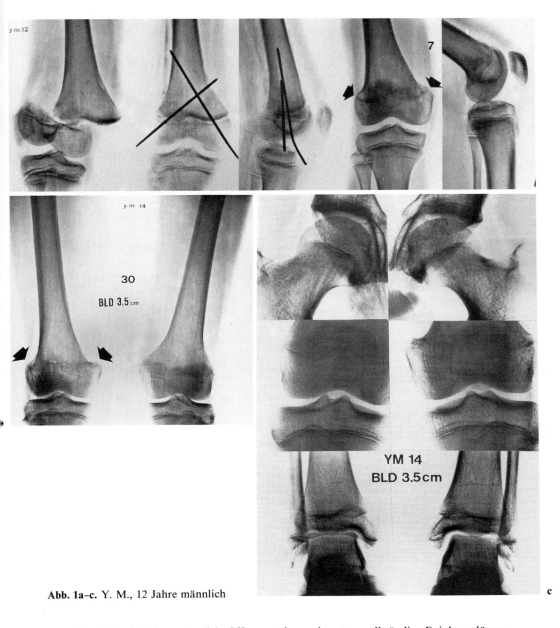

Abb. 1a–c. Y. M., 12 Jahre männlich

Fall 1: Y. M., 12 Jahre, männlich. Offene, stark verschmutzte, vollständige Epiphysenlösung des distalen Femurs rechts, ohne metaphysären Keil; sofortige Reinigung der Wunden; Reposition und perkutane Drahtspickung in Allgemeinnarkose. Lagerung in dorsaler Gipsschiene bis zum Abschwellen am 5. postoperativen Tag, dann Zirkulärschluß und Gipsbehandlung von insgesamt 5 Wochen. Nach 5 Wochen zeigt das gipsfreie Röntgenbild gute periostale Abstützung bei befriedigender Stellung. Die perkutan herausgeleiteten Drähte werden entfernt. Spontanmobilisation mit zunehmender Belastung bis 4 Wochen nach Gipsentfernung, dann Freigabe der Beweglichkeit und Sportbeginn. Nach 7 Monaten klinische Beinverkürzung rechts von

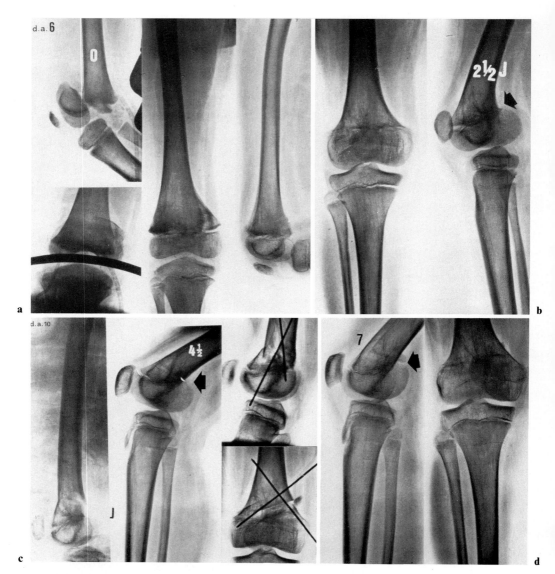

Abb. 2a–d. D. A., 6 Jahre, männlich

1 cm. Radiologisch beginnender, vollständiger zentraler Verschluß der Epiphysenfuge. Bei Wachstumsabschluß besteht eine Beinverkürzung rechts von 4 cm, hervorgerufen durch den vollständigen vorzeitigen Verschluß der distalen Femurfuge rechts. Eine Verkürzungsosteotomie ist vorgesehen (Abb. 1 [3]).

Fall 2: D. A., 6 Jahre, männlich. Offene, vollständige Epiphysenlösung distales Femur rechts mit angedeutetem, medialem, metaphysärem Keil bei gleichzeitiger Oberschenkelfraktur auf der Gegenseite; sofortige Reposition und Gipsruhigstellung; nach 5 Tagen wegen insuffizienter Stellung erneute offene Reposition und nochmalige Gipsruhigstellung. Ausheilung bei primärer Wundheilung in achsengerechter Stellung. In der Folge dann zunehmende Antekurvationsfehlstellung aufgrund eines partiellen vorzeitigen dorsalen Verschlusses der Fuge. 1. Korrekturosteo-

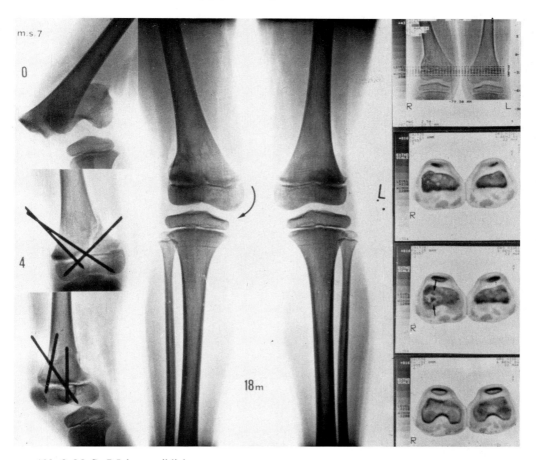

Abb. 3. M. S., 7 Jahre, weiblich

mie nach 2½ Jahren. Wegen zunehmendem erneutem Fehlwachstum 2. Korrekturosteomie nach 4½ Jahren. Bis zum Wachstumsabschluß nochmaliges Fehlwachstum, weswegen eine erneute Osteomie geplant ist (Abb. 2 [3]).

Fall 3: M. S., 7 Jahre, weiblich. Geschlossene, distale, vollständig dislozierte Femurepiphysenlösung mit medialem, metaphysärem Keil rechts. Sofortige geschlossene Reposition und perkutane Kirschner-Drahtspickung. Nach 5 Wochen Konsolidation in achsengerechter Stellung. Anschließende Spontanmobilisation bis zur freien Beweglichkeit nach 8 Wochen; danach Sportbeginn. Nach 18 Monaten Feststellung eines klinisch einseitigen Genu valgum rechts, aufgrund eines radiologisch sichtbaren, partiellen vorzeitigen Verschlusses der lateralen Fuge. Im CT sind 2 punktförmige Brücken im lateralen Kondylenbereich zu finden, die für das Fehlwachstum verantwortlich gemacht werden. Die Patientin ist leider zu den nachfolgenden klinischen Kontrollen nicht mehr erschienen, so daß wir die erhoffte Spontansprengung der Brücken bisher nicht nachweisen konnten (Abb. 3 [3]).

Fall 4: B. J., 4 Jahre, weiblich. Treppensturz mit wahrscheinlicher Epiphysiolyse der distalen Femurepiphyse rechts. Es wurde weder ein Röntgenbild angefertigt, noch eine spezielle Therapie eingeleitet. 1 Jahr später ist den Eltern eine zunehmende Valgusfehlstellung des rechten Beines aufgefallen. Klinisch deutlicher einseitiger Valgus von 15°. Im angefertigten Computertomogramm findet sich eine ossäre Brückenbildung zwischen Epi- und Metaphyse in der late-

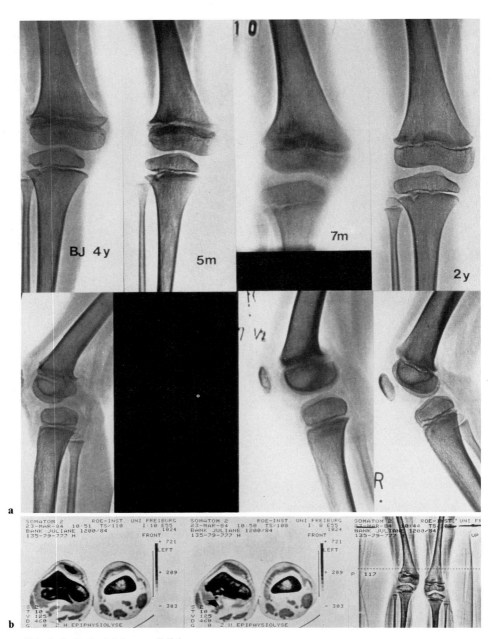

Abb. 4a,b. B. J., 4 Jahre, weiblich

ralen Femurfuge. Außer Schuhinnenranderhöhung keine spezielle Therapie. Nach 2 Jahren scheint die Brücke radiologisch aufgesprengt zu sein. Ebenso hat sich das einseitige Genu valgum wieder korrigiert. Die letzte Kontrolle 6 Jahre nach Unfall zeigt völlig symmetrische Beinachsen und ausgeglichene Beinlängen (Abb. 4).

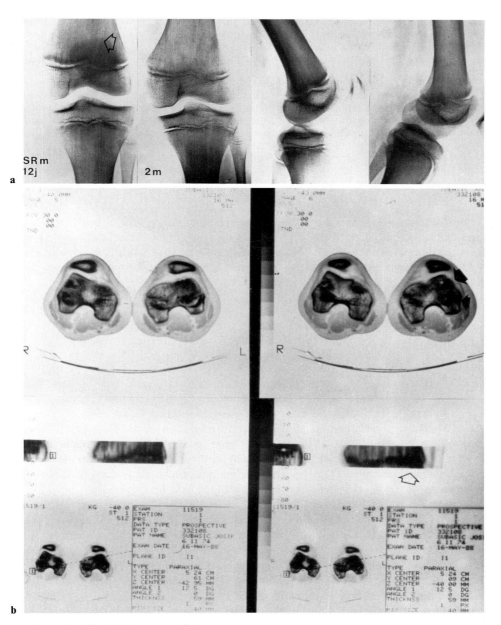

Abb. 5a, b. S. R., 12 Jahre, männlich

Fall 5: S. R., 12 Jahre, männlich. Distorsionstrauma, linkes Knie. Das Primärröntgenbild läßt lediglich im a.-p.-Bild eine metaphysäre Fraktur erkennen, welche unsloziert in der lateralen Fuge endet. Im Seitenbild keine metaphysäre Fraktur zu erkennen. Ruhigstellung im Gips für insgesamt 7 Wochen (auswärtige Behandlung); danach Spontanmobilisation. Nach 4 Monaten bereits bei der klinischen Kontrolle einseitiges Genu valgum links von 10°. Die radiologische Untersuchung läßt einen partiellen vorzeitigen Verschluß der Fuge im medialen Bereich vermuten. In der Folge dann Zunahme des Genu valgum. Im CT ist eine Brückenbildung im ventralen und dorsalen Bereich des medialen Femurkondylus zu erkennen, welche für das Fehlwachstum verantwortlich gemacht wird. Aufgrund der Existenz von 2 Brücken wird auf einen Resektionsversuch verzichtet. Es ist bei Wachstumsabschluß die definitive Korrekturosteotomie vorgesehen (Abb. 5).

Fall 6: S. D., 12 Jahre, männlich. Geschlossene, leicht nach vorne verschobene, proximale Tibiaepiphysenlösung rechts, ohne metaphysären Keil; Gipsruhigstellung ohne Reposition. Nach 4 Wochen Konsolidation der Fraktur in altersentsprechend tolerabler Stellung. Danach zunehmende Spontanmobilisation und nach 10 Wochen Erreichen der freien Funktion und Sportbeginn. Nach 10 Monaten erstmalige Feststellung eines einseitigen Genu valgum rechts, aufgrund einer vermuteten medialen Brücke im proximalen Tibiafugenbereich. Im weiteren Verlauf dezente Zunahme der Fehlstellung. Im Computertomogramm dorsolaterale Brückenbildung. Klinisch besteht rechts ein Genu valgum von 15° gegenüber links von 5°. Da der Patient nicht eingeschränkt ist, ist eine definitive Korrekturosteotomie nach Wachstumsabschluß geplant (Abb. 6).

Diese Fälle zeigen, daß die Brückenbildung unabhängig von einem evtl. vorhandenen metaphysären Keil und unabhängig vom Ausmaß der Richtung einer primären oder sekundären Dislokation erfolgt. Die Brückenbildung erwies sich auch unabhängig von der durchgeführten Therapie, d.h. der Anzahl der geschlossen oder offenen Repositionen.

Diskussion

Die Wachstumsstörungen des partiellen oder vollständigen vorzeitigen Verschlusses der Fuge können nach Epiphysenlösungen ebenso auftreten wie nach Epiphysenfrakturen. Während nach Epiphysenfrakturen, z. B. der distalen Tibia, diese Wachstumsstörungen meist nur dann auftreten, wenn die Frakturen disloziert sind, kann es an distalem Femur und proximaler Tibia sowohl nach dislozierten als auch nach undislozierten Epiphysenlösungen zu derartigen Wachstumsstörungen kommen. Damit ergibt sich ein ganz wichtiger Unterschied in der Wachstumsprognose zwischen Epiphysenlösungen und Epiphysenfrakturen. Ein weiterer grundsätzlicher Unterschied liegt im Alter des Patienten beim Unfall. Epiphysenlösungen treten gehäuft präpubertär auf, in einem Alter, in dem Wachstumsstörungen mit klinisch relevanten Folgen üblicherweise nicht mehr vorkommen. Epiphysenfrakturen treten hingegen gehäuft um das 9. Lebensjahr herum auf, in einem Alter also, in dem Wachstumsstörungen mit klinisch relevanten Folgen sehr wohl noch möglich sind. Entscheidend jedoch ist die Tatsache, daß niedrigprozentig wachsende Fugen kurz, hochprozentig wachsende Fugen hingegen lang leben. Dies trifft für die zu 70% am Längenwachstum des Femurs beteiligte distale Femurfuge zu, und erklärt, daß es trotz des gehäuften präpubertären Vorkommens von Epiphysenlösungen v.a. im Bereich des distalen Femurs doch noch zu Wachstumsstörungen mit klinisch deutlich relevanten Folgen kommen kann [12].

Derartige Wachstumsstörungen sind schicksalhaft und primär therapeutisch nicht zu beeinflussen. Sind die Brücken klein, was am ehesten im CT festgestellt werden kann, so besteht die Möglichkeit der spontanen Sprengung. Dies trifft

Fehlheilungen nach knienahen Epiphysenlösungen

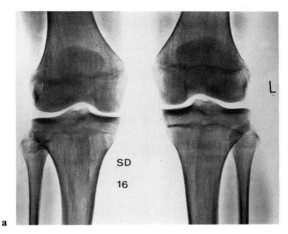

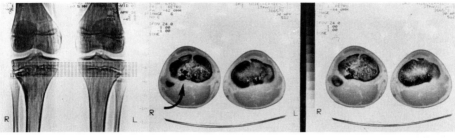

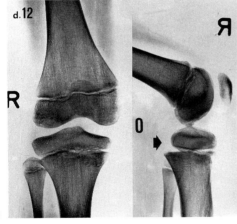
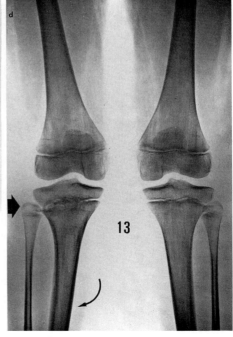

Abb. 6a–d. S. D., 12 Jahre, männlich

v. a. dann zu, wenn der Patient noch jung genug ist, d. h. die Fuge noch lange genug und kräftig wachsen kann. Eine operative Resektion der epiphysären Brücke sollte nur dann vorgenommen werden, wenn die Brücke breit ist, mit einer spontanen Sprengung nicht gerechnet werden kann, und der Patient noch eine entsprechende Wachstumspotenz aufweist [4, 5]. In allen anderen Fällen verbleibt als Korrekturmaßnahme lediglich die Osteotomie. Der Zeitpunkt dazu ist natürlich an erster Stelle von den klinischen Beschwerden des Patienten und von der Geschwindigkeit des Fehlwachstums abhängig zu machen. Wenn möglich sollte dieser Zeitpunkt jedoch bis nach Wachstumsabschluß hinausgezögert werden, um mit einer einzigen definitiven Osteotomie auszukommen.

Die Ursache für diese Wachstumsstörungen sind meist unklar. In der von Salter und Harris 1963 [12] eingeführten Klassifikation wird ein massives Stauchungstrauma („crush") als mögliche Ursache vermutet. Dagegen spricht, daß Wachstumsstörungen auch nach praktisch undislozierten Frakturen auftreten und somit ein massives Trauma ausschließen [8]. Zudem kommt eine Epiphysenlösung vornehmlich durch tangentiale Scherkräfte zustande, wobei evtl. zusätzliche Biegungsmomente zum Ausbruch eines mehr oder weniger großen metaphysären Keiles führen [3].

Eine wahrscheinlichere Ursache sind hingegen Gefäßläsionen, die zum partiellen oder auch vollständigen Untergang des in der präpubertären Phase ohnehin vulnerablen Wachstumsknorpels führen [9, 13]. Dies hat gegenüber der Crush-Theorie klinische Bedeutung: Durch die für dislozierte Epiphysenlösung oft propagierte offene Reposition werden sicher Gefäßläsionen gesetzt, die gehäuft zu Wachstumsstörungen dieser Art führen. Die Folgen sind nur deshalb in den meisten Fällen klinisch nicht relevant, da die betroffene Fuge nicht mehr lange genug wächst, um ein relevantes Fehlwachstum hervorzubringen. Sind aber langlebige Epiphysenfugen, wie die des distalen Femurendes, betroffen, so sollte man mit der operativen Behandlung besonders zurückhaltend sein, um den unfallbedingten Gefäßschaden nicht noch zusätzlich iatrogene Schäden mit möglichen klinisch relevanten Folgen zuzufügen.

Zusammenfassung

Zwischen 1970 und 1987 wurden an unserer Klinik 40 Epiphysenlösungen am distalen Femur und proximaler Tibia behandelt. Davon entwickelten 6 Patienten eine Wachstumsstörung durch vorzeitigen Fugenverschluß mit nachfolgendem Fehlwachstum.

Die einzelnen Fälle werden analysiert und mögliche Ursachen für das Fehlwachstum nach vorzeitigem Fugenverschluß diskutiert.

Literatur

1. Aitken AP (1965) Fractures of the epiphyses. Clin Orthop 41:19–23
2. Aitken AP, Magill HK (1952) Fractures involving the distal femoral epiphyseal cartilage. J Bone Joint Surg [Am] 34:96–108
3. Laer L von (1986) Frakturen und Luxationen im Wachstumsalter. Thieme, Stuttgart New York
4. Langenskiöld A (1975) An operation for partial closure of an epiphyseal plate in children, and its experimental basis. J Bone Joint Surg [Br] 57:325–330
5. Langenskiöld A, Videman T, Nevalainen T (1986) The fate of fat transplants in operations for partial closure of the growth plate. J Bone Joint Surg [Br] 68:234–238
6. Morscher E (1985) Wachstumsstörungen nach Frakturen im Kindesalter und ihre Behandlung. Z Orthop 123:485–489
7. Ogden JA (1982) Skeletal injury in the child. Lea & Filbinger, Philadephia
8. Peterson HA, Burkhart StS (1981) Compression injury of the epiphyseal growth plate: fact or fiction? J Pediat Orthop 1:377–384
9. Riseborough EJ, Barrett IR, Shapiro F (1983) Growth disturbances following distal physeal fracture-separations. J Bone Joint Surg [Am] 65:885–893
10. Robert M, Moulies D, Longis B, Laufenberger A, Coville M, Alain JL (1988) Décollements épiphysaires traumatiques de l'extrémité inférieure du femur. Rev Chir Orthop 74 1:69–78
11. Roberts JM (1961) Fracture separation of the distal femoral epiphysis. In: Proceedings of the American Academy of Orthopaedic Systems, vol 18. Mosby, St. Louis
12. Salter RB, Harris WR (1963) Injuries involving the epiphyseal plate. J Bone Joint Surg [Am] 45:587–622
13. Shapiro F (1982) Epiphyseal growth plate fracture-separations a pathophysiologic approach. Orthopedics 5:720–736
14. Stephens DC, Louis DS (1974) Traumatic separation of the distal femoral epiphyseal cartilage plate. J Bone Joint Surg [Am] 56:1383–1390
15. Weber BG, Brunner C, Freuler F (1979) Die Frakturbehandlung bei Kindern und Jugendlichen. Springer, Berlin Heidelberg New York

Frakturen und Lysen der distalen Femurepiphyse

R. Ackermann[1]

Von Januar 1978 bis Dezember 1988 wurden in der BG-Unfallklinik 21 Lysen und Frakturen der distalen Femurepiphyse bei 20 Kindern unter 16 Jahren behandelt (Abb. 1 u. 2). Die Verletzung ist selten, was auch die kleinen Kollektive anderer Autoren belegen. 15 dieser Patienten wurden innerhalb der vergangenen Monate klinisch und röntgenologisch nachuntersucht und die Ergebnisse retrospektiv gewertet. Die Untersuchung sollte Achsenfehler und Störungen des Längenwachstums aufdecken sowie Fragen nach der Korrekturpotenz des wachsenden Knochens beantworten helfen. Neben der klinischen Untersuchung wurden Ganzbeinröntgenaufnahmen im Stehen angefertigt. Gemessen wurden Femurlänge, der Winkel zwischen Kondylentangente und Schaftachse sowie der Winkel zwischen Blumensaat-Linie und Schaftachse.

Die im folgenden angegebenen Winkel und Längenmaße sind Differenzwerte zur unverletzten Gegenseite. Abweichungen bis 2° wurden im Rahmen der Messungsgenauigkeit noch nicht als Fehlstellung gewertet. Im Durchschnittsalter von 22,5 Jahren waren zum Zeitpunkt der Untersuchung bei allen Patienten die Wachtumsfugen geschlossen. Ausgenommen ein 14jähriger Junge, der im November 1988 verunglückte.

Von den nachuntersuchten 16 Fugenverletzungen war der überwiegende Teil Aitken-I-Frakturen. Neben einer drittgradig offenen Trümmerfraktur fanden sich 2 Epiphyseolysen und 3 Aitken-III-Brüche. Aitken-II-Frakturen sind in dem Kollektiv nicht vertreten. Ein 16jähriges Mädchen hatte beiseitig Verletzungen erlitten, links eine Epiphyseolyse, rechts eine Aitken-I-Fraktur. Die Altersverteilung zeigt, daß ⅔ der Verletzungen prämature Wachstumsplatten betraf, bei einem Durchschnittsalter von 14,2 Jahren. Kein Kind war jünger als 12 Jahre.

Beim Ausmessen der Femurlängen fielen Beinverkürzungen von 2–26 mm auf. 3mal blieb die Beinlänge gleich. 3 von 16 Beinen konnten nicht bewertet werden. Die offene Trümmerfraktur mit nachfolgender Osteomyelitis heilte unter Ankylosierung in 25° Beugestellung aus. Die Fehlstellung hatte eine relative Beinverkürzung von 3,5 cm zur Folge. Ein Vergleich der Femurlängen des Mädchens mit beidseitiger Verletzung ließ keine Aussage über das Längenwachstum einer

---

[1] Berufsgenossenschaftliche Unfallklinik Ludwigshafen, Ludwig-Guttmann-Str. 13, D-6700 Ludwigshafen 25

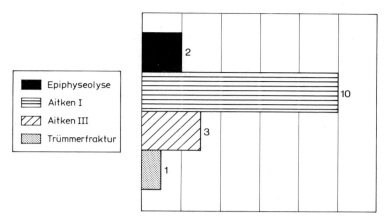

Abb. 1. Verletzungsarten. Frakturen der distalen Femurepiphyse (1978–1988, n = 16)

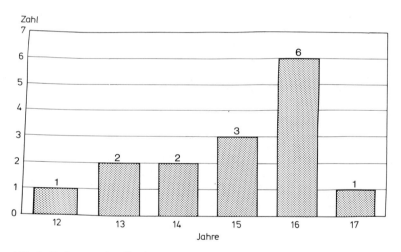

Abb. 2. Frakturen der distalen Femurepiphyse – Altersverteilung

der Seiten zu. Eine Längendifferenz fand sich auch 1 Jahr nach dem Unfall nicht. Auffallend ist, daß es in keinem der Fälle zu einer Beinverlängerung gekommen war.

Von 4 in der Sagittalebene primär ideal reponierten Frakturen – 2 Aitken-I- und 2 Aitken-II-Brüchen – blieb eine nach Abschluß des Wachstums gleich; 3 wuchsen in Rekurvationsfehlstellung zwischen 3 und 7° aus (Tabelle 1). Von 7 postoperativen Rekurvationen blieben 2 unverändert, eine verbesserte sich, 3 glichen sich vollständig aus und eine verschlechterte sich (Tabelle 2).

Ein Zusammenhang mit Versorgungsart und Frakturtyp wurde nicht gesehen. Die Art der Versorgung ist in der 1. Spalte der Tabellen 1–4 aufgeführt. Eine der

Tabelle 1. Fehlwachstum nach primär idealer Reposition und Antekurvation in der Sagittalebene

Ideale Reposition	Alter	Fehlstellung
A-I/Kirschner-Draht	15	0°
A-I/Schraube	17	3° Rekurvation
A-III/Schraube	15	3° Rekurvation
A-III/Schraube	16	7° Rekurvation
Postoperative Antekurvation		
A-I/Kirschner-Draht 4°	17	–
A-III/Schraube 3°	11	keine Veränderung

Tabelle 2. Fehlwachstum nach primärer Rekurvation in der Sagittalebene

Postoperative Rekurvation	Alter	Fehlstellung
Epi/Kirschner-Draht 12°	16	keine Veränderung
A-I/Kirschner-Draht und Schraube 4°	13	keine Veränderung
A-I/Kirschner-Draht und Schraube 16°	14	+6°
A-I/alleinige Reposition 12°	15	–
A-I/alleinige Reposition 3°	14	–
A-I/Kirschner-Draht 4°	16	–
A-I/Kirschner-Draht 7°	12	–10°

Tabelle 3. Fehlwachstum in der Frontalebene nach idealer Reposition

Ideale Reposition	Alter	Fehlstellung
Epi/Kirschner-Draht	16	0°
A-I/Reposition	15	3° varus
A-I/Reposition	14	6° varus
A-I/Kirschner-Draht	15	0°
A-I/Kirschner-Draht	16	0°
A-I/Kirschner-Draht	13	0°
A-I/Kirschner-Draht und Schraube	14	14° varus
A-I/Schraube	17	4° varus
A-III/Schraube	15	0

Tabelle 4. Fehlwachstum nach primärer Valgus- bzw. Varusstellung

Postoperative Valgusfehlstellung	Alter	Fehlstellung
A-I/Kirschner-Draht 3°	13	–
A-I/Kirschner-Draht 6°	12	–
A-III/Schraube 8°	16	3° valgus
Postoperative Varusfehlstellung		
A-III/Schraube 6°	16	keine Veränderung

2 primären Antekurvationen (Aitken-I-Fraktur eines 17jährigen) glich sich aus, die andere (Zustand nach Aitken-III-Fraktur eines 12jährigen Jungen) verblieb in der Fehlstellung. In der Frontalebene waren 9 Brüche und Lysen primär ideal reponiert, 5 davon blieben unverändert, 4 Oberschenkel verbogen sich im Varussinne zwischen 3 und 6°. Eine extreme Fehlstellung von 3° Varus bei einem Vergleichswert von 9° Valgus, also 14° Differenz zur gesunden Seite, fanden wir nach einer Aitken-I-Fraktur, die mit Schraube und Kirschner-Draht fugenparallel stabilisiert wurde (Tabelle 3). 3 primäre Valgusfehler glichen sich aus, eine Varusabweichung blieb unverändert bestehen (Tabelle 4).

Zusammenfassend läßt die Wertung der Untersuchungsergebnisse folgende Aussagen, in Anbetracht der geringen Fallzahl ohne Anspruch auf allgemeingültige Gesetzmäßigkeit, zu:

- Frakturen und Lysen der distalen Femurepiphyse sind seltene Verletzungen, die vor allem heranwachsende Jugendliche zwischen 13 und 16 Jahren betreffen.
- Die häufigste Verletzungsart ist mit 62% die Aitken-I-Fraktur.
- Das überwiegende Vorkommen von Beinverkürzungen (10 von 13) spricht möglicherweise für eine Schädigung des Stratum germinativum auch bei Lysen und Aitken-I-Frakturen.
- Ideale Reposition schützt nicht vor Fehlwachstum, welches primär therapeutisch kaum beeinflußbar ist.
- Es besteht keine Korrelation zwischen der Art der Fraktur und dem Ausmaß des Fehlwachstums.
- Die Schwere der Dislokation läßt keine Aussage über den Grad der Wachstumsstörung zu.
- Alleinige Reposition, geschlossene Kirschner-Drahtspickung und nicht fugenkreuzende Verschraubung sind bezüglich Fehlwachstum gleichwertige Verfahren.
- Fehlstellungen in der Frontal- und Sagittalebene können auch bei Jugendlichen mit prämaturen Wachstumsplatten noch ausgeglichen werden, wobei das Ausmaß und die Richtung des Korrekturwachstums nicht voraussehbar sind.

Als Fazit der gewonnenen Erkenntnisse bleibt die Empfehlung, Frakturen der distalen Femurepiphyse exakt zu reponieren und keine Fehlstellung in Kauf zu nehmen, da auf die biologische Korrekturpotenz kein Verlaß ist!

Verletzungen der distalen Femurepiphyse – Klassifikation, Behandlung, Ergebnisse

H. Keller[1], G. Siebler[1] und E. H. Kuner[1]

In unserer Klinik wurden in den letzten 9 Jahren insgesamt 11 Kinder mit einer Verletzung der distalen Femurepiphyse behandelt. Dabei handelte es sich um 9 Knaben und 2 Mädchen. Das Durchschnittsalter zum Zeitpunkt der Verletzung betrug 12 Jahre. Verletzungsursache waren v. a. Verkehrsunfälle mit Moped, Mofa, Fahrrad oder PKW. 5 Kinder hatten schwere Begleitverletzungen. Lediglich bei 1 Kind wurde eine konservative Behandlung mit geschlossener Reposition und Beckengips durchgeführt. Bei allen übrigen Kindern haben wir offen reponiert und die Epiphyse mit Schrauben und Spickdrähten stabilisiert. Ein Gipsverband war obligat. Der Nachbeobachtungszeitraum beträgt 2–9 Jahre, durchschnittlich 5 Jahre.

Nach der Salter-Harris-Klassifikation fanden wir bei unseren Kindern einmal Typ I, 6mal Typ II, 2mal Typ II, und je einmal Typ IV und V. Bei 4 Kindern, einmal Salter-Harris-Typ I und 3mal Typ II, entwickelte sich bisher ein Fehlwachstum, das in 2 Fällen zur Korrekturosteotomie führte. Interessanterweise konnte bei den insgesamt 4 Kindern mit den prognostisch als ungünstiger eingestuften Typen III, IV oder V bisher kein Fehlwachstum festgestellt werden.

Verläufe verschiedener Verletzungstypen

Zunächst ein 16jähriger Junge, der mit seinem Moped stürzte und sich dabei eine Epiphysenlösung mit einem kleinen metaphysären Keil zuzog, entsprechend Salter-Harris-Typ II. 4 Jahre später ist kein Fehlwachstum zu erkennen.

Daß auch bei Verletzungen vom Salter-Harris-Typ II ein schweres Fehlwachstum auftreten kann, das schließlich eine Korrekturosteotomie erfordert, sollen unsere 2 folgenden Beispiele zeigen.

Es handelt sich einmal um einen 16jährigen Jungen, der mit seinem Schlitten gegen einen Baum geprallt war. Die Versorgung wurde in diesem Fall mit Spongiosaschrauben durchgeführt, da ein großer metaphysärer Keil bestand. 4 Jahre später war eine Antekurvationsfehlstellung von 25° mit einer Beinverkürzung

---

[1] Chirurgische Universitätsklinik Freiburg, Abteilung Unfallchirurgie,
Klinikum der Albert-Ludwigs-Universität, Hugstetter Str. 55, D-7800 Freiburg

von 3 cm festzustellen. Wir haben daraufhin eine antikurvierende, suprakondyläre Korrekturosteotomie durchgeführt. Bei dem jetzt 18jährigen Jungen besteht 3 Jahre nach Korrekturosteotomie noch eine Beinverkürzung von 2 cm.

Der nächste Fall, ebenfalls Salter-Harris-Typ II, zeigt ein 10jähriges Mädchen, das über einen Gartenzaun gestürzt war. Die Verletzung wurde geschlossen reponiert und im Beckengips ruhiggestellt. 6 Jahre nach dem Unfall resultierte eine Beinverkürzung von 4 cm mit einer Valgusfehlstellung von 13°. Die Valgusdeformität wurde zunächst durch eine varisierende, suprakondyläre Korrekturosteotomie mit kortikospongiösem Span und autologer Spongiosaplastik ausgeglichen. 1 Jahr später haben wir die Beinverkürzung mit Hilfe eines Wagner-Apparates korrigiert.

Das nächste Beispiel zeigt einen 5jährigen Jungen, der als Fahrradfahrer von einem Traktor angefahren wurde und sich eine Verletzung vom Salter-Harris-Typ IV zuzog. Es wurde eine primäre Osteosynthese mit einer Platte am Femurschaft sowie einer Spongiosaschraube an der Epiphyse durchgeführt. Bis jetzt, 2 Jahre nach dem Unfall, konnte kein Fehlwachstum festgestellt werden.

Abschließend noch ein 11jähriger Junge mit Salter-Harris-Typ V, der als Radfahrer mit einem Motorrad kollidierte. Er zog sich dabei eine weit offene Kniegelenkverletzung mit epiphysären Mehrfragmentfrakturen beider Kondylen, einen Abriß des unteren Patellapols sowie eine Ruptur des hinteren Kreuzbandes zu.

4 Jahre später findet sich ein radiologisch weitgehend unauffälliges Kniegelenk. Es besteht kein Fehlwachstum und keinerlei Einschränkung der sportlichen Aktivität.

Schlußfolgerungen

Verletzungen der distalen Femurepiphyse sind zwar selten, müssen jedoch sehr ernst genommen werden. Um Wachstumsstörungen zu vermeiden, ist eine exakte Reposition notwendig. Wie unsere Beispiele gezeigt haben, ist die Prognose oft schwer abzuschätzen, da nicht unbedingt eine Korrelation zum Salter-Harris-Typ bestehen muß. Das heißt, daß auch bei den prognostisch eher günstig eingestuften Verletzungstypen I und II ein schweres Fehlwachstum auftreten kann. Da der primäre Schaden am Stratum germinativum in seinem ganzen Ausmaß schwer zu erkennen ist, müssen die Kinder deshalb bis zum Fugenschluß regelmäßig kontrolliert werden, um ein Fehlwachstum rechtzeitig zu erkennen und im Bedarfsfall eine Korrekturosteotomie durchführen zu können.

Verletzung der proximalen Tibiaepiphyse

H. Breitfuß[1], W. Knopp[2] und F. Glaser[2]

Epiphysiolyse und Epiphysenfrakturen entstehen durch Zug der das Gelenk umgebenden Bänder. Dabei wird die Epiphyse samt der Fuge von der Metaphyse gerissen [2].

Die Verletzung der proximalen Tibiaepiphyse ist eine Seltenheit. Nur 0,5–1% aller Epiphysenverletzungen betreffen die proximale Tibiaepiphyse. Böhler [1] fand 1951 unter 7.600 Unterschenkelbrücken lediglich 4 Läsionen der proximalen Tibiaepiphyse. Im Bereich der proximalen Tibiaepiphyse ist ein Verletzungsmechanismus über Bandstrukturen selten, da das laterale Kollateralband am Fibulaköpfchen und das mediale Kollateralband an der Tibiametaphyse inserieren. Bei Zugkräften über die Kreuzbänder kommt es bei intakten Kollateralbändern eher zu isolierten Ausrissen bei Eminentia intercondylaris als zu Epiphysenfrakturen. Einzig das kräftige Ligamentum patellae kann über eine Zugwirkung eine Lyse der Epiphyse verursachen [3, 4].

Im „Bergmannsheil" Bochum wurden von 1980–1985 8 Kinder mit 9 Verletzungen der proximalen Tibiaepiphyse behandelt. Das Durchschnittsalter zum Unfallzeitpunkt betrug bei diesen Kindern 14 Jahre. Die Kinder waren zum Zeitpunkt des Unfalls 11–17 Jahre alt. Bei 8 Kindern kam es 2mal zu Epiphysenlösungen und 7mal zu Epiphysenfrakturen. Bei 6 von 8 Kindern wurde die Epiphysenverletzung durch ein direktes Anpralltrauma verursacht. Bei 2 Kindern kam es im Sport durch einen Sprung aus großer Höhe mit plötzlicher Kontraktion der Oberschenkelmuskulatur durch ein indirektes Trauma zur Epiphysenverletzung.

Begleitverletzungen

Im Vordergrund der Begleitverletzungen stand die Meniskusläsion. 2mal wurde eine Innenmeniskusläsion mit Vorderhornruptur festgestellt, 2mal eine Außenmeniskusvorderhornruptur. Einmal lag zusätzlich ein Außenriß des vorderen Kreuzbandes vor. Einmal wurde ein knöcherner Ausriß der Eminentia intercondylaris diagnostiziert.

---

[1] Unfallchirurgie am Landeskrankenhaus, A-5020 Salzburg
[2] Chirurgische Universitätsklinik der BG-Krankenanstalten „Bergmannsheil" Bochum, Gilsinger Str. 14, D-4630 Bochum 1

Therapie

Epiphysenlösungen wurden gedeckt, reponiert und vorerst in einer Oberschenkelspaltgipshülse bis zum Abschwellen ruhiggestellt. Nach Abschwellung erfolgte die Anlage einer Gipshülse. Epiphysenfrakturen wurden offen reponiert und mit Schraubenosteosynthese behandelt.

Resultate

Durchschnittlich 22 Monate nach dem Unfall wurden alle 8 Patienten retrospektiv klinisch und radiologisch kontrolliert. Nach Epiphysenlösungen war das subjektive Resultat bei 2 Patienten sehr gut. Beide Patienten hatten eine freie Gelenkfunktion.
   3 von 4 Patienten mit Epiphysenfraktur beurteilten das Ergebnis mit gut bei freier Gelenkfunktion. 1 Patient mit gleichzeitiger Hüftgelenksfraktur und Beinverkürzung von 5 cm beurteilte das Behandlungsergebnis als ungenügend. Bei 2 Patienten mit Epiphysenfraktur und Ausbruch eines metaphysären Keiles verblieb eine Bewegungseinschränkung mit 10° Streckdefizit.

Zusammenfassung

Die Verletzung der proximalen Tibiaepiphyse ist ein seltenes Ereignis, typischerweise tritt sie bei Adoleszenten auf. Überwiegend wird sie durch direkte Traumatisierung verursacht. Begleitverletzungen (Meniskus, Kreuzband) sind häufig. Patienten mit Epiphysenfrakturen und metaphysärer Beteiligung haben die schlechteste Prognose.

Therapieempfehlung

Unverschobene Epiphysenlösungen werden bis zur Abschwellung mit einer Spaltgipshülse und nach Abschwellung mit einer Gehgipshülse ruhiggestellt. Kommt es sekundär zur Dislokation, wird gedeckt reponiert, transkutan eine Bohrdrahtosteosynthese durchgeführt und anschließend erneut mit einer Gipshülse ruhiggestellt. Gelingt die gedeckte Reposition einer Epiphysenlösung nicht, wird offen reponiert, die Lyse mit Bohrdrähten fixiert und mit einer Oberschenkelgipshülse ruhiggestellt.
   Unverschobene Epiphysenfrakturen können konservativ behandelt werden. Dislozierte Epiphysenfrakturen werden offen reponiert und durch Zugschraubenosteosynthese stabilisiert (Abb. 1). Intraartikuläre Begleitverletzungen (Meniskus, Kreuzband, Eminentia intercondylaris) müssen intraoperativ diagnostiziert und rekonstruiert werden.

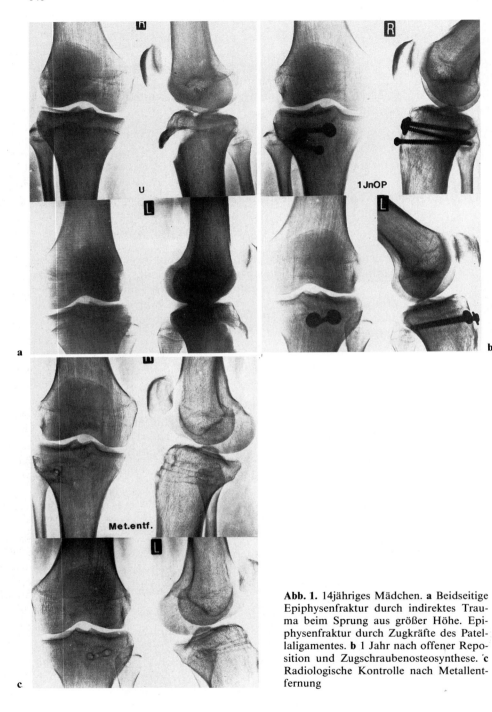

Abb. 1. 14jähriges Mädchen. **a** Beidseitige Epiphysenfraktur durch indirektes Trauma beim Sprung aus größer Höhe. Epiphysenfraktur durch Zugkräfte des Patellaligamentes. **b** 1 Jahr nach offener Reposition und Zugschraubenosteosynthese. **c** Radiologische Kontrolle nach Metallentfernung

Literatur

1. Böhler G (1951) Zur Behandlung der traumatischen Epiphysenlösung am oberen Schienbeinende. Chirurg 22:81–83
2. Glaser F, Neumann K, Muhr G (1987) Verletzungen der proximalen Tibiaepiphyse. Unfallchirurg 90:412–420
3. Lehmann A (1981) Frakturen der proximalen Tibiaepiphyse beim Kind. Orthop Prax 11:900–903
4. Stubenrauch L (1931) Über die traumatische Epiphysenlösung am oberen Tibiaende. Langenbecks Arch Klin Chir 164:621–641

Die Verletzungen der proximalen Tibiaepiphyse und die proximale metaphysäre Tibiafraktur

D. Gebauer[1] und J. Haus[1]

Einführung

Verletzungen der proximalen Tibia des Kindes finden sich nach zahlreichen Literaturangaben selten. Während Tibiaschaftfrakturen eher als problemlose Frakturen gelten, zeichnen sich die proximalen Frakturen durch Neigung zum Fehlwachstum in Frontal- oder Sagittalebene aus.

Patientengut

Im Zeitraum vom 1. 1. 1979 bis 1. 1. 1989 wurden 21 kindliche proximale Tibiafrakturen in der Staatlichen Orthopädischen Klinik München behandelt. Grundsätzlich lassen sich derartige Frakturen in 4 Hauptgruppen unterteilen: Epiphysenfrakturen, Epiphysenlösungen, metaphysäre Frakturen und die Kombinationen dieser Verletzungen. In unserem Krankengut fanden sich 3 Ausrisse der Apophyse der Tuberositas tibiae, 11 Ausrisse der Eminentia intercondylaris, jedoch keine Kombinationsfraktur der Epiphyse mit Epiphysenlösung im Sinne einer Salter-III-Fraktur. In der II. Gruppe der Epiphysenlösungen wurde 1 Fall behandelt. Als äußerst seltene Kombinationsfraktur fanden sich 2 Salter-II-Frakturen. Isolierte Stauchungsbrüche wurden in keinem Fall festgestellt. Bei 4 Patienten lag ein metaphysärer Biegungsbruch vor (Tabelle 1).

Epiphysenfrakturen: Apophysenausrisse

Die spezielle Epiphysenfraktur des Ausrisses der Tuberositas tibiae tritt im Jugendalter auf. Ein lokalisierter Druckschmerz an der Tuberositas bei nicht durchführbarer Kniestreckung gibt Anlaß zur Röntgenaufnahme, die im Seitbild im Vergleich mit der Gegenseite die Diagnose sichert. Unser Therapieschema ist in Tabelle 2 ausgeführt. Als Problem ist bei jüngeren Patienten im Alter von

---

[1] Staatliche Orthopädische Klinik Ludwig-Maximilians-Universität München, Harlachinger Str. 51, D-8000 München 90

Tabelle 1. Patientengut: Kindliche proximale Tibiaverletzungen (Untersuchungszeitraum: 1. 1. 1979–1. 1. 1989)

I.	Epiphysenfrakturen	Ausriß Tuberositas tibiae	5
		Ausriß Eminentia intercondylaris	11
II.	Epiphysenlösungen	IV.a Salter III	–
		Salter I	1
		IV.b Salter II	2
III.	Metaphysäre Frakturen	Stauchungsbruch	–
		Biegungsbruch	4
		Gesamt	21

Tabelle 2. Behandlungsrichtlinien bei Tuberositas-tibiae-Ausriß

Nicht disloziert:	Konservativ: 6 Wochen Tutor und Entlastung
Disloziert (meist):	Zugschraube oder Zuggurtung a) mit Weichteilrekonstruktion, Tutor und Entlastung 6 Wochen b) ohne Weichteilrekonstruktion, gipsfreie Entlastung 6 Wochen, Metallentfernung nach 3 Monaten

12–16 Jahren der knöcherne Durchbau der Apophyse unter Druckwirkung der Osteosynthese zu nennen, der zum Genu recurvatum führen kann. Bei den 3 Fällen unseres Patientengutes trat dies bei einem 13jährigen Patienten auf, der mit einer Zuggurtung versorgt wurde und bei dem die Apophyse schon nach 6 Wochen fest durchbaut war.

Abbildung 1 zeigt das Beispiel eines 16jährigen Jungen mit disloziertem Ausriß bei einem Anpralltrauma am Kasten während des Schulsportes. Die Refixation erfolgte mit einer Kortikalisschraube mit Unterlegscheibe. Auch hier war die Apophyse nach 6 Wochen verknöchert (Abb. 2).

Epiphysenfrakturen: Ausriß der Eminentia intercondylaris

Der knöcherne Ausriß der tibialen Kreuzbandinsertionen gilt als häufigste Epiphysenfraktur der proximalen Tibia. Nach Punktion eines Hämarthros führt das seitliche Röntgenbild des Kniegelenkes zur Diagnose. Es ist zunehmend die Arthroskopie zu empfehlen, um das Ausmaß der Begleitverletzungen wie Meniskusläsionen und Knorpelläsionen beurteilen und direkt beseitigen zu können. Das Therapieschema ist in Tabelle 3 dargelegt.

Als Problem muß die Gefahr von frühen arthrotischen Veränderungen im Rahmen nicht sanierter Begleitverletzungen gesehen werden. Bei Jugendlichen

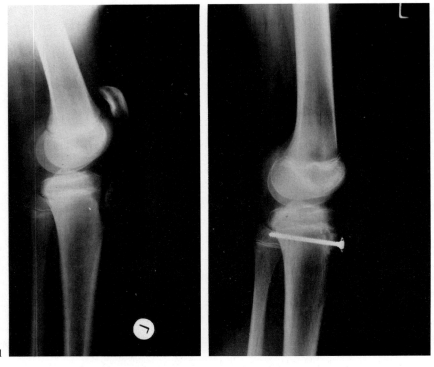

Abb. 1. Dislozierter Tuberositas-tibiae-Ausriß bei 16jährigem Jungen

Abb. 2. Zustand des Tuberositas-tibiae-Ausrisses 6 Wochen postoperativ mit Verknöcherung der Apophyse

Tabelle 3. Behandlungsrichtlinien bei Ausriß der Eminentia intercondylaris

Nicht disloziert bzw. unvollständig disloziert:	Konservativ – Punktion des Hämarthros – Gipsruhigstellung nach Reposition Entlastung 5–6 Wochen

Vollständig disloziert bzw. nicht-reponierbare unvollständig disloziert:	Narkose
	– Arthroskopie
	– Prüfung Seitenbänder
	a) Keine wesentl. Begleitverletzungen
	   Reposition mit Arthroskopie
	   Fixation mit perkutanen K-Drähten
	b) Wesentliche Begleitverletzungen
	   Arthrotomie und Reposition
	   Refixation: – Zugschraube
	                   – Drahtcerclage
	                   – Fadencerclage
	– 5–6 Wochen Gips und Entlastung
	– Metallentfernung nach 3 Monaten

Tabelle 4. Behandlungsrichtlinien bei Epiphysenlösung mit und ohne metaphysären Keil

Nicht disloziert:	Konservativ: Gipsruhigstellung

Disloziert:	Narkose: geschlossene Reposition
	a) reponierbar: Gips 4–5 Wochen
	b) nicht reponierbar: offene Reposition
	   (Weichteilinterposition) evtl. K-Drähte
	                                 Gips 4–5 Wochen

vor Wachstumsabschluß kann eine temporäre Kreuzbandinsuffizienz verbleiben, die wir aber in unserem Krankengut nicht feststellen konnten. Im Rahmen der operativen Behandlung wurden Zugschrauben, Drahtcerclagen und Mersilene-Fäden je nach Größe und Form des Ausrißfragmentes verwendet.

Epiphysenlösungen ohne und mit metaphysärem Keil

Die Epiphysenlösung der proximalen Tibia Salter I birgt im nichtdislozierten Zustand die Problematik des Übersehens von geringen Achsenfehlern, die v. a. in der Frontalebene meist die Konsequenz einer Valgusdeformität der Tibia bedingen.

Leichter diagnostizierbar ist die Epiphysenlösung mit metaphysärem Keil (Salter II). Diese äußerst seltene Verletzung beinhaltet die gleiche Gefahr der konsekutiven Achsenfehlstellung. Das Therapieschema ist in Tabelle 4 aufgelistet. In unserem Krankengut fand sich eine Salter-I-Verletzung, die mit Kirschner-Drähten wegen instabiler Retention operativ versorgt wurde.

In 2 Fällen zeigte sich eine Salter-II-Verletzung. Zum einen kam es bei einem 15jährigen Jungen zur Lyse, dorsalem metaphysärem Fragment und gleichzeitiger Lösung der Apophyse beim Absprung während des Fosbury-Flops beim Schulsport. Die reponierte Stellung ließ sich im Gips nicht halten, so daß eine Kirschner-Draht-Retention erforderlich war. Im anderen Fall war ein 3jähriger Junge von einer Rutsche gestürzt. Er konnte bei nichtdislozierter Fraktur mit einem Oberschenkelkunststoffliegeverband versorgt werden, ohne daß sich eine Fehlstellung später eingestellt hat.

Metaphysenfrakturen: Biegungsbruch

Diese Frakturform kann als isolierte Tibiafraktur oder kombiniert mit einer Fibulafraktur als proximale Unterschenkelfraktur auftreten. Auch hier besteht die Problematik des Übersehens einer primären Fehlstellung, die fast zwangsläufig zu typischen Wachstumsstörungen mit Valgusfehlstellung führt. 2 Fälle mit Unterschenkelfraktur erforderten nach auswärtiger Gipsbehandlung eine Korrekturosteotomie.

In Abb. 3 und 4 ist das Beispiel eines 7jährigen Knaben dargestellt, bei dem sich 6 Monate nach Gipsruhigstellung eine Valgusdeformität von 10° eingestellt

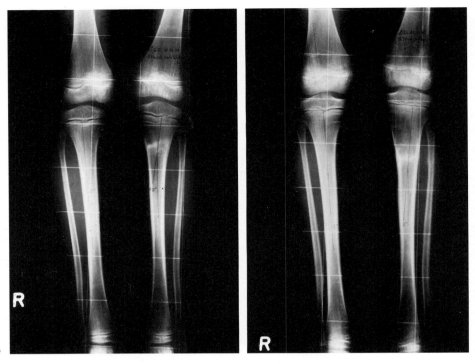

Abb. 3. Metaphysärer Biegungsbruch bei 7jährigem Jungen, 6 Monate nach Gipsruhigstellung mit Valgusdeformität links

Abb. 4. Zustand des metaphysären Biegungsbruches 6 Jahre nach Korrekturosteotomie

Tabelle 5. Behandlungsrichtlinien bei metaphysären Biegungsbrüchen

Primäre Therapie	
Valgus-Stellung < 10°:	– Gipsruhigstellung
	– Korrektur durch Gipskeilung auf 0°
Valgus-Stellung ≥ 10°	– Geschlossene Reposition primär
	– Gipsruhigstellung evtl. Gipskeilung zur Korrektur
	Wenn nicht möglich:
	– Offene Reposition und Osteosynthese: Platte oder Kirschner-Drähte mit evtl. Rekonstruktion von Periost und Pes anserinus
Sekundäre Therapie	Wenn Genu valgum ≥ 10° und zunehmend:
	Korrekturosteotomie: -Platte
	Kirschner-Drähte
	(-Klammern)
	am Scheitelpunkt des Achsknickes

hat. 6 Jahre nach Korrekturosteotomie ist eine Valgusfehlstellung von 6° verblieben.

Beim 2. Fall der proximalen Unterschenkelfraktur fand sich bei einem 3½jährigen Knaben nach Gipsbehandlung eine Valgusstellung von 20° rechts gegenüber 6° auf der gesunden Seite. Eine mediale Blount-Klammerung konnte keinen ausreichenden Effekt erzielen und bedingte eine spätere Korrekturosteotomie.

Bei einer isolierten Tibiafraktur konnte das Fehlwachstum mit einer derartigen medialen Blount-Klammerung dauerhaft verhindert werden. Eine 2. nichtdislozierte isolierte Fraktur heilte durch Gipsbehandlung ohne Fehlwachstum und Beinlängendifferenz aus. Das zugehörige Therapieschema der metaphysären Biegungsfrakturen ist in Tabelle 5 aufgeführt.

Zusammenfassung

Die wenigen in unserer Klinik behandelten Fälle der seltenen proximalen Tibiafrakturen bestätigen die allgemeine Ansicht, daß diese Frakturen eine exakte Diagnostik erfordern, da sich bei primären Fehlstellungen sehr leicht sich nicht spontan korrigierende Achsendeformitäten einstellen können.

Die Mitbeteiligung der A. poplitea bei Kniegelenkverletzungen Jugendlicher

G. Bindl[1] und U. Holz[1]

Einleitung

Die Epiphysenfuge der proximalen Tibia ist wegen ihres anatomischen Aufbaus weniger verletzungsanfällig als die des distalen Femurs. Traumen rufen daher beim Kind eher eine Epiphysenlösung des Femurs hervor als eine solche der Tibia [1]. Gegen Ende des Wachstums verliert die tibiale Fuge ihre mechanische Festigkeit. Beim Jugendlichen beobachtet man deshalb eher Verletzungen mit Epiphysenbeteiligung der proximalen Tibia [3].

Auch ligamentäre Verletzungen des Kniegelenks sind bei Kindern eine Rarität [1, 3]. Je ähnlicher das Skelett des Heranwachsenden dem des Erwachsenen wird, desto ähnlicher werden auch die Verletzungsmuster. Der entscheidende Faktor ist dabei die Skelettreife und nicht das tatsächliche Alter.

Eine besonders schwerwiegende Komplikation ist die Beteiligung der A. poplitea. Diese Begleitverletzung tritt in 4% der Frakturen [5, 8] und in rund 30% der Luxationen auf [4, 8]. Die Amputationsrate liegt bei dieser Komplikation zwischen 10 und 57% [4, 5, 7, 8]. Die Amputationshäufigkeit ist von der Ischämiezeit abhängig. Beträgt diese mehr als 6 h, steigt das Risiko, das Bein zu verlieren, enorm [8]. Diese Arterienverletzungen sind meist Intimaläsionen [2]. Dies macht die Komplikation besonders heimtückisch, denn bei einer gewissen Restdurchblutung ist das Bild der Ischämie anfangs nicht voll ausgeprägt. Auch kann ein Kollateralkreislauf über eine kurze Zeit eine verminderte Durchblutung der Peripherie aufrecht erhalten [6]. Das kann dazu führen, daß sich der Erstuntersucher in Sicherheit wiegt und das ganze Ausmaß der Verletzung erst offenbar wird, wenn ein Compartmentsyndrom den Kollateralkreislauf endgültig zum Erliegen bringt. Dann aber ist der ischämische Schaden bereits so groß, daß das Bein in der Regel nicht mehr zu erhalten ist.

Neben der sofortigen Abklärung der Gefäßsituation beim geringsten Verdacht auf eine periphere Minderdurchblutung mittels Angiographie und der umgehenden Gefäßrekonstruktion ist die Faszienspaltung der Muskellogen des Unterschenkels obligat [7, 8]. Die Komplikation muß erkannt sein, bevor die klassischen Zeichen der peripheren Ischämie an der Diagnose keinen Zweifel mehr lassen.

---

[1] Abteilung für Unfall- und Wiederherstellungschirurgie am Katharinenhospital Stuttgart, Kriegsbergstr. 60, D-7000 Stuttgart 1

Kasuistik

Ein 16jähriger Junge erlitt als Mopedfahrer bei einem Zusammenstoß mit einem PKW eine linksseitige Oberschenkelfraktur und eine Epiphysenfraktur der proximalen Tibia mit metaphysärem Keil. Bei Klinikaufnahme fiel eine Minderdurchblutung des Fußes auf, mit kaum tastbaren und im Doppler-Sonogramm abgeschwächten Fußpulsen. Die Angiographie zeigte einen Gefäßabbruch der A. poplitea in Höhe der Trifurkation (Abb. 1).
Nach Stabilisierung der Frakturen wurde die Arterie revidiert. Es lag ein Intimaeinriß im Bereich der Trifurkation vor. Die Intima wurde zurückgenäht und die Arterie durch einen Venenpatch erweitert. Zum Abschluß wurden die Faszien des Unterschenkels subkutan gespalten. Der postoperative Verlauf war völlig komplikationslos. Auch der nach Nekrektomie der Aufprallstelle der Stoßstange über dem lateralen Tibiakopf zur Deckung notwendige Schwenklappen heilte ohne Probleme. Die anfänglichen Sensibilitätsstörungen im Versorgungsgebiet des N. peronaeus sind verschwunden, die Trophik des Fußes ist unauffällig (Abb. 2).
Beim 2. Fall handelt es sich um ein 15jähriges Mädchen, das als Mitfahrerin auf einem Motorrad verunglückte. Es zog sich dabei eine Kniegelenksluxation links zu. Bei Klinikaufnahme, 45 min nach dem Unfall, wurde neben der Luxation eine Schädigung des N. peronaeus und des N. tibialis diagnostiziert. Die peripheren Pulse konnten nicht getastet werden. Nach Reposition des Kniegelenks waren die Pulse nur abgeschwächt zu fühlen. Eine weitere Abklärung der Gefäße erfolgte nicht.
Am nächsten Morgen waren die Fußpulse nicht mehr nachzuweisen. 18 h nach dem Unfall wurde die Kniekehle revidiert. Die A. poplitea wies einen Intimaeinriß auf, der durch Naht der Intima und Erweiterungsplastik mit einem Venenpatch versorgt wurde.
Am darauf folgenden Tag war eine Faszienspaltung am Unterschenkel notwendig. Im weiteren Verlauf entwickelten sich ausgedehnte Muskelnekrosen des Unterschenkels mit fast völligem Verlust der Muskulatur, es kam zu einer Infektion des Kniegelenks, die eine Arthrodese erforderlich machte, und schließlich mußte der kontrakte Spitzfuß durch eine Arthrodese des Sprunggelenks behoben werden (Abb. 3).

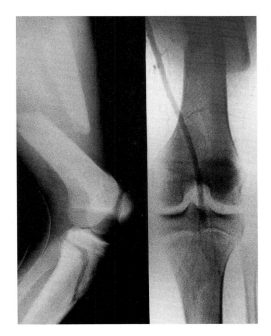

Abb. 1. Oberschenkelschaftfraktur und Epiphysenfraktur der proximalen Tibia eines 16jährigen Mopedfahrers mit Intimaläsion der A. poplitea in Höhe der Trifurkation

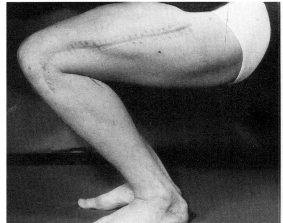
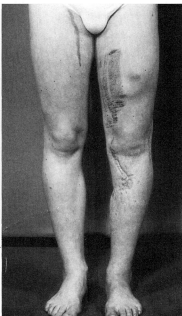

Abb. 2a, b. Nur nach sofortiger Gefäßrekonstruktion ist eine Heilung in guter Funktion ohne jegliche trophische Störungen zu erwarten

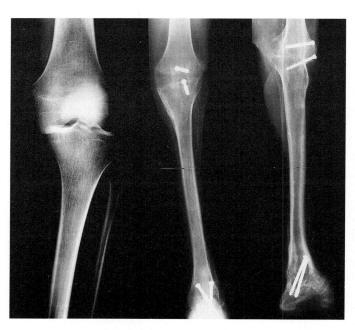

Abb. 3. Die erst nach 13 h erkannte und nach 18 h versorgte Intimaläsion der A. poplitea nach Kniegelenkluxation eines 15jährigen Mädchens hinterließ ein im Knie- und Sprunggelenk steifes Bein

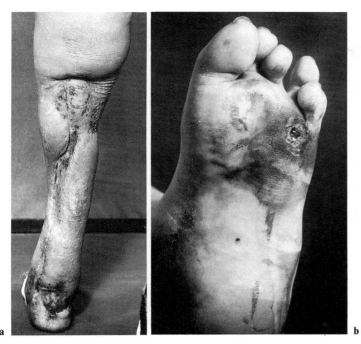

Abb. 4. Das der Ischämie folgende Compartmentsyndrom führte zur weitgehenden Zerstörung der Unterschenkelmuskulatur (a) und an der nur partiell sensiblen Fußsohle (b) zu rezidivierenden Ulzera

Nach mehreren Reoperationen verblieb ein in Knie- und Sprunggelenk steifes Bein, das wegen der nur partiell sensiblen Fußsohle auch heute noch, 4 Jahre nach dem Unfall, zu trophischen Ulzerationen neigt (Abb. 4). Dieses Bein ist nur wenig mehr wert als ein im Kniegelenk amputiertes.

Diskussion

Kniegelenkluxationen und Epiphysenfrakturen sind beim Jugendlichen seltene Verletzungen, aber in hohem Maße durch die Beteiligung der A. poplitea kompliziert. Der Chirurg muß besonders an diese Komplikation denken. Meist ist die Intima verletzt. In Verbindung mit einem Kollateralkreislauf kann daher eine Minderdurchblutung der Peripherie vorhanden sein. Eine verminderte periphere Durchblutung aber muß die sofortige Abklärung der Gefäße in der Kniekehle zur Folge haben. Ein beobachtendes Warten hat katastrophale Folgen mit einer hohen Rate an Amputationen. Eine sichere Aussage über den Zustand der Gefäße läßt nur die Angiographie zu.

Ein Gefäßabbruch erfordert die sofortige Revision und ggf. die Rekonstruktion der A. poplitea mit anschließender Faszienspaltung des Unterschenkels.

Den Gefäßabbruch als Arterienspasmus zu deuten, ist die falsche Interpretation.

Nur das korrekte Management einer Kniegelenkluxation oder einer Fraktur der proximalen Tibiaepiphyse mit subtiler Überprüfung der peripheren Durchblutung, umgehender Angiographie beim geringsten Zweifel an der Integrität der poplitealen Gefäße und sofortiger Rekonstruktion der Arterie bewahrt den Patienten vor dem funktionellen Verlust des Beines.

Zusammenfassung

Epiphysiolysen und Epiphysenfrakturen der proximalen Tibia sind ebenso wie ligamentäre Verletzungen des Kniegelenks im Kindesalter äußerst selten. Erst gegen Abschluß des Wachstums nehmen diese Verletzungen mit abnehmender mechanischer Festigkeit der Epihpysenfuge zu.

Eine schwere Komplikation ist die Beteiligung der A. poplitea. Da es sich meist um Intimaläsionen handelt, muß die Ischämie anfangs nicht sehr ausgeprägt sein. Die Gefahr, die Durchblutungsstörung zu spät zu erkennen, ist groß. Die Amputationsrate dieser Komplikation ist direkt von der Ischämiezeit abhängig. Beim geringsten Zweifel an der Unversehrtheit der poplitealen Gefäße ist umgehend die Angiographie durchzuführen.

Literatur

1. Brunner CH (1978) Frakturen im Kniegelenksbereich. In: Weber BG, Brunner CH, Freuler F (Hrsg) Die Frakturbehandlung bei Kindern und Jugendlichen. Springer, Berlin Heidelberg New York, S 298–327
2. Denk H (1973) Gefäßverletzungen bei Frakturen und Luxationen. Chirurg 44:207–215
3. Laer L von (1986) Frakturen und Luxation im Wachstumsalter. Thieme, Stuttgart New York
4. Lefrak EA (1986) Knee dislocation. Arch Surg 11:1021
5. Schaefer K, Dittmer H, Becker HM, Hamperl WD (1983) Gefäßverletzungen bei Extremitätenfrakturen. Unfallheilkunde 86:519–524
6. Schulze-Bergmann G (1974) Verletzungen der Arteria poplitea. Chirurg 45:391–394
7. Trentz O (1978) Kniegelenksluxationen. Berichte über die unfallmed. Tagung in Hannover 33:85–92
8. Vollmar J, Jung M (1976) Kombinierte Gefäß- und Knochenverletzungen. Aktuel Traumatol 6:309–316

Das Compartmentsyndrom nach Verletzung der proximalen Tibiaepiphyse mit Gefäßläsion

Y. Moazami-Goudarzi[1]

Das Compartmentsyndrom ist in der Traumatologie als schwerwiegende Komplikation nach komplexem Extremitätentrauma wohl bekannt. Es ist definiert als eine Funktionsminderung neuromuskulärer Strukturen durch Erhöhung des Gewebedruckes innerhalb einer geschlossenen Muskelloge. Durch den erhöhten Gewebedruck wird der arteriovenöse Druckgradient reduziert. Die Folge der gestörten Mikrozirkulation ist die fehlende transmurale Sauerstoffversorgung des Gewebes, resultierend in einer Nekrose. Unter den 4 Compartments des Unterschenkels weisen das vordere und tiefe dorsale Kompartment folgende Besonderheiten auf:

Beide enthalten wichtige Gefäße und Nerven und sind durch straffe osteofibröse Wände begrenzt. Die Häufigkeit irreversibler Spätschäden hängt unmittelbar von der Zeitspanne zwischen Verletzung und chirurgischer Dekompression ab. Die niedrigste Komplikationsrate findet sich in den Fällen, wo die Dekompression noch in der Phase des drohenden Compartmentsyndroms erfolgt.

Fallbeispiel 1

Ein 12-jähriges Mädchen war aus 3 m Höhe in eine Kiesgrube gesprungen und hatte sich eine Aitken-II-Fraktur der proximalen Tibiaepiphyse mit Kapselbandschaden des linken Kniegelenkes zugezogen. Der Unterschenkel war bei der Aufnahme prall gespannt und druckschmerzhaft, es gab noch keine neurologischen Ausfälle und die peripheren Pulse waren beiderseits gut tastbar. Während der Vorbereitung zur Operation trat eine Lähmung der Fußheber, Abschwächung der Fußpulse und Sensibilitätsverlust im Fußrückenbereich auf. Daraufhin erfolgte die sofortige Dekompression aller 4 Compartments durch bilaterale Inzisionen mit anschließender Reposition und Osteosynthese der Aitken-II-Fraktur mit Kleinfragmentspongiosaschraube. Die Refixation des proximal ausgerissenen hinteren Kreuzbandes erfolgte nach Durchflechtung über eine Schraube. Der postoperative Verlauf war komplikationslos. Die volle Wiederherstellung war ohne neuromuskuläres Defizit.

Fallbeispiel 2

Ein 11jähriger Junge zog sich beim Schlittenfahren eine rechtsseitige Tibiakopffraktur zu und wurde in einem auswärtigen Krankenhaus mit kalkaneusdrahtextension behandelt. 3 Tage später wurde der Patient wegen einer massiven druckdolenten Schwellung des gesamten Unter-

---

[1] Universitätsklinikum Rudolf Virchow der Freien Universität Berlin, Abteilung für Unfallchirurgie, Augustenburger Platz 1, D-1000 Berlin 65

schenkels in eine traumatologische Abteilung verlegt, wo die Fraktur durch eine Minimalosteosynthese mittels Kirschner-Drähten stabilisiert und die anteriore Loge im Sinne einer Fasziotomie dekomprimiert wurde. Der postoperative Verlauf zeigte jedoch keine Rückbildung der Schwellung und keine Besserung der Durchblutungsverhältnisse. Anamnestisch ist zu erfahren, daß die Angiographie einen Verschluß der A. poplitea zeigte. Bei der Revision der A. poplitea wurde eine geringe Menge thrombotisches Material aus dem distalen Schenkel der Arterie entfernt. Das intraoperative Arteriogramm ergab weder eine Läsion noch einen Verschluß der A. poplitea. Nach 24 h zunehmender Schwellung und massiver Ödembildung des rechten Unterschenkels mit neuromuskulärem Funktionausfall und Sensibilitätsverlust erfolgte die Fasziotomie der lateralen und dorsalen Loge. Der weitere Verlauf wurde durch ausgedehnte Muskelnekrosen der Tibialis-anterior-Gruppe, Osteitis des Tibiakopfes mit Fistelbildung, Peronäusparese und Spitzfußbildung sowie Kontrakturen der Zehenbeuger kompliziert. 18 Monate später führten wir wegen einer Valgusfehlstellung eine subkapitale Tibiakopfumstellungsosteotomie durch. Die Korrektur der Spitzfußstellung erfolgte durch Achilles- und Peronäalsehnenverlängerung. Der M. flexor hallucis longus und flexor digitorum longus sowie die Tibialis-posterior-Sehnen wurden durchtrennt.

Die kindlichen Frakturen sind durch Ödembereitschaft und rapide Schwellneigung besonders gefährdet. Die einzige kausale Therapie besteht in der notfallmäßigen Dermatofasziotomie, wobei alle 4 Compartments durch bilaterale Inzisionen dekomprimiert werden. Die rasche Dekompression hat in jedem Fall Priorität vor umfangreichen diagnostischen Maßnahmen.

Grenzen der Therapie
bei Verletzungen der distalen Tibiaepiphyse

M. Eichhorn[1], J. Engert[1] und T. Müller[1]

Bei Beteiligung der Wachstumsfuge können Wachstumsstörungen nicht in jedem Falle vermieden werden. Dies geschieht trotz grundsätzlicher Vorteile und Besonderheiten der kindlichen Frakturheilung, wie erhöhter Umbaurate des kindlichen Knochens und ausgeprägter Fähigkeit zum Remodelling durch gleichzeitiges Dicken- und Längenwachstum, wie aufrichtendes Wachstum durch Veränderung bzw. Anpassung der Epiphysenfuge, senkrecht zur neuen Belastungsebene. Durch diese Mechanismen werden mit Ausnahme der Rotationsfehlstellungen die meisten Achsenfehlstellungen ausgeglichen. Andernfalls sind wiederholte Korrekturosteotomien bis zum Abschluß des Wachstumsalters erforderlich. Bei vorzeitiger Ausbildung einer partiellen Epiphysiodese ist dann eine Brückenresektion mit Weichteilinterponat bzw. später die aufklappende Osteotomie (gelegentlich mehrfach) notwendig

Therapeutische Grenzen:
- fehlerhafte oder unvollständige Röntgendiagnostik, die ohne Schwierigkeiten durch zusätzliche Ebenen, evtl. Schichtaufnahmen oder CT komplettiert werden könnte,
- therapieabhängige Folgen durch belassene Dislokationen bei Epiphysenfrakturen,
- belassene Gelenkstufen beim älteren Kind,
- traumatische oder wiederholte Repositionen,
- ungeeignetes Osteosynthesematerial,

Therapieunabhängige Folgen:
- seltener, vorzeitiger medialer Fugenschluß nach indislozierten Epiphysenlösungen,
- vorzeitiger partieller oder auch vollständiger Fibulafugenschluß (typischerweise nach Fahrradspeichenverletzungen),
- fibulotibiale Synostosen nach offenen Epiphysenlösungen.

Von besonderer Bedeutung ist jedoch der Tibiaepiphysenschluß bei dislozierten epimetaphysären Frakturen, der der Literatur nach in bis zu 15% der Fälle auftreten soll.

---

[1] Kinderchirurgische Universitätsklinik der Ruhr-Universität, Marienhospital Herne, Postfach, D-4690 Herne 1

Tabelle 1. Früh- und Spätfolgen von Tibiaverletzungen

Epiphysiolysen	I	12	Keine
Epiphysiolysen mit metaphysären Fragmenten	II	9	Keine
Epiphysäre Frakturen	III	14	Keine
Epimetaphysäre Frakturen	IV	19	1
Übergangsfrakturen	III/IV	27	Keine
davon: twoplane 9			
triplane I 7			
triplane II 11			

Wir haben unser Krankengut von 54 distalen Tibiaepiphysenverletzungen der letzten 10 Jahre auf Früh- und Spätfolgen überprüft (Tabelle 1). Dabei zeigte sich, daß nur bei einer einzigen epimetaphysären Verletzung, auf die noch einzugehen sein wird, eine wesentliche Wachstumsstörung eintrat. Alle übrigen 53 Epiphysenverletzungen, einschließlich der 27 Übergangsfrakturen, blieben ohne gleichzeitige klinische und radiologische Folgen. Nicht aufgeführt sind dabei die Achsenfehlstellungen unter 5° und Längendifferenzen unter 0,5 cm.

Therapie

Bei der Epiphysenlösung bestand sie in der konservativen Behandlung mit Immobilisation. Ausnahmen bildeten Repositionshindernisse, die eine exakte Stellung verhinderten und eine offene Reposition nach sich zogen. Abrutschgefährdete bzw. im Gips schlecht zu stabilisierende Lysen wurden durch Kirschner-Drähte fixiert und ebenfalls im Gips immobilisiert.
- Bei den „typischen Epiphysenfrakturen" wurden die nichtdislozierten durch Immobilisation, die dislozierten durch offene Reposition und Osteosynthese versorgt.
- Bei den Übergangsformen wurden alle nichtdislozierten Formen konservativ durch Immobilisation, dislozierte Frakturen durch Reposition versorgt.
- Bei den dislozierten Gelenkfrakturen und triplanen Frakturen wurde eine offene Reposition mit Osteosynthese – ggf. mit meta- und epiphysärer Schraube – behandelt.

Anhand eines besonderen Falles wollen wir beispielhaft die Grenzen der Therapie solcher Frakturen darstellen.

Bei einem knapp 4jährigen Jungen, der gezielt aus 4 m Höhe aus einem Fenster sprang und mit beiden Füßen aufschlug, entstanden sowohl eine epimetaphysäre distale Tibiafugenfraktur rechts mit erheblicher Trümmerzone als auch eine Fibulaepiphysiolyse, eine Talusfraktur sowie beidseitige Kalkaneusfrakturen. Es wurde am rechten Sprunggelenk umgehend eine offene Reposition durchgeführt, wobei sich zeigte, daß im medialen Fugenabschnitt eine erhebliche meta- sowie epiphysäre Trümmerzone entstanden war. Gleichzeitig lag bei erhaltener äußerer Form des rechtsseitigen Talus eine subchondrale Knochenzerstörung vor, so daß der Talus manuell imprimiert werden konnte.

Meta- und Epiphysenbereich wurden nun sorgfältig rekonstruiert, teilweise unter Einsatz von Fibrinkleber und separat mit Kleinfragmentschrauben bzw. Kirschner-Drähten stabilisiert. Die anschließende Wundheilung verlief komplikationslos. Nach Entfernung des Osteosynthesematerials kam es dann aber innerhalb der ersten 8 Monate zu einer Varusfehlstellung von 15°, die sich nach 15 Monaten auf 20° verstärkte. Da wir einen Mißerfolg durch Desepiphysiodese bzw. eine weitere Verschlechterung hierdurch fürchteten, führten wir eine aufrichtende Osteotomie durch.

Nach unkompliziertem Verlauf ist der jetzt 7jährige Junge beschwerdefrei und ohne Funktionsbeeinträchtigung. Eine erneute Varusfehlstellung erscheint zumindest langsamer abzulaufen, ohne daß eine Erholung der Epiphyse trotz geringeren Minderwachstums noch möglich ist.

Wir möchten diesen Fall zum Anlaß nehmen, die Indikation zur Desepiphysiodese zur Diskussion zu stellen. Wir sind der Meinung, daß ohne sicheren Nachweis einer direkten bzw. definitiven Fugenschädigung bzw. ohne Kenntnis des Ausmaßes oder noch nicht eingetretener Epiphysiodese (unter Berücksichtigung einer noch möglichen spontanen Sprengung der Brücke), einer aufrichtenden Osteotomie als Alternative, evtl. auch wiederholt, der Vorzug zu geben ist.

Literatur

1. Benz G, Zachariou Z, Roth H (1987) Zur Operationsindikation bei Sprunggelenksfrakturen älterer Kinder und Heranwachsender. In: Hofmann-v.Kap-herr S (Hrsg) Operationsindikationen bei Frakturen im Kindesalter. Fischer, Stuttgart, S 264–267
2. Christian P (1989) Kinderfrakturen. Bern, S 224–243
3. Dinkelaker F, Breyer HG, Meissner A (1987) Indikationen zur operativen Behandlung der distalen Tibiaepiphysenfrakturen. In: Hofmann-v.Kap-herr S (Hrsg) Operationsindikationen bei Frakturen im Kindesalter. Fischer, Stuttgart, S 255–259
4. Ertl P, Barrack RL, Alexander AH, VanBuecken K (1988) Triplane fracture of the distal tibial epiphysis. J Bone Joint Surg [Am] 70:967–976
5. Hynes D, O'Brien T (1988) Growth disturbance lines after injury of the distal tibial physis. J Bone Joint Surg [Br] 70:231–233
6. Kloeppel-Wirth S, Feindl R, Kreitner KF, Koch A, Hofmann-v.Kap-herr S (1987) Operationsindikation bei Sprunggelenksfrakturen unter Berücksichtigung des Langzeitverlaufs. In: Hofmann-v.Kapherr S (Hrsg) Operationsindikationen bei Frakturen im Kindesalter. Fischer, Stuttgart, S 260–263
7. Laer L von (1986) Frakturen und Luxationen im Wachstumsalter. Thieme, Stuttgart, S 230–248
8. Laer L von, Gerber B, Jehle B (1982) Epiphysenfrakturen und Epiphysenlösungen der distalen Tibia. Z Kinderchir 36:125–127
9. Linhart WE, Höllwarth ME (1987) Operationsindikationen bei Frakturen des distalen Unterschenkels. In: Hofmann-v.Kap-herr S (Hrsg) Operationsindikationen bei Frakturen im Kindesalter. Fischer, Stuttgart, S 250–254
10. Salter RB, Harris WR (1963) Injuries involving the epiphyseal plate. J Bone Joint Surg [Am] 45:587–622
11. Winker H, Röhner H, Weller S (1985) Die Prognose der distalen Tibia-Epiphysenverletzung in Abhängigkeit vom Verletzungstyp. Aktuel Traumatol 15:165–169

Spätergebnisse von konservativ und operativ versorgten kindlichen Frakturen im Bereich der distalen Tibiaepiphyse
(Nachuntersuchung zum Zeitpunkt des vollständigen Epiphysenschlusses)

S. Winter[1], H.-G. Breyer[1] und F. Dinkelaker[1]

An der Abteilung für Unfall- und Wiederherstellungschirurgie des Universitätsklinikum Steglitz der Freien Universität Berlin wurden im Jahre 1988 21 Jugendliche nach Frakturen im Bereich der distalen Tibiaepiphyse nachuntersucht. Ziel der Untersuchung war es, Spätergebnisse nach Osteosynthesen dieser Frakturen zu erhalten.

Die Nachuntersuchung erfolgte immer nach dem vollständigen Verschluß der Epiphysenfuge. Der Zeitraum zwischen Operation und Nachuntersuchung betrug deshalb durchschnittlich sechs Jahre und zwei Monate, mindestens jedoch zwei Jahre. Von den 24 mit Osteosynthesen versorgten Epiphysenfrakturen, die im Zeitraum von 1971 bis Februar 1986 stationär behandelt worden waren, konnten 18 Patienten nachuntersucht werden, 3 weitere nachuntersuchte Patienten waren konservativ behandelt worden. Aus dem umfangreichen, größtenteils auch ambulant behandelten Krankengut wurden zur Nachuntersuchung lediglich die stationär behandelten Patienten ausgewählt, die Verletzungen höheren Schweregrades hatten oder Komplikationen aufwiesen. Keine Berücksichtigung fanden ambulant konservativ behandelte Patienten, bei denen eine primär gut reponierbare und retinierbare Epiphysenfraktur oder Epiphyseolyse vorlag.

Zur Einteilung des Frakturtyps wird an unserer Klinik die Klassifikation von Aitken (1) verwendet: 5mal lag eine Typ-I-Verletzung vor, 3mal eine Typ-II-Verletzung, 5mal eine Typ-III-Verletzung und einmal lediglich eine Epiphyseolyse vor. 3 Patienten wiesen sog. Übergangsfrakturen auf. Bei 3 Patienten bestanden Epiphysenfrakturen, deren Klassifikation bei der Behandlung nicht ausreichend dokumentiert worden war und die auch anhand der Röntgenbilder retrospektiv nicht sicher zugeordnet werden konnten. Kombinationsfrakturen von Tibia und Fibula wurden 8mal beobachtet. 2mal wurde zusätzlich eine fibulare Bandverletzung versorgt.

Bei 3 der 21 Patienten erfolgte die Therapie konservativ mit geschlossener Reposition und Gipsbehandlung. Alle übrigen 18 Patienten wurden operativ versorgt, davon 2 nach primär konservativem Therapieversuch. Bei 75% der Patienten erfolgte die operative Therapie durch Zugschraubenosteosynthese, in 15% durch Zuggurtung und bei 10% der Patienten durch perkutane Kirschner-

---

[1] Abteilung für Unfall- und Wiederherstellungschirurgie, Klinikum Steglitz der FU Berlin, Hindenburgdamm 30, D-1000 Berlin 45

Draht-Osteosynthese. Bei 8 Patienten wurde zusätzlich für 5 Wochen ein Gipsverband angelegt. Dies geschah 7mal direkt nach Osteosynthese und einmal wegen einer zusätzlichen Außenbandnaht. Der postoperative Verlauf war bei allen Patienten komplikationslos. Wir sahen keine Wundheilungsstörungen, keine Infektionen und keine Nervenläsionen. Die Materialentfernung erfolgte durchschnittlich 1 Jahr nach der operativen Versorgung nach Durchführung einer Röntgenkontrolle.

Die Nachuntersuchung sollte ein Spätergebnis dokumentieren, v. a. bei weiterem Wachstum noch später eintretende Wachstumsstörungen. Beurteilt wurden funktionelles Ergebnis, Gangbild, Beinlänge und subjektive Einschätzung des Spätergebnisses durch den Patienten selbst. Die Fußstellung wurde im Seitenvergleich zur nicht verletzten Seite durch exakte klinische Untersuchung bestimmt. Eine Röntgenuntersuchung wurde aufgrund der Strahlenschutzbestimmungen nur bei spezifischen Problemstellungen durchgeführt.

Alle 21 Patienten waren zum Zeitpunkt der Nachuntersuchung völlig beschwerdefrei. Bei 3 von 18 osteosynthetisch versorgten Patienten fanden wir eine leichte Bewegungseinschränkung von zwischen 5 und 10° im oberen und unteren Sprunggelenk, ein Patient davon hatte eine Aitken-III-Verletzung erlitten, bei den beiden anderen ließ sich die Klassifikation retrospektiv nicht sicher zwischen Typ-II und Typ-III durchführen. Ebenfalls bei 3 Patienten fanden wir eine Achsenfehlstellung, 2 von diesen 3 Patienten hatten ebenfalls eine Aitken-III-Verletzung. Beinlängendifferenzen bis maximal 1,5 cm fanden wir bei 4 der behandelten Patienten, davon bei 3 Patienten eine Differenz unter 1 cm. Alle 4 Patienten hatten Aitken-III-Verletzungen erlitten, bei 2 dieser 4 Patienten fanden wir zusätzlich eine Achsenfehlstellung. Mit Ausnahme eines einzigen Patienten, der eine Bewegungseinschränkung des oberen und unteren Sprunggelenks und eine Valgusfehlstellung von 10° Abweichung zum nicht frakturierten Bein sowie eine Beinlängendifferenz von 1 cm zugunsten des nicht verletzten Beines hatte, handelte es sich bei allen anderen Patienten nur um minimale Spätveränderungen wie eine Beinlängendifferenz unter 1 cm und eine Achsenfehlstellung bis 5°.

Alle durch die Nachuntersuchung festgestellten pathologischen Befunde fanden wir v. a. bei Patienten mit Aitken-III-Verletzungen (bzw. -II- oder -III-Verletzung, da die retrospektive Einordnung nicht immer möglich war). Handelte es sich hier z. T. um nur sehr leichte Veränderungen, so betreffen sie jedoch trotzdem die Hälfte der Patienten mit diesem Verletzungstyp. Alle übrigen Aitken-I-, Aitken-II-Verletzungen und Epiphysiolysen zeigten ein einwandfreies Nachuntersuchungsergebnis.

Diskussion

15% aller Frakturen an langen Röhrenknochen bei Kindern sind Epiphysenfrakturen, davon betreffen 10–25% die distale Tibiaepiphyse (16, 21). Da der Anteil der distalen Tibiaepiphyse am Längenwachstum der gesamten Tibia 45% beträgt (8), ist eine frühzeitige partielle Epiphysiodese von besonderer Bedeutung für die Funktion des oberen Sprunggelenks.

An unserer Klinik werden die Epiphysenverletzungen nach Aitken eingeteilt (1). Diese Einteilung ist im klinischen Gebrauch neben der von Salter und Harris (14, 19–22) am weitesten verbreitet. Nicht berücksichtigt ist dabei die Dislokation der Frakturanteile. Weitere Einteilungen, in denen Bruchspaltweite und Dislokation stärker berücksichtigt werden, sind die Fraktureinteilungen nach Weber (20) und Bergenfeld (2, 18).

Das Ausmaß eines posttraumatischen Fehlwachstums nach Epiphysenverletzung wird nach Ansicht vieler Autoren von der Beteiligung des Stratum germinativum und des Säulenknorpels der Epiphyse bestimmt (18). Darauf beruhen die meisten Einteilungen der Verletzungen der Epiphyse. Da bei der Epiphysiolyse und der Typ-I-Verletzung nach Aitken das Stratum germinativum und die Gelenkkongruenz nicht beeinträchtigt werden, ist mit einem Fehlwachstum kaum zu rechnen. Die metaphysären Frakturen (Typ-I) werden nicht als Epiphysenfrakturen im eigentlichen Sinne angesehen. Bei Typ-II- und Typ-III-Verletzungen sind dagegen Fehlstellungen und frühzeitige Epiphysiodese gehäuft zu beobachten. Nach einigen Autoren (10, 22) wird die Ursache für den frühzeitigen Epiphysenschluß in einer Störung der Durchblutung durch Verletzung der epiphysären Gefäße gesehen. Die Folgen sind dann eine Nekrose des Epiphysenkerns und eine Deformierung des Gelenkkörpers. Je jünger das Kind zum Zeitpunkt der Verletzung ist, um so größer kann die daraus resultierende Fehlstellung sein.

Die sog. Übergangsfrakturen der Jugendlichen, die beim beginnenden Verschluß der distalen Tibiaepiphyse auftreten, beinhalten diese Gefahr nicht. Inwiefern Spätschäden nach dislozierten, nicht reponierten Übergangsfrakturen auftreten, ist nicht sicher bekannt (11a).

Bei Nachuntersuchungen wurden Fehlstellungen jedoch auch bei Patienten mit Typ-I-Frakturen gefunden (22). Offensichtlich tragen zusätzlich auch das Dislokationsausmaß und die Gelenkflächeninkongruenz zu einer Fehlstellung bei. Dem messen einige Autoren größere Bedeutung bei als der Einteilung selbst (22). Wird diese Frakturdislokation nicht durch eine möglichst genaue Reposition der Fragmente aufgehoben, so bildet die starke Kallusbildung im Frakturbereich eine Kallusbrücke zwischen Metaphyse und Epiphysenkern; sie zieht sich durch die Epiphysenfuge und führt somit zu einer frühzeitigen Epiphysiodese. Weitere Gründe können Periostinterposition, Bandverletzung, Syndesmosensprengung oder Kombinationsfrakturen (z.B. mit Fibulaschaft) sein.

Von Laer (10, 11) hat in letzter Zeit der Ansicht widersprochen, daß mit den genannten Klassifikationen eine Prognose der Wachstumsstörung erfolgen kann. Er schlägt vor, die Epiphysenlösungen und die metaphysären Frakturen als distale Schaftfrakturen zu betrachten und die Epiphysenfrakturen als Gelenkläsionen.

Die Indikation zur operativen Behandlung wird in der Regel bei den meisten Typ-II- und den Typ-III-Frakturen gesehen (14, 20–22), ausgenommen Frakturen mit geringer Dislokation der Fragmente und intakter Gelenkkongruenz. Die Osteosynthese besteht in einer fugenparallelen Verschraubung der epiphysären und der metaphysären Anteile mit Spongiosaschrauben.

Typ-I-Verletzungen nach Aitken und Epiphysiolysen werden in der Regel durch Reposition und Ruhigstellung im Gips behandelt. Bei einer stärkeren Dislokation (Bruchspalt größer als 10 mm [22]) werden auch sie operativ behandelt. Bei Verdacht auf eine Periostinterposition wird die offene Reposition und Gipsbehandlung empfohlen.

In unserer Klinik wurden die Typ-II- und die Typ-III-Verletzungen der distalen Tibiaepiphyse bei Dislokationen operativ behandelt (s. Abb. 1), ebenso Typ-I-Frakturen und Epiphysiolysen, wenn bei stärkerer Dislokation ein Repositionshindernis vorzuliegen schien. Nur bei geringen Dislokationen bei Typ-I- und Typ-II-Verletzungen wurde ein ausschließlich konservatives Vorgehen (geschlossene Reposition und Gipsbehandlung) bevorzugt. Konnte bei geschlossener Reposition keine zufriedenstellende Fragmentstellung erreicht werden oder dislozierte die Verletzung trotz angelegten Gipsverbandes, so wurde auch hier eine anschließende operative Behandlung häufig notwendig.

Die klinische Nachuntersuchung von 21 Jungendlichen im eigenen Krankengut zeigte bei 18 Patienten ein funktionell völlig einwandfreies Spätergebnis. 3 Patienten hatten eine geringgradige Bewegungseinschränkung. 4 Patienten wiesen Beinlängendifferenzen auf, allerdings war die Beinlängendifferenz nur bei einem Patienten größer als 10 mm. Drei Patienten hatten eine Achsenfehlstellung. Hierbei handelte es sich um leichtere Veränderungen, lediglich bei einem einzigen Patienten fand sich eine Valgusfehlstellung von 10° und eine deutliche Bewegungseinschränkung. Derartige Bewegungseinschränkungen sind jedoch auch möglicherweise auf eine nicht ausreichende Nachbehandlung zurückzuführen.

Als Spätfolge mit der größten klinischen Relevanz ist zweifelsohne die Achsenfehlstellung anzusehen. Wir fanden bei der gezielten klinischen Untersuchung bei 3 Patienten eine Fehlstellung, davon nur bei einem Patienten eine Achsenabweichung von 10° im Sinne einer Valgusfehlstellung. Dieser Patient hatte einen vorzeitigen Epiphysenschluß, bei Fibulaepiphysiolyse und einer Aitken-III-Fraktur der distalen Tibia erlitten. Der vorzeitige Epiphysenschluß war bereits nach einem Jahr zum Zeitpunkt der Materialentfernung festzustellen. Bei 2 weiteren Patienten lag eine Varusfehlstellung von 5° Abweichung vor. Die Ursache der Varusfehlstellung war retrospektiv nicht mehr zu ermitteln. Die klinische Relevanz einer Fehlstellung unter 5° ist als gering anzusehen. Lediglich der Fall der 10° betragenden Fehlstellung ist als mögliche Präarthrose zu diskutieren (entsprechend 5% aller nachuntersuchten Patienten).

Mögliche Ursachen derartiger Spätveränderungen zu diskutieren, gestaltet sich in unserem Krankengut auch deshalb schwierig, weil nur ein geringer Teil der Patienten unserer Empfehlung folgte und sich nach der Materialentfernung nochmals zu einer Verlaufskontrolle vorstellte. Dies mag auch als Zeichen der Beschwerdefreiheit angesehen werden. Das Auftreten eines Fehlwachstums wird in der Literatur allgemein mit 17–20% nach operativer Therapie angegeben (21, 22). Dabei waren bei 7% der Patienten spätere Korrektureingriffe notwendig. Bei ausschließlich konservativem Vorgehen werden Fehlstellungen bis zu 40% beobachtet.

Die in der vorliegenden Arbeit vorgestellten Resultate einer Spätuntersuchung 5½ Jahre nach dem Unfallereignis unterscheiden sich nicht wesentlich von denen anderer Autoren, die ihre Nachuntersuchung 1–2 Jahre später durchführten. Es scheint daher ein Untersuchungszeitraum von einem Jahr bei diesen Patien-

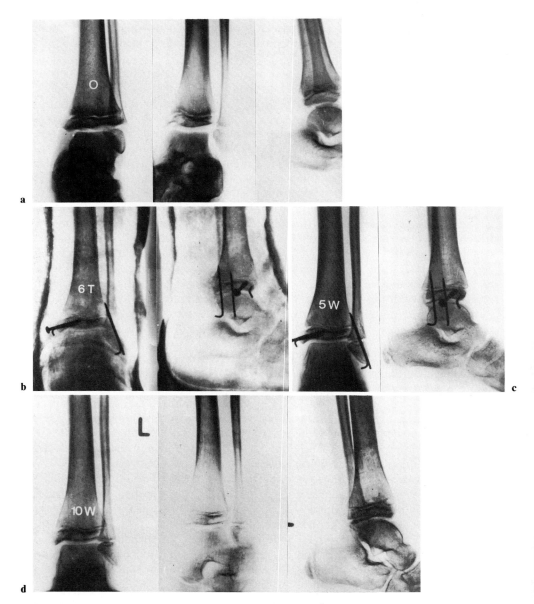

Abb. 1a–d. 10jähriger Junge, Aitken-II-Verletzung kombiniert mit einer Epiphyseolyse der Fibula. **a** Unfallbilder. **b, c** Sechs Tage und fünf Wochen nach operativer Behandlung. **d** Zehn Wochen nach Materialentfernung

ten auszureichen, um eventuelle Fehlstellungen erkennen zu können und dann gezielt den weiteren Verlauf zu verfolgen. Die Spätergebnisse unterstreichen jedoch die Notwendigkeit eines operativen Vorgehens, wenn durch eine primäre Reposition und Gipsbehandlung nicht eine stufenlose Stellung der Fragmente erzielt werden kann bzw. das Repositionsergebnis nicht durch den angelegten Gipsverband ausreichend fixiert werden kann. Von besonderer Bedeutung ist dieses Vorgehen jedoch bei der Aitken-III-Verletzung, da hier selbst bei operativer Versorgung bei 4 von 8 Patienten Spätveränderungen festzustellen waren.

Literatur

1. Aitken AP (1936) The end results of the fractured distal tibial epiphysis. J Bone Joint Surg 18:685
2. Bergenfeldt E (1933) Beiträge zur Kenntnis der traumatischen Epiphysenlösungen an den langen Röhrenknochen der Extremitäten. Acta Chir Scan [Suppl] 28
3. Carothers CO, Crenshaw AH (1955) Clinical significance of a classification of epiphyseal injuries at the ankle. Am J Surg 89:879
4. Giuliani K (1952) Spätzustände nach traumatisch-mechanischen Schädigungen der Epiphysen am distalen Tibiaende. Arch Orthop Unfallchir 45:386
5. Heinze R (1983) Die „triplane fracture" am unteren Schienbeinende bei Kindern und Jugendlichen. Unfallchirurgie 919:204–208
6. Hohmann G (1956) Beitrag zur Behandlung der Spätfolgen nach Verletzungen der distalen Tibiaepiphyse. Arch Orthop Unfallchir 48:199
7. Hold G, Stauffer UG (1982) Epiphysenlösungen der distalen Tibia. Chirurg 53:704–708
8. Kling ThF (1984) Distal tibial epiphyseal fractures in children. J Bone Joint Surg [Am] 66:5
9. Laer Lv (1982) Der posttraumatische partielle Verschluß der distalen Tibiaepiphyse. Teil I und Teil II. Unfallheilkd 85:445–452, 509–516
10. Laer Lv (1981) Die „Unvollendete" des Wachstumsalters: Die Übergangsfraktur der distalen Tibia. Unfallheilkd 84:737–781
11. Laer Lv (1981) Klinische Aspekte zur Einteilung kindlicher Frakturen, insbesondere zu den traumatischen Läsionen der Wachstumsfuge. Unfallheilkd 84:229–236
11a. Laer Lv (1986) Frakturen und Luxationen im Wachstumsalter. Thieme, Stuttgart New York
12. Linhart W, Höllwarth M, Schimpl G (1983) Frakturen der distalen Tibiaepiphyse. Unfallheilkd 86:510–514
13. Morscher E (1977) Klassifikation von Epiphysenverletzungen. Z Orthop 115:557–562
14. Jani L, Morscher E (1977) Prinzipien der Behandlung von posttraumatischen Wachstumsstörungen. Z Orthop 115:586–592
15. Petracic B, Haneke J Frakturen der vorderen lateralen unteren Tibiakante als Folge einer Sportverletzung bei Jugendlichen. Unfallchirurgie 4/3:179–180
16. Poland J (1898) Traumatic separation of the epiphysis. Smith, Elder u. Cie, London
17. Renne J (1977) Zur Systematik von Verletzungen der Wachstumsfuge. Z Orthop 115:563–567
18. Weber BG (1977) Frische Verletzungen der Epiphysenfuge – ihre Therapie. Z Orthop 115:567–569
19. Wicky B, Stauffer UG (1982) Epiphysenfrakturen der distalen Tibia. Chirurg 53:697–703
20. Winkler H, Rhner H, Weller S (1985) Die Prognose der distalen Tibia-Epiphysenverletzung in Abhängigkeit vom Verletzungstyp. Akt Traumatol 15:165–169

Die Periostinterposition an der distalen Tibiaepiphysenfuge

H. Schmelzeisen[1]

Bei den gelenknahen Verletzungen sind Interpositionen des abgerissenen Periostes in die Wachstumsfuge nur an solchen Gelenken möglich, deren Epiphysen größtenteils periostüberzogen intraartikulär liegen. Aufgrund der anatomischen Gegebenheiten kommen solche Interpositionen am distalen Radius, am distalen Femur und an der distalen Tibia vor. Wegen der vermehrten Verletzungsexposition des Unterschenkels sind sie an der distalen Tibia am häufigsten.

Die Epiphysenfugen unterliegen im Verlaufe des Wachstums einheitlichen Veränderungen, sie verschmälern sich, je weiter die Skelettreife fortschreitet. (Abb. 1.) Dies hat zu folgendem Behandlungskonzept geführt: Die Interposition beim jüngeren Patienten ist konservativ durch alleinige Reposition zu behandeln, da die Fuge noch genügend Wachstumspotenz besitzt, etwaige Fehlstellungen auszugleichen. Die Interposition beim älteren Kind und Jugendlichen muß operativ behandelt werden, da die Potenz der Fuge nicht ausreicht, um verbliebene Fehlstellungen zu verhindern.

Der Aufbau der Epiphysenfuge wird durch McLean u. Bloom [9] sowie Salter u. Harris [10] in 4 Abschnitte eingeteilt:
1. Ruhende Zellen
2. Proliferierende Zellen
3. Hypertrophische Zellen
4. Mineralisierte Zellen ←Lyse

Schenk [11] hat aufgrund seiner anatomischen Studien eine differenziertere Einteilung vorgeschlagen:
1. Stratum germinativum (ruhender Knorpel)
2. Proliferierender (Säulen) Knorpel
3. Blasenknorpel
4. Verkalkungszone
5. Eröffnungszone ←Lyse
6. Ossifikationszone

Ganz gleich, welcher Einteilung man folgt, bleibt festzustellen, daß durch die Lyse auch mit metaphysärem Frakturanteil eine Schädigung der wichtigen Teile der Fuge, also des Stratum germinativum bzw. der ruhenden und auch der pro-

---

[1] Klinik für Unfall- und Wiederherstellende Chirurgie, Kreiskrankenhaus Lahr/Schwarzwald, Klosterstr. 19, D-7630 Lahr

Die Periostinterposition an der distalen Tibiaepiphysenfuge

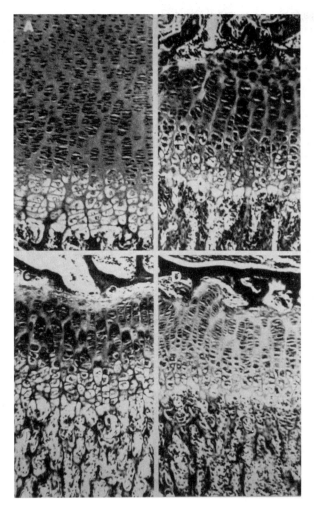

Abb. 1A–D. Epiphysenfuge in verschiedenen Stadien der Skelettreife. Zu Beginn ist die ruhende Knorpelschicht am breitesten, sie wird abgelöst von „Blasenknorpel", der diaphysenwärts wächst, ihm folgt die Eröffnungs- und schließlich die Verkalkungszone. (Nach Buckwalter [5])

liferierenden Zellen, nicht erfolgt. Die Lyse geschieht am Übergang des Blasenknorpels bzw. der hypertrophischen Zellen zur Verkalkungszone hin, da hier die geringste Belastbarkeit auf Scherwirkung besteht. Danach sollte auch beim älteren Kind und Jugendlichen ein Fehlwachstum im Prinzip nicht entstehen. Darauf haben u.a. Beck [3, 4], v. Laer [7, 8] und Jani et al. [6] im deutschsprachigen Raum mehrfach hingewiesen.

Seit 1982 haben wir diese Verletzungen, bei denen aufgrund des Verletzungsmechanismus, des 1. Röntgenbildes und des Röntgenbildes nach Reposition eine Periostinterposition anzunehmen war, konservativ behandelt bzw. die Behand-

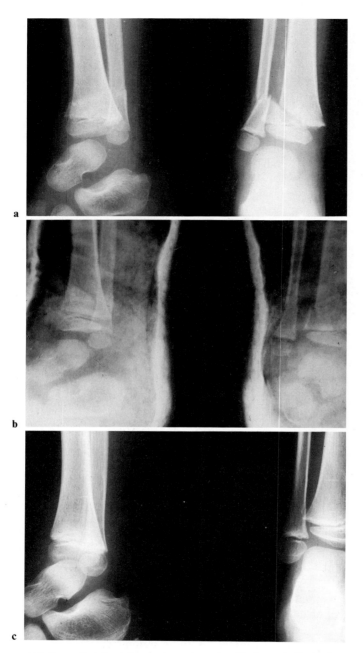

Abb. 2a–c. Epiphysiolyse am wachsenden Skelett mit Periostinterposition und metaphysärer Fraktur **(a)**, verbleibende Stufe und Erweiterung der Tibiaepiphyse **b**, komplette Ausheilung ohne sichtbare Fugenschädigung **(c)**, 14 Monate nach Unfall (Fall Nr. 2)

Tabelle 1. Patientenalter (n = 19)

Alter (Jahre)	Patient Nr.	n
7	1	1
8	2/3	2
9	4	1
10	5/6	2
11	7/8/9	3
12	10/11/12	3
13	13/14/15	3
14	16/17	2
15	18/19	2

lung konservativ fortgesetzt (Abb. 2). In die Studie wurden daraufhin 19 Fälle aufgenommen, 15 Knaben und 4 Mädchen, was wohl auf die stärkeren sportlichen und spielerischen Aktivitäten der Knaben zurückzuführen ist. Die Patienten wurden dem Alter entsprechend aufgelistet, wobei sich die in Tabelle 1 dargestellte Verteilung ergab.

Ohne daß man bei der genannten Fallzahl statistische Signifikanzen errechnen darf, ist die Periostinterposition an der distalen Tibia eine Verletzung, die mehr das ältere Kind und den Jugendlichen betrifft, wie dies auch aus anderen Statistiken hervorgeht [3, 4, 6, 7]. Wahrscheinlich ist das vermehrte Auftreten in der genannten Altersgruppe auf den Wachstumsschub in dieser Zeit mit erhöhter Vulnerabilität in der Zone des Blasenknorpels bzw. der hypertrophischen Zellen zurückzuführen. Die spielerischen und sportlichen Aktivitäten bis zum 8. und 9. Lebensjahr sind kaum geringer zu veranschlagen. Möglicherweise mag auch das Körpergewicht der 10 bis 15jährigen beispielsweise bei den Sprungsportarten eine Rolle spielen.

Bei 17 der 19 Patienten ist die Behandlung aufgrund der Nachuntersuchungszeit als abgeschlossen anzusehen (Tabelle 2). Bei 16 Patienten ist bei abgeschlossener Nachuntersuchung ein Fehlwachstum nicht eingetreten. Einmal war eine Varusposition 5° bei einem 13jährigen Patienten zu verzeichnen, allerdings bei freier Funktion und ohne Beschwerden. Ob dabei eine partielle lokale Durchblutungsstörung der Fuge im Sinne eines Gelenkbruches vorlag, konnte nicht nachgewiesen werden. Bei 2 Patienten (Nr. 5 und 15) liegen die Beobachtungszeiten erst 6 Monate zurück. Im 1. Fall ist eine Störung im Wachstum nicht zu erwarten. Der 2. Patient wurde (als einziger) operativ behandelt, da es sich um eine tibialseitig offene Fraktur mit freiliegendem Epiphysenfugenanteil und sichtbarer Periostinterposition handelte: Herausnahme des Periostinterponates, Reposition, Kirschner-Draht-Osteosynthese der Tibiaepiphyse, Distanzosteosynthese der Fibula unter Einbeziehung der fibularen Fuge; die Implantate sind bei guter Position zwischenzeitlich entfernt, ohne bisher erkennbare Epiphysenfugenschäden. Beobachtungszeit allerdings erst 6 Monate.

Zusammenfassend ist festzustellen: Die Periostinterposition an der distalen Tibia, ob mit oder ohne Fraktur, geht nicht mit einer Schädigung der für das Wachstum zuständigen Zellen einher. Bei ordnungsgemäßer konservativer Be-

Tabelle 2. Nachuntersuchungszeiten und Therapieergebnisse

Patient Nr.	Alter (Unfall)	Nachunter-suchungszeit (Monate)	Alter (bei der Nach-untersuchung)	Therapieergebnis
1	7	26	10	+
2	8	14	9	+
3	8	28	11	+
4	9	10	10	+
5	10	9	11	?
6	10	20	12	+
7	11	12	12	+
8	11	36	14	+
9	11	30	14	+
10	12	9	13	+
11	12	16	14	+
12	12	24	14	+
13	13	18	15	Varus 5°
14	13	22	15	+
15	13	6	13	Operation (II° offen)
16	14	15	15	+
17	14	10	15	+
18	15	12	16	+
19	15	12	16	+

handlung ist ein Fehlwachstum üblicherweise nicht zu befürchten. Im Hinblick auf die Klassifizierungen, wie sie für das wachsende Skelett derzeit anerkannt sind [1, 2, 10] sollte man sie behandeln wie Schaftfrakturen in diesem Alter, also konservativ.

Literatur

1. Aitken Ap (1935) The end results of the fractured distal radius epiphysis. J Bone Joint Surg 17:302
2. Aitken AP (1936) The end results of the fractured distal radial epiphysis. J Bone Joint Surg 18:685
3. Beck E (1982) Die Bedeutung der Periostinterposition bei der Epiphysenlösung. Unfallheilkunde 85:226
4. Beck E (1982) Die Bedeutung der Periostinterposition bei der Epiphysenlösung. Unfallheilkunde 85:232
5. Buckwalter JA (1985) Growth-plate-chondrocyte profiles and their orientation. J Bone Joint Surg 67:942
6. Jani L, Herzog B, Dick W (1978) Die Operationsindikation bei den Epiphysenfugenverletzungen. Z Kinderchir 23:186
7. Laer L von (1982) Der posttraumatische partielle Verschluß der distalen Tibiaepiphysenfuge. Unfallheilkunde 85:445
8. Laer L von (1982) Der posttraumatische partielle Verschluß der distalen Tibiaepiphysenfuge. Ursache, Prognose und Prophylaxe? Unfallheilkunde 85:509

9. Mc Lean FC, Bloom W (1940) Calcification and ossification. Calcification in normal growing bone. Anat Rec 78:333
10. Salter RB, Harris WR (1963) Injuries involving the epiphyseal plate. J Bone Joint Surg 45:587
11. Schenk R (1978) Histomorphologische und physiologische Grundlagen des Skelettwachstums. In: Brunner C, Weber BG, Freuler F (Hrsg) Die Frakturenbehandlung bei Kindern und Jugendlichen. Springer, Berlin Heidelberg New York

Die Übergangsfraktur der distalen Tibia – die Adoleszentenfraktur

M. Häring[1]

Die Übergangsfraktur, insbesondere an der distalen Tibia, stellt einen speziellen Frakturtyp im epiphysären Bereich dar. Während einer zeitlich begrenzten Phase kommt es bei Traumen an der Epiphyse zu einer Kombination aus Epiphysenlösung und Epiphysenfraktur.

Im Gegensatz zu den axial einwirkenden Kräften, die eine Epiphysenfraktur hervorrufen, kommt es bei horizontal einwirkenden Kräften, also bei Scherkräften, zu dieser Sonderform aus Lyse und Fraktur.

Damit diese Sonderform von Fraktur entstehen kann, müssen bestimmte Bedingungen in bezug auf Lebensalter und Reifegrad der Epiphysenfuge gegeben sein. Diese Verletzungsform wird Übergangsfraktur – im angloamerikanischen Sprachraum bi- bzw. triplane Fraktur – genannt und findet sich beim Adoleszenten im Übergang vom Kindes- zum Erwachsenenalter. Am häufigsten betroffen ist die distale Tibia, gefolgt vom distalen Radius und den Phalangen.

Die Ursache liegt im ungleichmäßigen Fugenschluß, der an der distalen Tibia von ventral/medial nach dorsal/lateral fortschreitet (Abb. 1). Die Verknöcherung wird also mit dem Durchbau des fibularen Sektors abgeschlossen.

Im Altersabschnitt zwischen 12 ½ und 14 Jahren kommt es im noch nicht verknöcherten Anteil der Wachstumsfuge in der sog. Zone des Blasenknorpels zur Epiphyseolyse, während sich im bereits verknöcherten Areal eine Fraktur ereignet (Abb. 2). Die Frakturlinie kann durch die Epiphyse, aber auch durch die Metaphyse ziehen und daher kann eine Zwei- bzw. eine Dreiebenenfraktur entstehen.

Mit Vorteil lassen sich die räumlich schwierig angeordneten Frakturverhältnisse durch ein Computertomogramm exakt darstellen (Abb. 3). Diese Empfehlung wurde erstmalig 1978 von Coopermann et al. [1] gegeben.

Die Prognose für diesen Frakturtyp ist in bezug auf das zu erwartende Fehlwachstum günstig. Die Wachstumspotenz der Epiphysenfuge ist erloschen, der Reifungsprozeß steht vor dem Abschluß und wird durch das Trauma und die dabei entstehende Hyperämie beschleunigt.

In den Jahren 1985–1989 haben wir an der Unfallabteilung der Raphaelsklinik Münster 5 dieser Fälle behandelt. Da sie alle identisch sind, soll einer vorgestellt werden (Abb. 4).

[1] Abteilung für Unfall- und Wiederherstellungschirurgie, Raphaelsklinik Münster, Klosterstr. 75, D-4400 Münster

Die Übergangsfraktur der distalen Tibia – die Adoleszentenfraktur

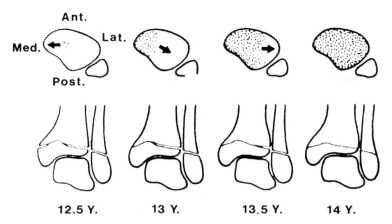

Abb. 1. Schrittweiser knöcherner Durchbau der distalen Tibiaepiphysenfuge von ventral/medial nach dorsal/lateral (Nach [2])

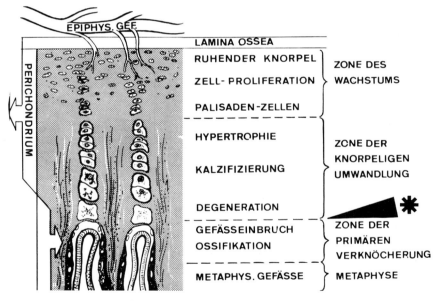

Abb. 2. Schematischer Aufbau einer Epiphysenfuge. Morphologische und funktionelle Gliederung

Es handelt sich um ein 14 Jahre altes Mädchen, das sich bei einem Fahrradsturz diese distale Tibiafraktur im vorderen lateralen Anteil der Epiphyse zugezogen hat. Nach exakter Reposition erfolgte die Verschraubung. Das Hauptaugenmerk ist auf die Kongruenz der Gelenkfläche gerichtet, die Lage der Zugschraube ist fugen- und gelenkparallel, eine transepiphysäre Verschraubung hätte bei dieser Situation kein konsekutives Fehlwachstum zur Folge.

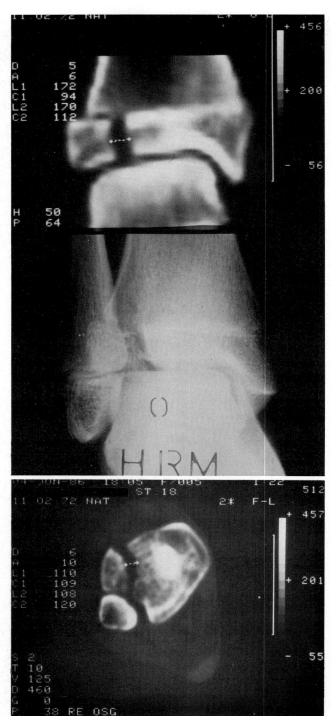

Abb. 3a, b. Röntgenbild und computertomographische Aufzeichnung einer biplanen Fraktur an der distalen Tibia

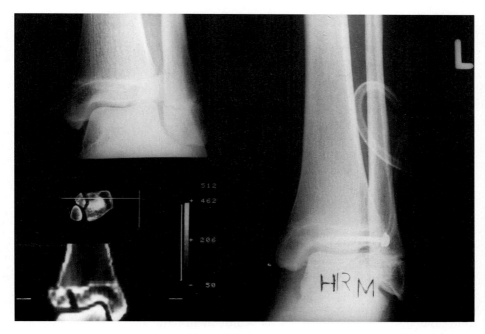

Abb. 4. Adoleszentenfraktur der distalen Tibia bei einem 14 Jahre alten Mädchen mit Ausbruch des knöchernen, noch nicht durchgebauten ventrolateralen Areals

Zusammenfassend soll nochmals auf die Charakteristika einer Übergangsfraktur hingewiesen werden:
1. Die Altersphase zwischen 12½ und 14 Jahren,
2. die Richtung des einwirkenden Traumas,
3. der Reifegrad der Epiphysenfuge,
4. die Frakturebene,
5. die günstige Prognose

Literatur

1. Cooperman DP, Spiegel PhG, Laros GS (1978) Tibial fractures involving the ankle in children. J Bone Joint Surg [Am] 60:140
2. Mac Nealy GA, Rogers LF, Hemandez R, Poznanski AK (1982) Injures of the distal tibial epiphysis, systematic radiographie evolution. AJR 138:683–689

Die Übergangsfraktur am distalen Unterschenkel – Diagnostik und Therapie

R. Kreusch-Brinker[1], A. Eisenschenk[1] und T. Pomsel[1]

Einleitung

Epiphysenfrakturen des Wachstumsalters unterliegen im klinischen Alltag einer der Röntgenmorphologie angepaßten Einteilung nach Aitkin et al. [1] oder Salter u. Harris [14]. Entsprechend dem Verletzungsmuster des Knorpels werden prognostische Parameter aus der Art des Bruches abgeleitet (Abb. 1). Ein vorzeitiger Verschluß der Wachstumsfuge wurde insbesondere von Salter et al. [14] auf eine direkte Verletzung des Stratum germinativum des Epiphysenknorpels zurückgeführt und daraus als therapeutische Konsequenz eine invasive Therapie mit „wasserdichter" Rekonstruktion der Epiphyse gefordert. Im Bereich der distalen Tibia erhöhte sich dieser Anspruch an den Therapeuten, da die als prognostisch ungünstig eingestuften Frakturtypen (Aitken III, Salter III/IV) eine Beteiligung der Gelenkfläche an einer belasteten Extremität beinhalteten. Insbesondere im deutschsprachigen Schrifttum wurde aus diesem Zusammenhang die Indikation zur offenen Reposition sehr weit gestellt [11, 17], während in der englischen Literatur bei Bevorzugung der konservativen Therapie die Diskussion sehr kontrovers geführt wird [4–6, 15].

Zum Ende des Wachstumsalters treten mit dem asymmetrischen Wachstumsfugenschluß Sonderformen von Verletzungsmustern auf, die als Übergangsfrakturen zusammengefaßt werden. Wegen des zentripetalen Ablaufs der endgültigen Verknöcherung sind die peripheren Gelenke nach Eintreten der Menarche bzw. des Stimmbruchs sehr rasch von diesem Prozeß erfaßt. Am Pilon tibiale erfolgt der Verschluß der Epiphysenfuge von anteromedial nach posterolateral [9]. Der Zeitraum dieses röntgenologischen Phänomens umfaßt 12–18 Monate, also die Phase des ausklingenden Wachstums nach Einsetzen der Pubertät [2, 12]. Würde tatsächlich von der partiell offenen Wachstumsfuge noch ein Längengewinn ausgehen, so wäre das Resultat eine geringe Varus-/Antekurvationsfehlstellung. Die Umwandlung des Epiphysenknorpels der distalen Tibia betrifft aber nach Einsetzen der Pubertät offensichtlich nur noch die Zone des Säulenknorpels und nicht mehr das Stratum germinativum.

Dieser röntgenologisch gut nachweisbare Vorgang (Abb. 2a–d) ist allein Ausdruck für die Veränderung der Epiphysendurchblutung zum Ende des Wachs-

---

[1] Orthopädische Klinik und Poliklinik der Freien Universität Berlin, Oskar-Helene-Heim, Clayallee 229, D-1000 Berlin 33

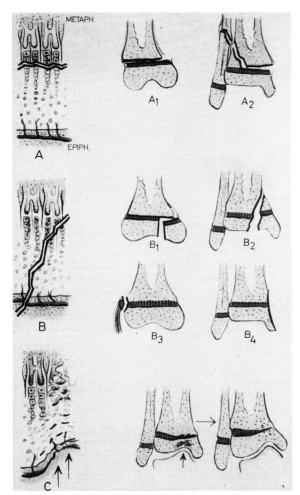

Abb. 1. Einteilung der Wachstumsfugenverletzungen nach Salter u. Harris

tums. Der Gefäßsproß für den Ossifikationsbeginn am Pilon tibiale kommt aus der A. tibialis posterior von posterolateral; im Verlauf der weiteren Reifung übernimmt im anterolateralen Bereich auch die A. tibialis anterior einen Teil der Versorgung; mit der Verschmelzung von Meta- und Epiphyse überwiegen nur noch die metaphysären endostalen Gefäße in der Spongiosadurchblutung [16]. Kommt es vor der Pubertät zu einem Abbruch der peripheren Strombahn an der Epiphyse, resultiert ein vorzeitiger Wachstumsschluß mit Ausbildung eines Brückenkallus zwischen Epi- und Metaphyse, weil nun die knöcherne Heilung über das metaphysäre und periostale Gefäßsystem abläuft. Da der kritische Abschnitt der Durchblutung an der distalen Tibia der anteromediale Kantenbereich ist, resultiert daraus die Varusfehlstellung [11]. Ist der Vorgang der Stromumkehr allerdings mit der Pubertät schon eingeleitet, so kann ein traumatischer Gefäß-

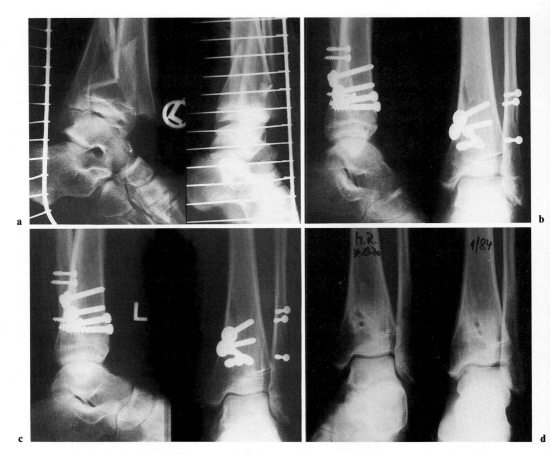

Abb. 2a–d. Verlauf einer triplanen Frakturen Typ I mit röntgenologischem Ablauf des Epiphysenfugenschlusses während der Behandlung

stromabbruch nur den physiologischen Ablauf beschleunigen, allerdings ohne Einfluß auf die resultierende Gelenkachse.

Ein anderes Problem ist der Wachstumseinfluß der Fibulaepiphyse auf das Sprunggelenk. Nach Kärrholm et al. [8] bewegt sich die Metaphyse der Fibula im Wachstum gegenüber der Tibia supramalleolär kontinuierlich nach distal. Eine Verletzung der Wachstumsfuge der Fibula kann somit partiell metaphysär kompensiert werden; auf der anderen Seite wird eine Störung des Tibialängswachstums teilweise durch eine Proximalverlagerung des Fibulaköpfchens aufgehoben. Da mit dieser Adaptation des Wadenbeins Differnzen bis ca. 1,5 cm ausgeglichen werden können, ist bei den Übergangsfrakturen durch die Fibula auch kein Achsenfehler zu befürchten.

Besonderes Augenmerk erfuhren diese Brüche durch die schwierige Diagnostik im Standardröntgenbild. Die einfache biplane Fraktur (sog. Tilleaux-Fraktur) (Abb. 3 u. 4) als Abbruch der anterolateralen Kante, äquivalent zum Abriß

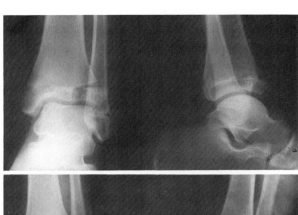
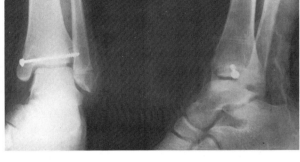

Abb. 3a, b. Biplane Fraktur mit Dislokation und indirekter Verschraubung

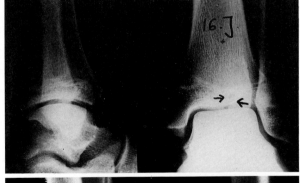
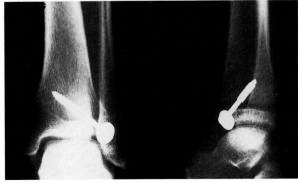

Abb. 4a, b. Biplane Fraktur, geringe Dislokation, direkte Verschraubung

des „Tubercule de Chaput" bei komplexem Bruch des erwachsenen Sprunggelenks, wurde schon frühzeitig beschrieben [9, 13], wobei mechanische Ursachen durch den Zug der vorderen Syndesmose bei Supination/Eversion als Grund für den Frakturverlauf angeschuldigt wurden. Vergleichende Untersuchungen durch Kärrholm et al. [7] zeigten aber, daß die einfache biplane Fraktur bei CT-Kontrollen in der Mehrzahl als 3-Fragment-Verletzungen dargestellt werden. Insofern bedarf es für eine exakte Zuordnung des Bruches einer computertomographischen Diagnostik [6].

Laer [12] unterteilt die Übergangsfrakturen gemäß dem CT-Bild in two- und triplane fracture, wobei er jeweils differenziert in Bruchzonen innerhalb und außerhalb der Belastungszone. Ein metaphysärer dorsaler Keil mit anhaftendem Epiphysenfragment zeigt im seitlichen Strahlengang eine 3-Fragment-Fraktur an (Abb. 5); beim Vorliegen einer zusätzlichen Bruchlinie im Hauptfragment der Epiphyse wird noch ein Subtyp II der triplanen Fraktur beschrieben. Im Röntgenübersichtsbild läßt sich somit der Verletzungstyp nicht den Einteilungen der Epiphysenfrakturen nach Salter zuordnen. Nach Laer [10, 12] reflektieren diese Bruchmuster die Schwachstellen der distalen Tibiaepiphyse am Wachstumsende, da sie die aktuellen Grenzen der zum Unfallzeitpunkt vorliegenden Gefäßareale zwischen meta- und epiphysärer Durchblutung anzeigen.

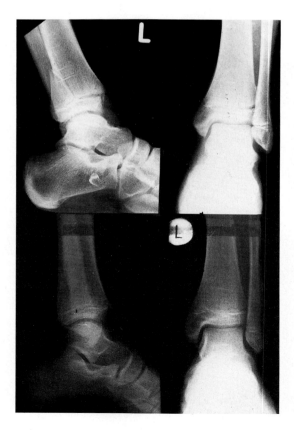

Abb. 5. Triplane Fraktur, keine Gelenkstufe, konservative Behandlung

Aufgrund der erschwerten Diagnostik wurden Übergangsfrakturen in der Literatur häufig in Statistiken über die Verletzungen der Wachstumsfuge geführt und verbesserten somit die Ergebnisse in bezug auf die posttraumatischen Achsenfehler [4, 15, 17]. Andere klinische Untersuchungen [3, 5, 6] weisen auf die geringe Frequenz von posttraumatischen Arthrosen bei konservativer Behandlung der Verletzungen, teilweise bei frühzeitiger Belastung im Gehgips, hin.

Im Bemühen um eine klare Indikation zur offenen Reposition reicht die Grenzziehung von einem Klaffen des Bruchspaltes von 2–10 mm. Laer [12] sieht sich lediglich beim Nachweis der Frakturzone in der Belastungsachse des Unterschenkels zur Operation veranlaßt. Die Übergangsfrakturen des distalen Unterschenkels stellen somit im Hinblick auf die Therapie keine Verletzung des wachsenden Skelettes dar, sondern unterliegen den Kriterien der Behandlung von Gelenkfrakturen an der belasteten Extremität.

Ergebnisse und Diskussion

An der orthopädischen Universitätsklinik der FU Berlin im Oskar-Helene-Heim wurden von 1980–88 12 Übergangsfrakturen der distalen Tibia behandelt. Es handelte sich dabei um 8 Jungen und 4 Mädchen im Alter zwischen 12 und 17 Jahren. Kriterium für die Definition des Bruches zur Abgrenzung gegenüber der „echten" Wachstumsfugenverletzung war neben dem Röntgenbild der biologische Reifestatus des jungen Menschen (Menarche bzw. Stimmbruch). Der auslösende Mechanismus des Unfalls war leider nur selten in den Akten ausreichend dokumentiert und konnte von den Patienten in der Nachuntersuchung in der Regel nicht mehr angegeben werden. Im wesentlichen geschah der Bruch bei sportlichen Aktivitäten als Folge eines indirekten Traumas (unglückliche Landung nach Sprung, bei Sturz oder banales Fehltreten mit Verdrehung des Fußes). Diagnostik und Therapie erfolgten am Unfalltag, eine CT-Darstellung wurde nicht durchgeführt. Anhand der Röntgenbilder konnte somit, auch teilweise bei verdrehter Einstellung, nur ungenau eine Einteilung nach Laer retrospektiv durchgeführt werden: biplane 7 mal, triplane 5 mal (3mal Typ I, 2mal Typ II), von allen lagen 9 Fälle in der Belastungszone.

In 10 Fällen erfolgte eine offene Reposition mit Osteosynthese, bei 2 Patienten wurde aufgrund geringer Spaltbildung konservativ vorgegangen. Es erfolgte eine 4 bis 6wöchige Gipsruhigstellung mit in der Regel frühzeitiger Schraubenentfernung (3–6 Monate nach Unfall) nach ausreichender Mobilisation.

Bei der Nachuntersuchung hatten nur 2 Patienten noch Beschwerden am oberen Sprunggelenk mit Schwellneigung unter Belastung. Keiner hatte eine Bewegungseinschränkung über 10°; Beinlängendifferenzen über 1 cm lagen nicht vor. Exaktere Angaben liegen u. E. unter der klinischen Meßgenauigkeit. Die allgemeine Mobilität ebenso wie die sportlichen Aktivitäten, soweit schon vor dem Unfall vorhanden, waren unverändert. Röntgenologisch fanden sich in 10 Fällen keinerlei Achsenveränderung beim Seitenvergleich, bei 2 Patienten war es zu einer geringen Valgisierung (<10°) gekommen (Abb. 6 u. 7), ohne daß es sich klinisch manifestierte; Zeichen posttraumatischer Arthrosen konnten in keinem

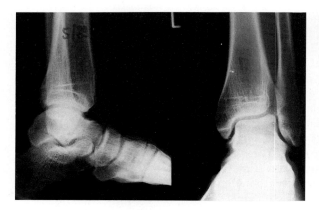

Abb. 6. Valgisierung der Gelenkachse bei Längenerhalt der Fibula

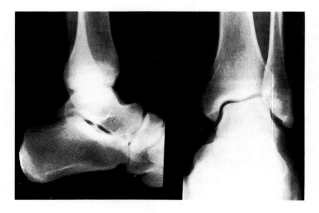

Abb. 7. Valgisierung der Gelenkachse durch Fibulaverkürzung

Fall nachgewiesen werden, auch nicht bei den 2 Jungen mit leichten subjektiven Beschwerden.

Fast alle Autoren [2, 3, 5, 6, 9, 10, 12, 13] bestätigen bei ähnlichen oder größeren Fallzahlen die günstigen Ergebnisse der Übergangsfrakturen, auch bei konservativer Behandlung. Allerdings wurde in der Mehrzahl der Frakturen auch operativ vorgegangen, so daß Langzeitergebnisse bei konsequenter Indikationsbegrenzung für eine offene Behandlung auf geschlossen ungenügend zu reponierenden Fragmentpositionen nicht vorliegen. Da Wachstumsstörungen im medialen Compartment nicht zu erwarten sind, spielt die primäre Dislokation für die Prognose der Verletzungsfolgen nicht die Rolle, wie Winker et al. [17] sie für die Brüche der Tibiaepiphysenfuge bei einer Ausgangsfehlstellung über 10 mm ableiten. Letztendlich spiegelt sich mit dieser Begrenzung die mögliche Auswirkung auf die Gefäßversorgung des Epiphysenfragmentes wider.

Erstaunt haben in dem vorgestellten kleinen Kollektiv 2 Fälle mit Valgisierung der Sprunggelenksachse ohne Auswirkungen auf Funktion und Belastbarkeit des Beines bis zum Untersuchungszeitpunkt. Auch bei Durchsicht des röntgenologischen Verlaufs war nachträglich keine ausreichende Erklärung abzuleiten; erwähnenswert war in einem Falle die Auswirkung eines Wachstumsdefizits der

Fibula im Gegensatz zu den Aussagen von Kärrholm et al. [8] über die Kompensationsfähigkeit des Wadenbeins bei Längeninkongruenzen bis 1,5 cm. Die Ausbildung einer posttraumatischen Arthrose konnte von Laer [10, 12] bei keinem Patienten beobachtet werden; dagegen fanden Ertl et al. [6] bei Langzeituntersuchungen in 5 von 33 Fällen degenerative Veränderungen, wobei von diesen 4 Patienten konservativ behandelt worden waren. Da die Mehrzahl unserer Patienten offen reponiert worden war und das postoperative Ergebnis eine exakte Rekonstruktion der Gelenkfläche erbrachte, war somit die Voraussetzung zur Vermeidung einer posttraumatischen Arthrose gegeben. Da Laer [10, 12] auch vorwiegend operativ versorgte Fälle kontrollierte, bleiben prospektive Aussagen über die konservative Behandlung unmöglich. Unter Berücksichtigung der Erfahrungen mit der Fraktur des Erwachsenen am Pilon tibiale halten wir in Übereinstimmung mit anderen Autoren [6, 12] eine Indikation zur offenen Reposition ab einer Spaltbreite von 3 mm und bei Stufenbildung mit Verkippung eines Fragmentes in der Belastungszone für gegeben.

Zusammenfassung

Die Fraktur der distalen Tibiaepiphyse im Adoleszentenalter läßt sich nicht den Verletzungen der Wachstumsfuge nach Aitken [1] oder Salter u. Harris [14] zuordnen. Ihr spezifisches Fragmentmuster ist abhängig vom aktuellen Stand der Durchblutungsverteilung zwischen epi- und metaphysären Gefäßen zum Unfallzeitpunkt und reflektiert somit nur den Übergang der extraossären zur endostalen Spongiosakapillarisierung in den gelenknahen Abschnitten. Auswirkungen auf die Gelenkachse sind somit nicht durch vorzeitigen asymmetrischen Wachstumsfugenschluß zu erwarten. Aufgrund der unübersichtlichen Fragmentposition im Röntgenübersichtsbild ist heute eine computertomographische Diagnostik Voraussetzung für eine exakte Zuordnung von Fehlstellungen in der Gelenkfläche des Pilon tibiale.

Die Therapie unterliegt den Forderungen an die stufenlose Rekonstruktion von Gelenkfrakturen in der Belastungszone der unteren Extremität. Begleitende Fibulaverletzungen sollten zum Längenerhalt des lateralen compartments operiert werden, da die Kompensation durch vermehrtes Längenwachstum des Wadenbeins nach Einsetzen der Pubertät begrenzt ist [8]. Die Unterteilung der Verletzungstypen nach Laer [12] in biplane und triplane Frakturen mit und ohne Beteiligung der Belastungszone erlaubt eine Festlegung von prognostischen Parametern und Therapiekriterien.

Literatur

1. Aitkin AP, Magill HK (1959) Fractures involving the distal tibial epiphyseal cartilage. J Bone Joint Surg [Am] 34:17
2. Clement DA, Worlock PH (1987) Triplane fracture of the distal tibia. J Bone Joint Surg [Br] 69:412–415

3. Cooperman DR, Spiegel PG, Laros GS (1978) Tibial fractures involving the ankle in children. The so-called triplane fracture epiphyseal fracture. J Bone Joint Surg [Am] 60:1040–1045
4. Dias LS, Giegerich CR (1983) Fractures of the distal tibial epiphysis in adolescence. J Bone Joint Surg [Am] 65:438–444
5. Dugan G, Herndon WA, McGuire R (1987) Distal tibial physeal injuries in children: a different treatment concept. J Orthop Traumatol 1:63–67
6. Ertl JP, Barrack RL, Alexander AH, van Buecken K (1988) Triplane fracture of the distal tibial epiphysis. J Bone Joint Surg [Am] 70:967–976
7. Kärrholm J, Hansson LI, Laurin S (1981) Computed tomography of intraarticular supination-eversion fractures of the ankle in adolescents. J Pediat Orthop 1:181–187
8. Kärrholm J, Hansson LI, Selvik G (1984) Changes in tibiofibular relationship due to growth disturbances after ankle fractures in children. J Bone Joint Surg [Am] 66:1198–1210
9. Kleiger B (1964) Fracture of the lateral portion of the distal tibial epiphysis. J Bone Joint Surg [Am] 46:25
10. Laer L von (1981) Die „Unvollendete" des Wachstumsalters: Die Übergangsfraktur des distalen Tibia. Unfallheilkunde 84:373
11. Laer L von (1982) Der posttraumatische partielle Verschluß der distalen Tibiaepiphysenfuge. Ursache, Prognose und Prophylaxe? I: Krankengut, Methodik und Ergebnisse. II: Diskussion. Unfallheilkunde 85:445–452, 509–516
12. Laer L von (1985) Classification, diagnosis, and treatment of transitional fractures of the distal part of the tibia. J Bone Joint Surg [Am] 67:687–698
13. Molster A, Soreide O, Solhaug JJ, Raugstad TS (1977) Fracture of the lateral part of the distal tibial epiphysis (Tilleaux or Kleiger-Fracture). Injury 8:260–263
14. Salter RB, Harris WR (1963) Injuries involving the epiphyseal plate. J Bone Joint Surg [Am] 45:587–622
15. Spiegel PG, Cooperman DR, Laros GS (1978) Epiphyseal fractures of the distal ends of the tibia and fibula. J Bone Joint Surg [Am] 60:1046–1050
16. Trueta J, Amata VD (1960) The vascular contribution to osteogenesis. J Bone Joint Surg [Br] 42:571
17. Winker H, Röhner H, Weller S (1985) Die Prognose der distalen Tibia-Epiphysenverletzung in Abhängigkeit vom Verletzungstyp. Aktuel Traumatol 15:165–169

Beinachsenfehler nach Epiphysenfugenverletzungen am Ober- und Unterschenkel

F. Süssenbach[1] und O. Oest[1]

Posttraumatische Achsenfehler der unteren Extremitäten nach Wachstumsfugenverletzungen sind seit Einführung der operativen Knochenbruchbehandlung auch bei gelenknahen kindlichen Frakturen seltener geworden. Kenntnisse über die Wachstumspotenz der Epiphysenfugen mit ihrer korrigierenden, aber auch vom normalen Wachstum abweichenden Wirkung sind bei der Behandlung derartiger Verletzungen unerläßlich [1-3, 13, 38]. Stimulierende und hemmende Wachstumsstörungen, die Epiphysenfuge insgesamt und partiell betreffend, müssen berücksichtigt werden und können demnach zu den verschiedenen Achsenabweichungen im Valgus- oder Varus-, bzw. Ante- und Rekurvationssinn einschließlich Verkürzung oder Verlängerung führen [17, 34]. Gravierende Achsenabweichungen sind nur bei weit offenen Epiphysenfugen möglich.

Proximales Femur

Am proximalen Femur ist eine traumatische Epiphysenlösung möglich, aber sehr selten. Sie kann im ungünstigsten Fall zur Kopfnekrose mit Verkürzung des Schenkelhalses führen. Bei einem partiellen oder totalen vorzeitigen Kopfepiphysenfugenverschluß kann eine Deformierung des Kopfes bzw. eine varische Fehlstellung des koxalen Femurendes bei ungestörtem Weiterwachstum des Trochanterfugenanteiles eintreten. Wichtig ist die Kenntnis, daß das koxale Femurende eine einzige, zusammenhängende querverlaufende Epiphysenfuge in dachfirstartiger Ausprägung besitzt, daß also Trochanter major, Schenkelhals und Hüftkopf eine gemeinsame Epiphysenfuge haben. Bei Verletzungen des lateralen Fugenanteiles, also im Bereich des Trochanter major und einer daraus resultierenden Wachstumsstörung, kann es zu einer Valgusverbiegung des Schenkelhalses kommen, die in Abhängigkeit von der jeweiligen Gelenksituation zu einer operativen Achsenkorrektur Anlaß geben kann. In der Vergangenheit wurden häufig iatrogene Achsenfehler des koxalen Femurendes durch Marknagelung kindlicher Femurschaftfrakturen durch die gemeinsame Epiphysenplatte hindurch erzeugt (Abb. 1) [8, 13, 30, 33].

---

[1] Orthopädische Klinik, Evangelisches Fachkrankenhaus Ratingen, Rosenstr. 2, D-4030 Ratingen

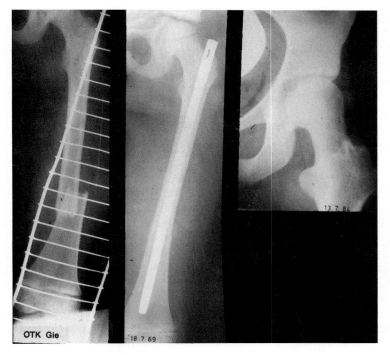

Abb. 1. 5jähriger Junge, Oberschenkelschaftfraktur. Coxa valga traumatica nach Marknagelung

Marknagelungen dürfen also bei noch potenter Wachstumsfuge des koxalen Femurendes höchstens seitlich unterhalb des Trochanter major vorgenommen werden, denn andernfalls würde es neben der Traumatisierung der Epiphysenfuge selbst auch zu einer Verletzung der diese ernährenden Gefäße kommen, so daß eine Deformierung des hüftnahen Oberschenkelendes unvermeidbar wird. In einem derartigen Falle ist der Achsenfehler durch intertrochantäre Umstellungsosteotomie zu korrigieren [5, 10, 18].

Distales Femur

Am distalen Femurende ist die Einteilung der Epiphysenfugenverletzungen nach der Klassifizierung von Aitken bzw. Salter ergänzungsbedürftig. Zwar kommen alle Verletzungstypen dieser Einteilungsschemata vor, jedoch sind darin nicht die für den distalen Oberschenkel typischen, meist lateralen Bandausrißfrakturen (Bandavulsionen) berücksichtigt, die zu einem partiellen Fugenverschluß führen und eine konsekutive Valgusfehlstellung erzeugen können. Diese Verletzung scheint häufiger zu sein, als bisher angenommen. Betroffen ist der laterale Bandkomplex, der aus dem Kollateralbund, den Sehnen der Mm. gastrocnemius und popliteus sowie dem Lig. arcuatum besteht. Er umfaßt die gesamte laterale distale Femurepiphysenfuge und inseriert proximal davon. Stark adduzierende Kräfte können zu einem knöchernen Ausriß führen und das die Fuge ernährende Gefäß verletzen [21, 42].

Es kommt dann entweder zu einer Teilnekrotisierung bzw. bei größerer Dislokation zu einem Brückenkallus, wenn die anatomische Reposition unterbleibt. Die Folge ist die für diese Verletzung typische Valgusdeformität des distalen Oberschenkels (Abb. 2). Aus diesem Grund sollten derartige Verletzungen offen, d. h. operativ, reponiert und durch Osteosynthese retiniert werden. Kombinationsverletzungen, laterale Bandavulsion und Epiphysenlösung sind möglich (Abb. 3) [14, 15, 28, 29].

Eigenartigerweise führt die wesentlich häufigere Abduktionsverletzung auch beim Kind zu einer eigentlichen medialen Bandruptur, die oft in Kombination mit einem Ausriß der Eminentia intercondylaris vorkommt und dann der „unhappy triad" von O'Donoghue [21] entsprechen dürfte. Zwar sind auch partielle mediale Epiphysenfugenverschlüsse nach metaphysären Bandausrissen beschrieben, jedoch dürfte die daraus resultierende varische Achsenabweichung wesentlich seltener sein als die laterale/valgische.[1]

Epiphysenlösungen mit und ohne metaphysären Keil und die schweren fugenkreuzenden Verletzungen der Typen Aitken II und III sind am distalen Oberschenkel selten (Abb. 4). Konsekutive Wachstumsstörungen sind weder obligatorisch noch, wenn sie auftreten, in irgendeiner Form charakteristisch. Sie sind prognostisch nur schwer abschätzbar und initial-therapeutisch kaum zu beeinflussen. Problematisch und kausal noch vollkommen ungeklärt ist der seltene totale Verschluß der Epiphysenfuge nach einer Epiphysiolyse, wobei zuweilen das Periost um die gesamte Zirkumferenz des distalen Femurs abgelöst und durch einen totalen Brückenkallus ersetzt sein kann.

Ist es zu einer ausgedehnten Zerstörung der Wachstumsfuge gekommen, dann ist die notwendige wasserdichte Reposition und Osteosynthese häufig nicht realisierbar. Therapeutisch muß dann die Erhaltung der Gelenkfunktion im Vordergrund stehen, so daß trotz äußerst zweifelhafter Prognose die Indikation zur operativen Behandlung gegeben ist. Wir sehen die Indikation zur Operation auch dann, wenn es gilt, trotz anzunehmender Wachstumsstörung eine Gelenkinkongruenz bzw. eine Bandinsuffizienz zu verhindern. Dann sind sogar nach schwerster traumatischer Epiphysenschädigung partielle Kondylenregenerate möglich (Abb. 5 u. 6).

Proximaler Unterschenkel

Typische Epiphysenfugenverletzungen sind auch an der proximalen Tibia selten, dagegen an der distalen Tibia häufig. Entsprechend selten und zudem nicht charakteristisch findet man Achsenabweichungen durch Heilungsstörungen proxi-

---

[1] Ich danke den Herren Prof. R. Marti und Dr. P. P. Besselaar, Amsterdam, sowie Herrn Prof. Rettig, Gießen, für die Überlassung und Erlaubnis zur Publikation einzelner Fälle.

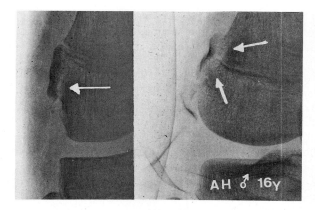

Abb. 2. Laterale Bandavulsion: *Links* a.-p.-Aufnahme: Kontinuität der Epiphysenfuge scheint intakt. *Rechts* Schrägaufnahme: Bandavulsion überkreuzt die Fuge deutlich (*Pfeile*)

Abb. 3a, b. Zustand nach Kombinationsverletzung, laterale Bandavulsion und Epiphysenlösung, Knievalgus, Korrekturosteotomie (Fall aus Amsterdam)

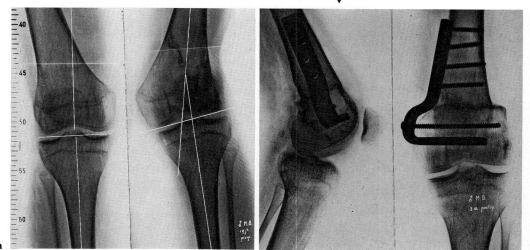

mal, häufiger und dann typisch jedoch distal [39, 40]. Die besonders günstige Verzahnung der proximalen Tibiawachstumsfuge bildet einen kräftigen Widerstand gegen Schub- und Scherkräfte, so daß reine Epiphysiolysen sehr selten auftreten, ebenso wie Frakturen des Tibiaplateaus [38]. Die beim Erwachsenen häufiger anzutreffenden Impressionsfrakturen findet man im Kindesalter praktisch nie.

Bei Nachlassen des mechanischen Widerstandes der Epiphysenfuge entsteht häufig durch Sprung oder Sturz auf die Füße eine Abrißfraktur der Tuberositas tibiae, die in Abhängigkeit von der Fragmentgröße mit oder ohne Gelenkbeteiligung einhergehen kann, aber immer einer Epiphysenfraktur vom Typ Aitken II entspricht. Wird nicht anatomisch reponiert und durch Minimalosteosynthese retiniert, führen Heilungsstörungen zu der typischen Achsenabweichung des Genu recurvatum [31, 32]. Bei Mehrfragmentfrakturen mit Ausbruch der Eminentia intercondylaris können kombinierte Osteosynthesen notwendig werden

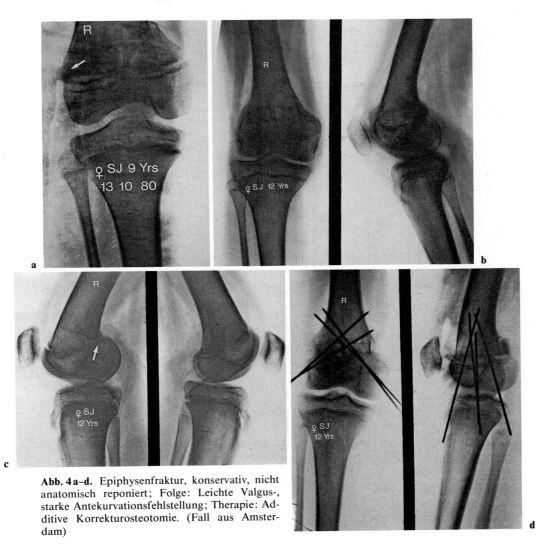

Abb. 4a–d. Epiphysenfraktur, konservativ, nicht anatomisch reponiert; Folge: Leichte Valgus-, starke Antekurvationsfehlstellung; Therapie: Additive Korrekturosteotomie. (Fall aus Amsterdam)

(Abb. 7) [26, 30]. Weitere charakteristische Achsenabweichungen nach den sehr seltenen Verletzungstypen Aitken II und III treten an der proximalen Tibia nicht auf.

Wiederum typisch jedoch ist die gefürchtete sekundäre Valgusdeformität nach metaphysärem Biegungsbruch der Tibia, meist ohne Epiphysenbeteiligung. Wird die initiale valgische Dislokation nach eingetretener Fraktur nicht korrekt beseitigt, entsteht medial nicht die zur Ausheilung notwendige Fragmentkompression im Gegensatz zur lateralen Kortikalis, so daß letztere schneller konsolidiert, der Frakturspalt jedoch medial länger offenbleibt und mechanisch ein verlängertes Remodelling notwendig wird, das eine partielle Stimulierung der medialhälftigen proximalen Tibiafuge induziert (Abb. 8) [7, 19, 27, 34].

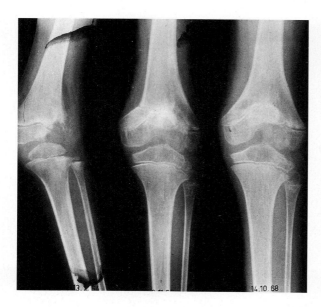

Abb. 5. Defektbildende Epiphysentraumatisierung, Korrekturosteotomie, partielles Condylenregenerat

Geringfügige, meist funktionell unbedeutende Wachstumsstimulierungen oder -verzögerungen können am Unterschenkel nach allen Verletzungstypen auftreten. Distale metaphysäre Biegungsbrüche indes enden auch gern durch partielle Fugenstimulierungen mit Vermehrung der initialen Valgusfehlstellung. Diese führt jedoch im Gegensatz zur proximalen Situation kaum zu einer funktionellen Beeinträchtigung, da die Fehlstellung im unteren Sprunggelenk gut ausgeglichen werden kann (Schuhrandbruch). In mehr distaler Lokalisation, also im unmittelbaren Fugenbereich, sind zwar Heilungsstörungen eher wahrscheinlich, jedoch heilen diese Verletzungen i. allg. bei exakter Reposition und konservativer Immobilisation folgenlos aus. Die typische posttraumatische Achsenfehlstellung nach Heilungsstörung am distalen Unterschenkel hingegen ist die Varusdeformität im oberen Sprunggelenkbereich. Sie kommt beinahe ausschließlich nach den prognostisch ungünstigen fugenkreuzenden Läsionen der Verletzungstypen Aitken II und III vor, die zu einer direkten Fugen- und/oder Gefäßläsion führen [34–36]. Eine Varusverbiegung kann in der Regel nur verhindert werden, wenn die fugenkreuzende Läsion der Epiphysenbrüche absolut anatomisch reponiert und wasserdicht durch Osteosynthese retiniert wird (Abb. 9) [4].

Sprunggelenkfrakturen der Typen Aitken II und III, insbesondere mit ligamentären Zusatzverletzungen, sollten deshalb niemals ambulant in der Praxis behandelt werden. Iatrogene Fugenschädigungen durch Verschraubung, exzentrisches und zu häufiges Anbohren, z. B. mit Kirschnerdrähten, können zu der gleichen Deformierung führen und müssen unbedingt vermieden werden [16].

Abb. 6. a Direktes Trauma mit kniegelenknahen Epiphysenfrakturen, **b** Fugenverschluß proximal total, distal partiell, **c, d** Resektion der transphysären Knochenbrücken mit Fettinterposition, **e** Wiederholung des Eingriffs proximal, **f** Ergebnis: proximal kein Erfolg, distal gut. (Fall aus Amsterdam)

Beinachsenfehler nach Epiphysenfugenverletzungen am Ober- und Unterschenkel

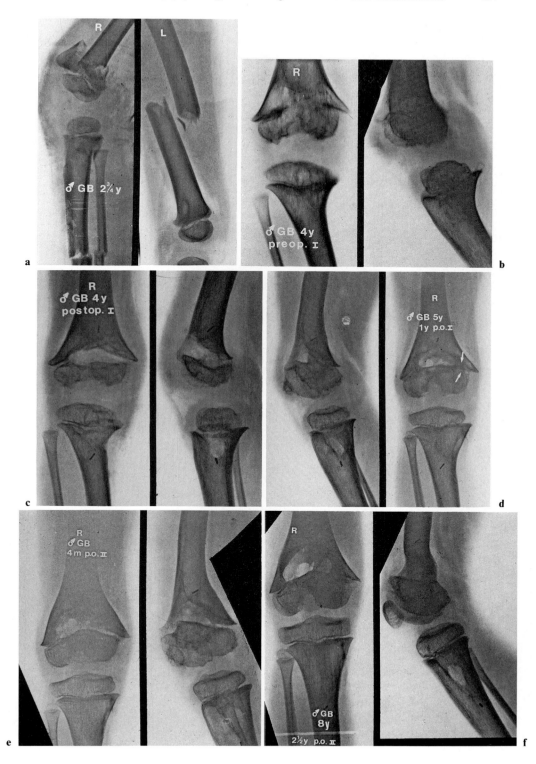

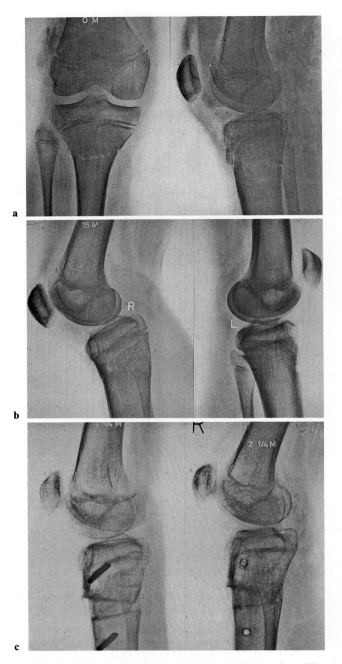

Abb. 7. a Metaphysäre Fraktur in Höhe der Tuberositas tibiae, **b** Genu recurvatum, **c** operative Korrektur und klinisches Ergebnis

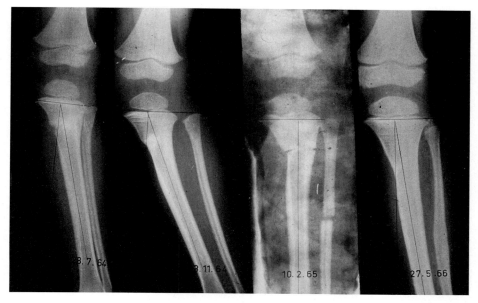

Abb. 8. Metaphysärer Biegungsbruch, primäre Valgusfehlstellung nicht beseitigt; Valgusfehlstellung, operative Achsenkorrektur, erneute Fehlstellung

Diagnostik

Bei frischen Verletzungen kann auf jeden Fall auf eine schmerzhaft deformierende, klinische, nach sog. Frakturzeichen suchende Untersuchung verzichtet werden. Eine exakte Röntgendiagnostik in mehreren Ebenen, u. U. auch gehalten, ist zum Ausschluß einer Fraktur, zur Verifizierung einer Epiphysenlösung, eines Bandausrisses und zur Klassifizierung von Epiphysenfrakturen unerläßlich.

Planung

Zur Planung einer operativen Korrektur ist eine röntgenologische Spezialuntersuchung mittels Beinganzaufnahmetechnik mit rotierender Ausgleichsblende erforderlich, um im Vergleich zur gesunden Gegenseite Art und Ausmaß der Fehlstellung objektivieren zu können. Danach kann dann mittels genauer Berechnung anhand vorgegebener Hilfslinien die Lokalisation der geplanten Osteotomie und deren Korrekturwinkel exakt bestimmt werden. Die Hauptanforderung an eine derartige Aufnahme, nämlich die gleichzeitige Abbildung von Hüft-, Knie- und oberem Sprunggelenk des frontalgestellten Beines, muß natürlich gewährleistet sein (Abb. 10 u. 11) [9, 22–25].

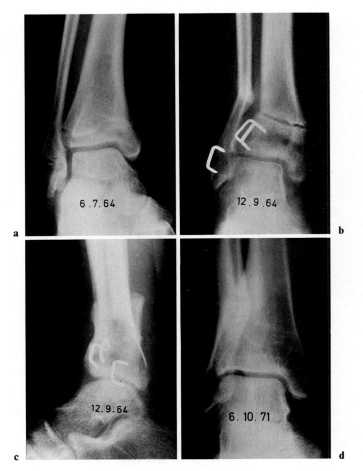

Abb. 9. a Typische Varusdeformierung distaler Unterschenkel nach Epiphysenfraktur, **b, c** Korrekturosteotomie und zusätzliche Epiphysenklammerung, um erneute Dislokation zu verhindern, **d** gute Achsenkorrektur aber tibiofibulare Verstarrungsarthrose

Therapie der Achsenabweichung

Die Behandlung einer Beinlängendifferenz ohne Seitenverbiegung ist im Prinzip einfach. Die Behandlung richtet sich nach dem Ausmaß der zu erwartenden oder bei Wachstumsabschluß bestehenden Längendifferenz. Unter Berücksichtigung aller, auch der individuellen Kriterien wird eine Verkürzung, eine Verlängerung oder, falls eine Achsenabweichung besteht, ein Kombinationseingriff durchgeführt. Früher hatte auch die Epiphysiodese hier ihren Platz, heute wird auch der temporäre Verschluß einer Wachstumsfuge durch Blount-Klammerung wegen möglicher Komplikationen und nicht genau vorauszuberechnender Korrektur nur noch selten durchgeführt [22].

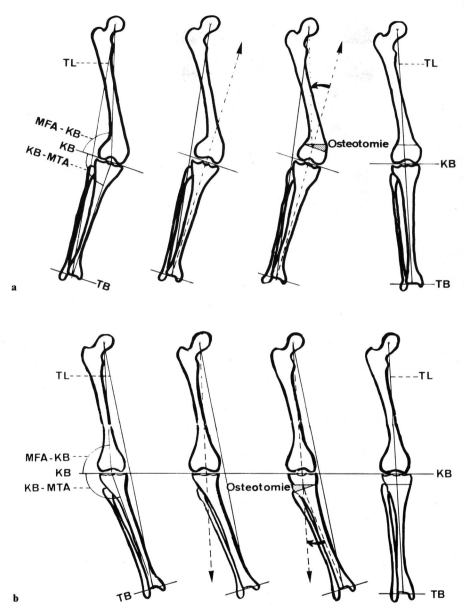

Abb. 10a, b. Planung einer supra- und infrakondylären Korrekturosteotomie. (Aus [42])

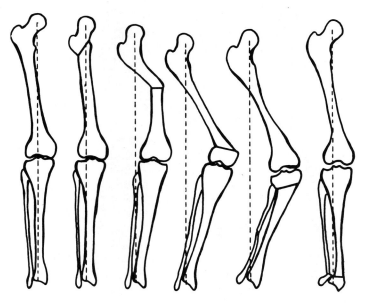

Abb. 11. Ein Achsenfehler von jeweils 30° verändert die Beinstatik um so mehr, je näher er dem Kniegelenk zu liegen kommt

Bei einem teilweisen Fugenverschluß bei einem jüngeren Kind, der eine progrediente Achsenabweichung erwarten läßt, muß die Resektion des Brückenkallus (Nekrosebrücke, Kragenknopfkallus) erwogen werden. Eine ideale Indikation bilden kleinere Verschlüsse nach lateralen Bandausrissen am distalen Femur und insbesondere auch die häufig dorsalen Fugenverschlüsse, die zu einer zunehmenden Antekurvationsstellung führen. Isoliert ist die Resektion der wachstumsblockierenden Knochenbrücke meist wenig erfolgreich, die anschließende Interposition von autologem Fettgewebe zeigt bereits bessere Ergebnisse; sehr gute Resultate soll die Resektion plus anschließender Interposition eines Silastikblockes bringen, wodurch Ausgleich der Fehlstellung in mehreren Fällen beobachtet wurde, sofern die Epiphysenfuge weniger als zur Hälfte lädiert war [6, 11-13, 19, 20, 37, 40, 41]. Kann der partielle Fugenverschluß nicht verhindert bzw. durch Resektion und Interposition nicht beseitigt werden, wird eine Varus- oder häufiger Valgusverbiegung oder ein Genu recurvatum bzw. antecurvatum die Folge sein. Eingriffe zur Achsenkorrektur sind notwendig.

Zeitpunkt und Technik verlangen eine exakte individuelle Beurteilung. Es geht darum, möglichst alle Störungen gleichzeitig zu beheben, d.h. den Achsenfehler, die Längendifferenz und nicht zuletzt eine Instabilität des Gelenkes. Hinsichtlich der Technik steht eine Vielzahl von Operationsmöglichkeiten zur Verfügung, die praktisch das ganze Spektrum orthopädischer Korrekturen umfassen. Zu erwähnen ist die Verlängerungsosteotomie mit dem Wagner-Distraktor, die Verkürzungsosteotomie nach dem AO-Verfahren, wie additive oder subtraktive

Korrekturosteotomie mit Plattenosteosynthese oder Fixateur externe. Beim kleineren Kind sind auch Pendel- und Verschiebeosteotomien mit anschließender Gipsimmobilisation möglich.

Zusammenfassung

Am koxalen Femurende besteht eine gemeinsame Epiphysenplatte von Hüftkopf und großem Trochanter, bei deren partieller Läsion es zu einer Varus- oder Valgusdeformität kommen kann. Iatrogene Verformungen des koxalen Femurendes durch unsachgemäße Marknagelungen wurden häufig beobachtet. Kniegelenknahe Epiphysenfrakturen und nachfolgende charakteristische Achsenabweichungen sind selten. Am distalen Oberschenkel sehen wir am häufigsten laterale Bandausrisse, die ohne anatomische Reposition und Fixation zu einem Brükkenkallus mit asymmetrischem Längenwachstum führen können. Nach Epiphysiolysen sind asymmetrische oder totale Verschlüsse der Wachstumsfuge häufiger, als wir dies unter Berücksichtigung der üblichen Klassifikationen bisher annehmen mußten. Die Kombination Epiphysiolyse und laterale Bandavulsion ist möglich, wodurch partielle Wachstumsfugenverschlüsse erklärt werden können. Die Behandlung dieser wichtigen fugenkreuzenden Ausrisse besteht in der wasserdichten Reposition und Fixation. Diese Forderung gilt bekanntlich für alle Epiphysenfrakturen.

Die häufigste Fugenschädigung am Kniegelenk dürfte diejenige der Tuberositas tibiae sein, wodurch bei einer Heilungsstörung in der Regel das Genu recurvatum auftritt. Die proximale metaphysäre Tibiabiegungsfraktur kann auch ohne direkte Wachstumsfugenschädigung zu einer sehr charakteristischen Valgusabweichung führen, die im distalen metaphysären Bereich kaum einmal in ähnlicher Ausprägung anzutreffen ist, obschon prinzipiell möglich. Hingegen ist die typische Achsenverbiegung des distalen Unterschenkels nach fugenkreuzender Läsion die Varusdeformität des oberen Sprunggelenkes. Die Korrekturen von Wachstumsstörungen nach Epiphysenfrakturen umfassen das ganze Spektrum der orthopädischen Korrekturen. Jeder Fall ist individuell zu beurteilen. Verlängerungen, Verkürzungen, Epiphysiodesen, Distraktionsepiphysenlösungen, einmalige oder mehrmalige Korrekturen müssen gegeneinander abgewogen werden. Der Brückenkallusresektion mit nachfolgender Fett- oder Silastikinterposition wird in letzter Zeit größere Aufmerksamkeit geschenkt. Bei Adoleszenten muß auf mehrmalige Korrektureingriffe hingewiesen werden.

Literatur

1. Aitken AP (1936) The end results of the fractured distal tibial epiphysis. J Bone Joint Surg 18:685
2. Aitken AP (1952) Fractures of the distal femoral epiphysis. J Bone Joint Surg [Am] 34:96
3. Blount WP (1955) Fractures in children. William & Wilkins, Baltimore

4. Bright RW (1974) Operative correction of partial epiphyseal plate closure by osseous-bridge resection and silicone-rubber implant. J Bone Joint Surg [Am] 56:655
5. Brunner Ch (1978) Frakturen im Kniegelenkbereich. In: Weber BG, Brunner Ch, Freuler F (Hrsg) Die Frakturenbehandlung bei Kindern und Jugendlichen. Springer, Berlin Heidelberg New York
6. Canadell J, de Pablos (1985) Breaking bony bridges by physeal distraction. Int Orthop 9:223
7. Debrunner AM (1967) Biomechanische Wirkungen der posttraumatischen Achsenfehler der unteren Extremität. In: Müller ME (Hrsg) Postraumatische Achsenfehlstellungen an den unteren Extremitäten. Huber, Bern
8. Ehalt W (1961) Verletzungen bei Kindern und Jugendlichen. Enke, Stuttgart
9. Frank W, Oest O, Rettig H (1974) Die Röntgenganzaufnahme in der Operationsplanung von Korrekturosteotomien der Beine. Z Orthop 112:344
10. Kummer B (1977) Biomechanische Grundlagen beanspruchungsmindernder Osteotomien im Bereich des Kniegelenkes. Z Orthop 115:923–928
11. Langenskiöld A (1975) An operation for partial closure of an epiphyseal plate in children, and its experimental basis. J Bone Joint Surg [Br] 57:325
12. Langenskiöld A (1978) Partial closure of the epiphyseal plate. Int Orthop 95
13. Laer L von (1986) Frakturen und Luxationen im Wachstumsalter. Thieme, Stuttgart New York
14. Marti R, Brunner Ch (1973) Knieverletzungen beim Kind. Z Unfallmed Berufskrankh 66:159–164
15. Marti R, Süssenbach F (1981) Achsenfehler nach Epiphysenfugenverletzungen am distalen Oberschenkel. Orthop Prax 3 XVII:216
16. Marti R, Saxer U, Süssenbach F (1974) Präarthrotische Folgezustände nach Epiphysenfugenverletzungen am distalen Unterschenkel? Z Orthop 112:653–656
17. Morscher E, Taillard W (1965) Beinlängenunterschiede. Karger, Basel
18. Morscher E (1967) Pathogenese posttraumatischer Achsenfehlstellungen beim Kind. In: Müller ME (Hrsg) Posttraumatische Achsenfehlstellungen an den unteren Extremitäten. Huber, Bern
19. Müller ME, Allgöwer M, Schneider R, Willenegger H (1977) Manual der Osteosynthese. AO-Technik, 2. Aufl. Springer, Berlin Heidelberg New York
20. Noack W, Zapfe E, Sonntag M (1986) Die Behandlung von progredienten Achsenfehlern bei Kindern durch chirurgische Maßnahmen an der Wachstumsfuge. Z Orthop 3/124:327–335
21. O'Donoghue DH (1959) Injuries of the knee. Am J Surg 98:463
22. Oest O (1970) Die kniegelenksnahe Korrekturosteotomie. Orthop Prax 4 VI:102
23. Oest O, Sieberg HJ (1971) Die Röntgenganzaufnahme der unteren Extremitäten. Z Orthop 109:54
24. Oest O (1973) Röntgenologische Beinachsenbestimmung. Z Orthop 111:497
25. Oest O (1978) Die Achsenfehlstellung als präarthrotische Deformität für das Kniegelenk und die röntgenologische Beinachsenbeurteilung. Unfallheilkunde 81:629
26. Oest O, Frank W (1974) Die Achsenfehlstellung als präarthrotische Deformität für das Kniegelenk. Z Orthop 112:632
27. Oest O, Nöh E (1973) Spätfolgen kindlicher Verletzungen. Orthop Prax 10/IX:396
28. Oest O, Süssenbach F (1982) Achsenfehler der unteren Extremitäten nach Wachstumsfugenverletzungen. In: Eichler J, Weber U (Hrsg) Frakturen im Kindesalter. Thieme, Stuttgart New York, S 117–124
29. Oest O, Süssenbach F (1985) Erkrankungen mit besonderen Ursachen – Wachstumsstörungen am Knie. In: Witt AN et al (Hrsg) Orthopädie in Praxis und Klinik, B VII, 12.2. Thieme, Stuttgart New York
30. Rettig H (1957) Frakturen im Kindesalter. Bergmann, München
31. Rettig H (1962) Folgezustände nach Kniegelenks- und kniegelenksnahen Frakturen beim Kind und ihre Behandlung. Verh Dtsch Orthop Ges 96:83
32. Rettig H, Oest O (1971) Das genu recurvatum als Folge der proximalen Tibiaapophysenverletzung und die resultierende Valgusfehlstellung nach Fraktur im proximalen Tibiabereich. Arch Orthop Unfallchir 71:339

33. Rettig H, Schauß A (1984) Schenkelhalsfrakturen am wachsenden Skelett. Unfallchirurgie 10:36–39
34. Salter RB, Harris WR (1963) Injuries involving the epiphyseal plate. J Bone Joint Surg [Am] 45:587
35. Süssenbach F, Marti R (1981) Achsenfehler nach Epiphysenfugenverletzung am Unterschenkel. Orthop Prax 9/XVII:738
36. Süssenbach F, Weber BG (1970) Epiphysenfugenverletzungen am distalen Unterschenkel. Huber, Bern
37. Thomas W (1980) Autologe und homologe Chondrozyten-Transplantation, In: Der partielle Verschluß der Epiphysenfuge. Enke, Stuttgart, S 69
38. Weber BG (1964) Epiphysenfugenverletzungen. Helv Chir Acta 31:103
39. Weber BG (1978) Die proximale metaphysäre Tibiafraktur. In: Weber BG, Brunner Ch, Freuler F (Hrsg) Die Frakturbehandlung bei Kindern und Jugendlichen. Springer, Berlin Heidelberg New York
40. Weber BG, Brunner Ch, Freuler F (1978) Die Frakturenbehandlung bei Kindern und Jugendlichen. Springer, Berlin Heidelberg New York
41. Willert G (1965) Autoplastische Transplantation knorpeliger Wachstumsfuge. Ergeb Chir Orthop 47:102
42. Witt AN (1985) Orthopädie in Praxis und Klinik, Bd 7. Thieme, Stuttgart

Tierexperimentelle Untersuchungen und klinische Ergebnisse der operativen Desepiphyseodese

W. Noack,[1] A. Kirgis[1] und M. Keller[1]

Einleitung

Dauerhafte Schädigungen der Wachstumsfuge erfolgen am häufigsten durch Trauma, Entzündung oder Tumor. Kommt es dabei zur Ausbildung von transphysealen Knochenbrücken, so ist der Wachstumsfehler progredient [1, 5–7, 9, 10, 16, 26]. Das Ausmaß der Fehlstellung hängt vom Alter des Kindes ab, d. h. von der noch vorhandenen Wachstumspotenz, der betroffenen Fuge und der Lokalisation innerhalb der Fuge. Da von der proximalen Tibia und der distalen Femurepiphysenfuge prozentual das stärkste Längenwachstum ausgeht, wird die Fehlstellung bei der Störung dieser Fugen besonders gravierend ausfallen. Eine mehr zentral gelegene Verknöcherung führt i. allg. zu einer Verkürzung, während dessen marginal gelegene Verknöcherungen Achsenfehlstellungen hervorrufen.

Für das Auftreten von transphysealen Knochenbrücken werden unterschiedliche Ursachen verantwortlich gemacht:
1. Eine direkte traumatische Schädigung der Knorpelzellen im Stratum germinativum,
2. eine indirekte Schädigung durch Unterbrechung der Blutzufuhr zum Stratum germinativum und
3. eine Verlagerung von Knochengewebe bei schlecht reponierten transphysealen Frakturen.

Die Therapie von progredienten Achsenfehlern erfolgt in der Regel bereits im Wachstumsalter, um Schädigungen an den Nachbargelenken durch Fehlbelastung zu verhindern. Korrekturosteotomien beseitigen nicht die Ursache des Fehlwachstums und müssen darum, wenn die Kinder noch sehr jung sind, häufig mehrmals wiederholt werden. Aus diesem Grund sind operative Maßnahmen an der Wachstumsfuge, die die Pathomechanismen ausschalten und damit in der Folgezeit zu einem ungestörten Wachstum führen, wünschenswert.

Zu diesem Problem liegen bereits zahlreiche Veröffentlichungen vor. Sie beschäftigen sich mit dem Problem der Desepiphyseodese, der Desepiphyseodese mit zusätzlicher Interposition von Knorpel [2, 3, 29] – bzw. von passiven Platzhaltern [5, 6, 11, 12, 20, 25] – und dem chirurgischen Ersatz von Teilen der

---

[1] Evangelisches Waldkrankenhaus Spandau (Orthopädische Abteilung), Stadtrandstr. 555, D-1000 Berlin 20

Wachstumsfugen oder kompletter Wachstumsfugen [4, 8, 19, 23, 24, 27, 28, 30]. Klinische Mitteilungen über chirurgische Maßnahmen an der Wachstumsfuge existieren nur vereinzelt [13–15].

Im Folgenden sollen die tierexperimentellen Grundlagen unseres chirurgischen Vorgehens an der Wachstumsfuge und die klinischen Ergebnisse bei 6 operierten Kindern mitgeteilt werden.

Tierexperimentelle Untersuchungen

Die tierexperimentellen Untersuchungen wurden an 4–6 Wochen alten Jungkaninchen durchgeführt. Die Tiere wurden in Gruppen von jeweils 8 Tieren unterteilt. Bei der Gruppe I wurde ein Teil der lateralen Wachstumsfuge reseziert und eine transphyseale Knochenbrücke geschaffen. Nach 6 Wochen wurden die Tiere getötet und untersucht.

Bei den Tieren der Gruppe II wurde ebenfalls eine transphyseale Knochenbrücke geschaffen, die in einer 2. Operation nach 6 Wochen wieder entfernt wurde. Nach weiteren 6 Wochen wurden die Tiere getötet.

Bei den Tieren der Gruppe III wurde bei der 1. Operation eine transphyseale Knochenbrücke erzeugt und nach 6 Wochen, in einer 2. Operation, die transphyseale Knochenbrücke reseziert und Silastik als passiver Platzhalter interponiert. Nach weiteren 6 Wochen wurden auch diese Tiere getötet.

Die Auswertung der Versuche erfolgte mit Hilfe des konventionellen Röntgens. Darüber hinaus wurde eine konventionelle Histologie angefertigt. Bei allen Tieren wurde noch intravital eine Fluorochromierung vorgenommen, um das Knochenwachstum besser darstellen zu können. Ein Teil des Materials wurde nach entsprechender Aufarbeitung im Fluoreszenzmikroskop betrachtet.

Ergebnisse

In der Gruppe I ist es bei allen operierten Tieren zu einer Verblockung der Epiphysenfuge gekommen. Das Fehlwachstum im Sinne der Valgusdeformierung beträgt zwischen 15 und 30° – im Mittel 21,5° (Abb. 1a, Tabelle 1). Histologisch findet sich ein kompletter knöcherner Durchbau der Fuge (Abb. 1b). Im Fluoreszenzmikroskop findet sich eine Knochenneubildung.

Bei den Tieren der Gruppe II findet sich 6 Wochen nach der Desepiphyseodese histologisch ebenfalls ein knöcherner Durchbau der Fuge (Abb. 2). Im Fluoreszenzmikroskop existiert ebenfalls ungerichtet ein neugebildeter Knochen. Das Fehlwachstum hat um 4–13° zugenommen (Tabelle 2).

Bei den Tieren der Gruppe III (Resektion und Silastikinterposition) findet sich bei allen Tieren eine Verringerung des ursprünglichen Achsenfehlers. Die Spontankorrektur liegt zwischen 4 und 17° (Tabelle 3). Histologisch läßt sich die Sperrfunktion des Silastikblockes deutlich nachweisen (Abb. 3).

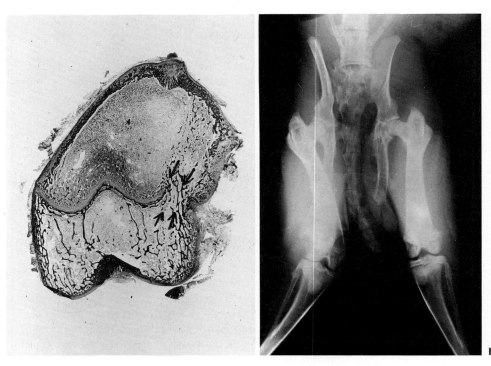

Abb. 1. a Röntgenaufnahme (Versuchstier Nr. 4), rechtsseitiger Achsenfehler von 21°; **b** histologisches Präparat (Versuchstier Nr. 3) 6 Wochen nach experimenteller Epiphyseodese; transphyseale Knochenbrücke (↑)

Tabelle 1. Achsenfehler des Femurs nach Epiphysenblockierung

Versuchstier Nr.	Achsenfehler in Grad, 6 Wochen nach 1. Operation
1	19
2	23
3	27
4	21
5	30
6	23
7	21
8	24
9	Wegen Infekt getötet

Die in Publikationen vorliegenden Ergebnisse sowie die eigenen tierexperimentellen Ergebnisse haben dazu geführt, daß bei geeigneter Indikation die operative Desepiphyseodese mit gleichzeitigem Einbringen eines Silastikblockes als passive Barriere auch bei Patienten durchgeführt wurde. Im Folgenden sollen die klinischen Ergebnisse kurz mitgeteilt werden.

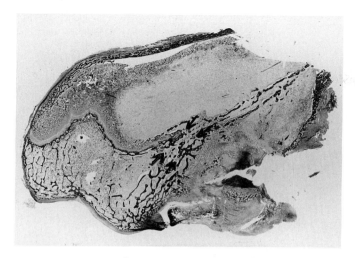

Abb. 2. Histologische Übersichtsaufnahme (Versuchstier Nr. 13) 6 Wochen nach der 2. Operation (nur Resektion); transphyseale Knochenbrücke (*Pfeile*)

Tabelle 2. Achsenfehler des Femurs nach Resektion der Knochenbrücke (Gruppe 1) (Zuwachs der Achsenfehler im Mittel 7,6 Grad)

Versuchstier Nr.	Achsenfehler in Grad, 6 Wochen nach 1. Operation	Achsenfehler in Grad, Gruppe 1 6 Wochen nach 2. Operation
10	19	26
11	23	28
12	16	29
13	27	32
14	24	30
15	19	29
16	21	25
17	20	32

Klinische Ergebnisse

Operationsmethode

Unter Bildwandlerkontrolle wird die transphyseale Knochenspange markiert und unter Schonung der gesunden Fugenanteile komplett reseziert. Anschließend wird Silastik entsprechend der Defektgröße zurechtgeschnitten und interponiert. Durch Verschluß des Periosts wird das Silastikmaterial ausreichend fixiert. Postoperativ erfolgt für wenige Tage eine Ruhigstellung in einer dorsalen Gipsschale mit anschließender krankengymnastischer Mobilisierung. Die Belastung erfolgt nach Wundheilung. Die Ergebnisse bei den 6 operierten Patienten sind in der Tabelle 4 dargestellt.

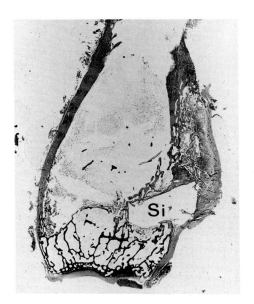

Abb. 3. Histologische Übersichtsaufnahme (Versuchstier Nr. 21) 6 Wochen nach der 2. Operation. Der Silastikblock (*Si*) hat die Ausbildung einer breiten transphysealen Knochenbrücke verhindert

Tabelle 3. Achsenfehler des Femurs nach Silastikinterposition (Minderung des Achsenfehlers im Mittel 9,6 Grad)

Versuchstier Nr.	Achsenfehler in Grad, 6 Wochen nach 1. Operation	Achsenfehler in Grad, Gruppe 2 6 Wochen nach 2. Operation
18	18	14
19	26	19
20	15	9
21	21	7
22	23	13
23	19	13
24	22	16
25	20	6

Bei den 6 operierten Patienten war die Epiphyseodese 4mal an der distalen Femurepiphyse, einmal an der proximalen Tibiaepiphyse und einmal an der distalen Tibiaepiphyse aufgetreten. Bei 5 Kindern war ein Trauma Ursache des Fehlwachstums, bei 1 Kind eine Pneumokokkensepsis.

Bei den 5 Kindern mit Trauma wurde 3mal die Epiphyseodese auf eine Salter-V-Fraktur, einmal auf eine Salter-III-Fraktur und einmal auf eine Salter-IV-Fraktur zurückgeführt. Die von uns als Salter-V-Fraktur klassifizierten Verletzungen erfüllen die Bedingungen, wie sie von Peterson u. Burkhart [22] angegeben wurden:
1. Keine Röntgenveränderungen zum Zeitpunkt des Unfalles;
2. keine spezifische Behandlung bis zum Auftreten des Achsenfehlers, insbesondere keine Ruhigstellung;

Tierexperimentelle Untersuchungen und klinische Ergebnisse

Tabelle 4. Klinischer Teil (**D** Desepiphysiodese, **I** Interposition, **S** Silastik, **F** Fett, **K** Korrekturoperation)

n	Name	Alter	Ursache der Schädigung	Operation	Korrekturerfolg	Ursache
1	C. Sch.	12	Trauma	D + I (S)	Unvollständig	Zu sparsame Desepiphyseodese
2	D. B.	12	Trauma	D + I (S)	Vollständig	
3	A. E.	11	Trauma	D + I (S)	Vollständig	
4	F. H.	14	Trauma	D + K + I (F)	Vollständig	
5	D. B.	9	Pneumokokkensepsis	D + K + I (F)	Unvollständig	Zentrale Lokalisation ausgedehnte Epiphyseodese
6	S. H.	13	Trauma	D + I (F) D + K	Vollständig	

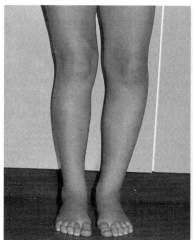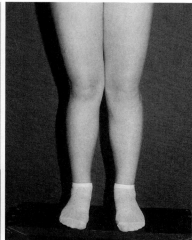

Abb. 4. a Beinachse vor der Operation mit deutlichem Genu varum. **b** Korrekte Achsenstellung ohne Verkürzung 1 Jahr nach operativer Desepiphyseodese und Silastikinterposition

3. bei Röntgenkontrollen zunehmend pathologische Teil- oder komplette Verknöcherung.

Die Korrektur war bei 4 Kindern vollständig (Abb. 4a, b), bei 2 Patienten unvollständig. Die Analyse der unbefriedigenden Resultate zeigte bei einem Kind eine zu sparsame Desepiphyseodese, bei einem weiteren Kind stellte sich die Schädigung intraoperativ als zu ausgedehnt heraus.

Diskussion

Die Tierversuche haben belegt, daß operative Desepiphyseodesen bei partiellem Fugenverschluß und ausreichender Wachstumspotenz zu Korrekturen der Achsenfehler führen. Die alleinige Desepiphyseodese stellt keine geeignete Operationsmethode dar, weil zwar zunächst eine Progredienz verhindert wird, in der Folgezeit aber wieder eine Knochenbrücke zwischen Epi- und Metaphyse auftritt, die bewirkt, daß der Achsenfehler weiter zunimmt. Die Zunahme des Achsenfehlers betrug im Tierexperiment im Mittel etwa 10° und ist damit geringer als in den ersten 6 Wochen.

Hierfür können 2 Gründe angeführt werden:
1. Durch die Freilegung der Wachstumsfuge wird kurzzeitig eine spontane Korrektur ermöglicht, bis eine erneute Verknöcherung zur Progredienz des Achsenfehlers führt.
2. Das vorhandene Wachstumspotential gegen Wachstumsende führt nur noch zu einer langsamen Progredienz des Fehlers.

Die operative Desepiphyseodese mit gleichzeitiger Silastikinterposition führt bei richtigem operativem Vorgehen und geeigneter Indikationsstellung zu dem gewünschten Korrektureffekt. Infolge des vorhandenen Wachstumspotentials kommt es zu spontanen Korrekturvorgängen, die zur Achsenbegradigung führen. Nach den Vorstellungen von Pauwels [21] kommt es bei Fehlstellungen von Knochen bei intakter Wachstumsfuge zu kompensatorischen und regulativen Mechanismen, die bewirken, daß aufgrund der unterschiedlichen Druckwirkung entlang der Wachstumsfuge in unterschiedlichem Maße Knochen neu produziert wird. Dadurch kommt es zur Begradigung des Knochens. Voraussetzung für das Wirksamwerden dieser spontanen Korrekturmechanismen ist das Vorhandensein einer intakten Fuge über die Medianlinie des Gelenkes hinaus. Reicht die Knochenbrücke über die Medianlinie hinaus und müssen umfangreiche Resektionen durchgeführt werden, so kommt es nicht zur Korrektur der Fehlstellung [17].

Der Vorteil der operativen Desepiphyseodese mit Interposition liegt darin, daß der Pathomechanismus der zum Fehlwachstum führt, beseitigt wird und damit weitere Operationen in der Regel nicht notwendig werden.

Wir bevorzugen, obwohl es sich um Fremdmaterial handelt, Silastik als Interponat. Wir erreichen damit eine wirksame und bleibende Unterbrechung der Wachstumsfuge im vormals geschädigten Bereich. Eigene tierexperimentelle Voruntersuchungen mit Fettgewebe haben bei einigen Tieren in unseren Versuchen die Wirkungslosigkeit von Fettgewebe gezeigt, weil durch Abbau oder Verdrängung erneut transphyseale Brücken im Resektionsbereich entstanden waren. Damit stehen zumindest einige unserer tierexperimentellen Beobachtungen in strengem Widerspruch zu den hervorragenden klinischen Ergebnissen von Langenskjöld, der als passiven Platzhalter Fettgewebe einsetzt.

Zusammenfassung

Berichtet werden die Ergebnisse von tierexperimentellen Untersuchungen zum Problem progredienter Achsenfehler. Nachdem operativ Epiphyseodesen im Bereich der Fuge erzeugt wurden, werden operative Techniken zur Desepiphyseodese vorgestellt. Die alleinige Desepiphyseodese ohne Platzhalter vermag nicht Spontankorrekturen von Achsenfehlern zu bewirken. Die Desepiphyseodese mit gleichzeitiger Interposition von Silastik vermag endogene Korrekturvorgänge einzuleiten und Spontankorrekturen herbeizuführen.

Im weiteren wird über die Operationsergebnisse operativer Desepiphyseodesen mit Silastikinterposition bei 6 Kindern berichtet. Bei 4 Kindern konnte eine Korrektur des progredienten Achsenfehlers erreicht werden, bei 2 Kindern blieb diese Korrektur aus oder war unvollständig. Die Ursachen für den Mißerfolg werden dargestellt, die Ergebnisse anhand der vorhandenen Literatur diskutiert.

Literatur

1. Campbell CJ, Grisolia A, Zanconato G (1959) The effects produced in the cartilaginous epiphyseal plate of immature dogs by experimental surgical traumata. J Bone Joint Surg [Am] 41:1221
2. Ecke H (1967) Die Transplantation der Wachstumsfuge. Enke, Stuttgart
3. Eulert J (1980) Zur operativen Behandlung partieller Epiphysenverblockungen durch Transplantation der Darmbeinkammapophyse. In: Eulert J, Thomas W (Hrsg) Der partielle Verschluß der Epiphysenfuge, Stuttgart, S 1
4. Farine J, Horoszowsky H (1972) Lésions peu communes du cartilage de conjugaison et nouvelle approche thérapeutique. Proceeding of the 12th Congress of the International Society of Orthopedic Surgery and Traumatology. Excerpta Medica, Amsterdam p 876
5. Ford LT, Key JA (1956) A study of experimental trauma to the distal femoral epiphysis in rabbits. J Bone Joint Surg [Am] 38:84
6. Friedenberg ZB (1957) Reaction of the epiphysis to partial surgical resection. J Bone Joint Surg [Am] 39:332
7. Gelbke H, Ebert G (1953) Tierexperimentelle Studie an der verletzten Epiphysenfuge. Z Orthop 83:201
8. Haas SL (1916) The transplantation of the articular end of bone including the epiphyseal cartilage line. Surg Gynecol Obstet 23:301
9. Haas SL (1919) The changes produced in the growing bone after injury to the epiphyseal cartilage plate. Am J Orthop Surg 1:67
10. Johnson JTH, Southwick O (1960) Growth following transepiphyseal bone grafts. J Bone Joint Surg [Am] 42:1381
11. Key JA, Ford LT (1958) A study of experimental trauma to the distal femoral epiphysis in rabbits. J Bone Joint Surg [Am] 40:887
12. Kleiger B, Mankin HJ (1964) Fracture of the lateral portion of the distal tibial epiphysis. J Bone Joint Surg [Am] 46:25
13. Langenskjöld A (1967) The possibilities of eliminating partial closure of an epiphysial plate caused by trauma or disease. Acta Orthop Scand 38:267–279
14. Langenskjöld A (1975) An operation for partial closure of an epiphyseal plate in children, and its experimental basis. J Bone Joint Surg [Br] 57:325
15. Langenskjöld A (1978) Partial closure of the epiphyseal plate. Int Orthop 95
16. Noack W, Zapfe E (1981) Grenzen der Spontankorrektur von Achsenfehlern an der unteren Extremität beim Kind. Orthop Prax 3:251

17. Noack W (1984) Grenzen der operativen Resektion von Epiphysenfugenblockierungen. Vortrag DGOT
18. Noack W, Zapfe E, Sonntag M (1986) Die Behandlung von progredienten Achsenfehlern bei Kindern durch chirurgische Maßnahmen an der Wachstumsfuge. Z Orthop 124:327–335
19. Nunnenmacher RF (1939) Experimental studies on the cartilage plates in the long bones of the rat. Am J Anat 65:253
20. Östermann K (1972) Operative elimination of partial epiphyseal closure. An experimental study. Acta Orthop Scand [Suppl] 147
21. Pauwels F (1957) Funktionelle Anpassung des Knochens durch Längenwachstum. Verh Dtsch Orthop Ges 45:34
22. Peterson H, Burkhart SS (1981) Compression injury of epiphyseal growth plate: fact of fiction? J Pediat Orthop 377
23. Rehn E, Wakabayashi (1912) Die homoplastische Transplantation des Intermediärknorpels im Tierexperiment. Arch Klin Chir 97
24. Riordian DC (1955) Congenital absence of the radius. J Bone Surg [Am] 37:1129
25. Serafin J (1970) Effect of longitudinal transection of the epiphysis and metaphysis on cartilaginous growth. Am Dig Foreign Orthop Lit Third Quarter:17–21
26. Simmons DJ, Nunnenmacher RF (1965) Growth of the rat epiphyseal cartilage plate following partial amputation. Am J Anat 117:221
27. Spira E, Farine I (1964) Epiphyseal transplantation. J Bone Joint Surg [Am] 46:1278
28. Starr DE (1945) Congenital absence of the radius, a method of surgical correction. J Bone Joint Surg 27:572
29. Thomas W (1980) Autologe und homologe Chondrozyten-Transplantation. In: Eulert J, Thomas W (Hrsg) Der partielle Verschluß der Epiphysenfuge. Enke, Stuttgart, S 69
30. Willert G, (1965) Autoplastische Transplantation knorpeliger Wachstumsfuge. Ergeb Chir Orthop 47:102

Langfristige Ergebnisse der Fettgewebeinterpositionsplastik nach Langenskjöld

A. Karbowski[1], U. Cordes[1] und B. Greitemann[1]

Einleitung

Bekannte Komplikation der Epiphysenfraktur vom Typ 3 und 4 nach Salter und Harris [10] ist ein partieller Wachstumsfugenverschluß mit konsekutiver Achsenfehlstellung und Beinverkürzung. Die Blount-Klammerung zur Behebung der Achsendeformität ist bei der geschädigten Wachstumsfuge obsolet; Beinverlängerungsmaßnahmen und Korrekturosteotomien sind aufwendig. Die einfache Resektion der Knochenbrücke erweist sich stets als erfolglos, da die Knochenhöhle zwischen den spongiösen Resektionsflächen stets schnell wieder knöchern überbaut. In der Behandlung des Fehlwachstums empfahl Langenskjöld [6, 7] nach der Resektion der Knochenbrücke die Fettgewebeinterpositionsplastik, die die unerwünschte Knochenneubildung erfolgreich verhindere. Wir berichten über die Behandlungsergebnisse von 7 Patienten.

Material und Methodik

Die 2 Mädchen und 5 Jungen waren zum Unfallzeitpunkt durchschnittlich 7,1 Jahre alt (Minimum 3 Jahre, Maximum 13,6 Jahre), zum Zeitpunkt des Eingriffs durchschnittlich 10,9 Jahre (Minimum 9 Jahre, Maximum 14,6 Jahre). Zwischen Unfall und Resektionsinterpositionsplastik vergingen durchschnittlich 3,8 Jahre (Minimum 0,6 Jahre, Maximum 8,2 Jahre). Der durchschnittliche postoperative Beobachtungszeitraum betrug 6,7 Jahre (Minimum 2 Jahre, Maximum 9,1 Jahre).

Das operative Vorgehen entsprach weitgehend den Angaben von Langenskjöld [5, 6]. Intraoperativ wurde die Knochenbrücke nach Lokalisation mittels Bildwandler bei Lupenbrillen- bzw. Operationsmikroskopkontrolle von dem angrenzenden Wachstumsfugenknorpel gelöst. Zuvor hatten Schichtaufnahmen in 2 Ebenen den Fugenschaden lokalisiert und quantifiziert. Zentral gelegene Defekte wurden von einem metaphysär gelegenen Knochenfenster angegangen. Die

---

[1] Orthopädische Universitätsklinik und Poliklinik (Hüfferstiftung), Albert-Schweitzer-Str. 33, D-4400 Münster

epi- bzw. metaphysäre Spongiosa wurde ggf. mit Knochenwachs abgedichtet. Die Resektionshöhle wurde mit autologem Fettgewebe aus der Subglutealregion aufgefüllt.

Das Periost wurde nicht verschlossen. Postoperativ erfolgte eine Entlastung in der Thomas-Schiene.

Befund

Betroffen war 4mal die distale Femurfuge, einmal die proximale Tibiafuge und 3mal die distale Tibiafuge. Klinisch waren 3 Genua valga (10°, 12°, 15°), 1 Genu varum (10°) und 3 Varusfehlstellungen des distalen Unterschenkels auffällig (12°, 20°, 24°). Die Achsendeformitäten waren deutlich progredient. Alle Patienten wiesen Beinverkürzungen bis zu 2 cm auf.

Mit der Resektionsinterpositionsplastik waren die Achsenfehlstellungen bei 6 Patienten aufzuhalten. Bei 2 Patienten war sogar eine passagere Stellungskorrektur auffällig (Abb. 1-3). Eine weitere Zunahme wurde nur bei 1 Patienten beobachtet. Es handelte sich hierbei um eine Langenskjöld-Operation der medialen distalen Tibiaepiphysenfuge. Hier kam es zu einem erneuten Fugenschluß, so daß die supramalleoläre Umstellungsosteotomie unumgänglich war. Letztendlich wurden bei allen 7 Patienten Korrekturosteotomien erforderlich.

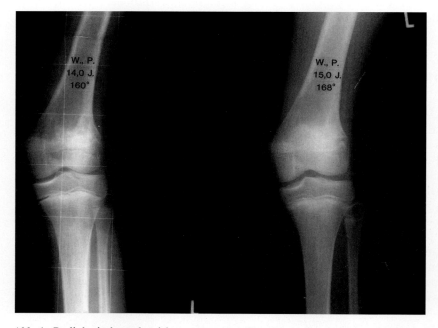

Abb. 1. Radiologisch nachweisbare temporäre Besserung eines posttraumatischen Genu valgum

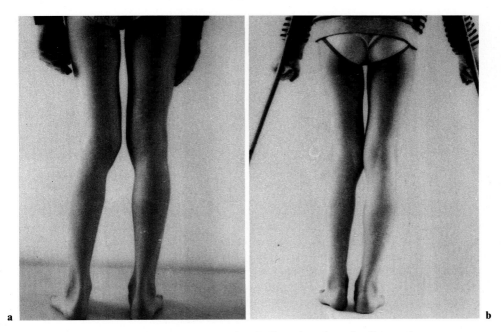

Abb. 2a, b. Klinischer Befund einer temporären Stellungskorrektur des Genu valgum

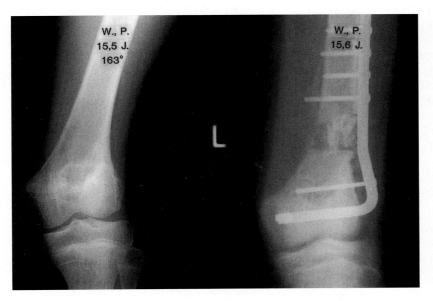

Abb. 3. Fehlstellungsrezidiv mit konsekutiver Umstellungsosteotomie

Clipmarkierungen belegten eine postoperative Wachstumsleistung der von der Knochenklammer befreiten Wachstumsfuge. Das Längenwachstum war deutlich geringer als das der nicht geschädigten kontralateralen Fuge. Ein befriedigender Beinlängenausgleich trat nicht ein. Wegen der zu beobachtenden Zunahme der Beinverkürzung wurde 3mal eine Blount-Klammerung und 2mal eine Phemister-epiphyseodese der nicht betroffenen kontralateralen Wachstumsfuge erforderlich. 2mal mußte eine Verlängerungsosteotomie der betroffenen Extremität mit dem Wagner-Apparat vorgenommen werden.

Diskussion

Nach unseren Erfahrungen kann mit der Resektionsinterpositionsplastik nach Langenskjöld die Progredienz einer Achsenfehlstellung aufgrund eines posttraumatischen Wachstumsfugenschadens erfolgreich aufgehalten werden. Die Auffüllung des Defektes mit autologem Fettgewebe und Abdichtung der epi- und metaphysären Spongiosa mit Knochenwachs erscheint ausreichend; die mit anderen Interpositionsmaterialien, die teilweise lediglich tierexperimentell erprobt wurden, wie Silikonelastomer [1, 2], Methylmetacrylat [3] bzw. Gelschaum [9] erscheint uns nicht notwendig. Über die Interposition von Knorpelgewebe liegen bisher lediglich tierexperimentelle Befunde vor [8]. Die Nutzung von Chondrozytensuspensionen erfordert hohe technische Voraussetzungen [12]. Die Übertragbarkeit einer Prophylaxe von Knochenbrücken im Tierexperiment durch Indomethacin auf den Menschen erscheint uns fraglich [11]. Das Langenskjöld-Verfahren ist zur Prophylaxe einer progredienten Epiphysenverformung geeignet. Die durch die epiphysäre Beeinträchtigung mögliche Gelenkinkongruenz kommt einer präarthrotischen Deformität gleich. Unseres Erachtens nach sollte beim Befund einer posttraumatischen knöchernen Überbrückung der Wachstumsfuge mit progredienter Achsen- bzw. Beinlängendeformität umgehend die operative Revision erfolgen, um größere Achsenfehler gar nicht erst entstehen zu lassen. Die Fettgewebeinterpositionsplastik sollte vor dem pubertären Wachstumsschub erfolgen, d.h. im Alter von 7–10 Jahren. In der Therapie der Beinlängendifferenzen hat die Langenskjöld-Operation unseres Erachtens nach keinen wesentlichen Stellenwert.

Literatur

1. Bright RW (1974): Operative correction of partial epiphyseal plate closure by osseous-bridge resection and silicone rubber implant. An experimental study in dogs. J Bone Joint Surg [Am] 56:655–664
2. Bright RW (1977) Surgical correction of partial growth plate closure – a clinical study of 24 consecutive cases. Orthop Trans I:82–83
3. Burkhard SS, Peterson HA (1979) Fractures of the proximal tibial epiphysis. J Bone Joint Surg [Am] 61:996–1001

4. Langenskjöld A (1967) The possibilities of eliminating premature partial closure of an epiphyseal plate caused by trauma or disease. Acta Orthop Scand 38:267–279
5. Langenskjöld A (1975) An operation for partial closure of an epiphyseal plate in children, and its experimental basis. J Bone Joint Surg [Br] 57:325–330
6. Langenskjöld A (1981) Surgical treatment of partial closure of the growth-plate. J Pediatr Orthop 1:3–11
7. Langenskjöld A, Östermann K (1979) Surgical treatment of partial closure of the epiphyseal plate. Reconstr Surg Traumatol 17:48–64
8. Lennox DW, Goldner RD, Sussmann MD (1983) Cartilage as an interposition material to prevent transphyseal bone bridge formation: An experimental model. J Pediatr Orthop 3:207–210
9. Peterson HA (1984) Operative correction of part fracture arrest of the epiphyseal plate: case report with ten year follow up. J Bone Joint Surg [Am] 62:1018–1026
10. Salter RB, Harris WR (1963) Injuries involving the epiphyseal plate. J Bone Joint Surg [Am] 45:587–622
11. Sudmann E, Husby OS, Bang G (1982) Inhibition of partial closure of epiphyseal plate in rabbits by indomethacin. Acta Orthop Scand 53:507–511
12. Thomas W (1980) Autologe und homologe Chondrozyten-Transplantation zum Lösen von partiellen knöchernen Epiphysenplatten-Verblockungen. Enke, Stuttgart, S 69–105 (Bücherei des Orthopäden, Bd 25: Der partielle Verschluß der Epiphysenfuge)

Die Anwendung der Kallusmodulation zur Korrektur des posttraumatischen Genu recurvatum

D. Pennig[1]°, W. Klein[1] und D. Baranowski[1]

Die Entstehung des Genu recurvatum als Ergebnis einer partiellen Wachstumsstörung der proximalen Tibiaepiphysenfuge ist selten. In einer Literaturübersicht wurden von Pappas et al. [14] insgesamt 14 Fälle beschrieben. Lecuire et al. [10] fanden 4 Fälle. Zur Ätiologie werden verschiedene Mechanismen diskutiert: Direktes Trauma auf den anterioren Anteil der Wachstumsfuge [12], Mißplazierung eines Extensionsdrahtes [8], Osgood-Schlatter-Erkrankung [18] und längerdauernde Gipsimmobilisation [13]. Vom morphologischen Aspekt her läßt sich das Genu recurvatum in 3 Gruppen unterteilen: knöchern, ligamentär und kombiniert. Einige Fälle der knöchernen Gruppe entwickeln sekundär eine ligamentäre Laxität dorsal [10]. Bei dem hier beschriebenen Genu recurvatum handelt es sich um eine ossäre Läsion.

Als 12jähriger erlitt der Patient eine Verletzung an beiden Oberschenkeln sowie des linken, jetzt betroffenen Unterschenkels. Außerdem erlitt er Körperhöhlenverletzungen. Bei der retrospektiven Auswertung der Röntgenbilder ließ sich eine knöcherne Brücke im vorderen Anteil der proximalen Tibiawachstumsfuge erkennen (Abb. 1). Bis zum Alter von 16 Jahren hatte sich ein Genu recurvatum mit einem Winkel zwischen Tibiaplateau und Tibialängsachse von 18° entwickelt. Zum Zeitpunkt der Operation begann sich eine posteriore Laxität zu entwickeln. Die Kniegelenksbeweglichkeit war seitengleich und frei.

Das Verfahren der Kallusmodulation, erstmals beschrieben von Bier [1], wurde angewandt, um das graduelle Absinken des Tibiaplateaus umzukehren und nach Durchführung einer subtotalen Kortikotomie im proximalen Tibiabereich eine physiologische Stellung des Tibiaplateaus zu erzielen (Abb. 2). Das graduelle Aufdehnen wurde mit einem Kippgelenkfixateur nach De Bastiani entsprechend seiner Methode der Hemikallotasis ausgeführt. Nach Durchführung der Kortikotomie verblieb diese für 14 Tage neutralisiert. Dann wurde mit einer Geschwindigkeit von 1 mm pro Tag eine allmähliche Eröffnung der Kortikotomie vorgenommen. Unter der Distraktion bildete sich Kallus, nach 30 Tagen war die Distraktionsmaßnahme abgeschlossen. Der sich dabei bildende Spalt hatte sich mit Kallus aufgefüllt (Abb. 3 und 4). Während dieser Maßnahme konnte der Patient das Bein mit 20 kg teilbelasten. Die Gesamtbehandlungsdauer betrug 90 Tage. Hierbei ergaben sich keine entzündlichen Reaktionen im Pinbereich. Die Entfernung der Fixateurpins wurde ohne Anästhesie ausgeführt.

---

[1] Klinik und Poliklinik für Unfall- und Handchirurgie der Westfälischen Wilhelms-Universität, Jungeblodtplatz 1, D-4400 Münster

Die Anwendung der Kallusmodulation

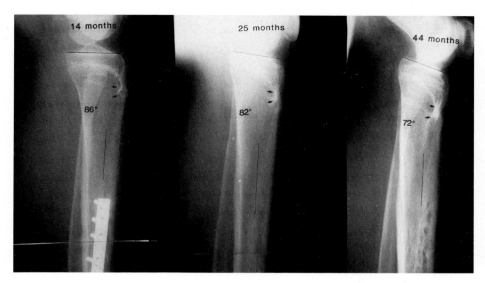

Abb. 1. Entwicklung des Genu recurvatum (Verletzung im Alter von 12 Jahren, die *Pfeile* zeigen die Verknöcherung in der Wachstumsfuge)

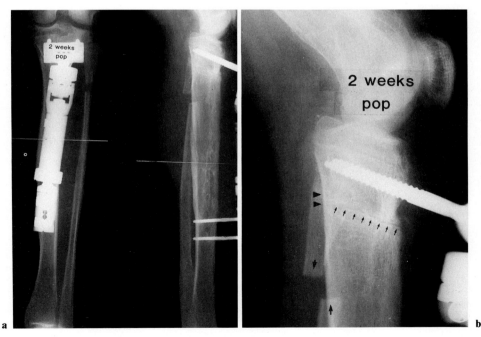

Abb. 2a, b. Postoperative Röntgenaufnahme mit dem montierten Kippgelenkfixateur; die *kleinen Pfeile* zeigen die Kortikotomieebene an, die *großen Pfeile* weisen auf die intakte dorsale Kortikalis hin

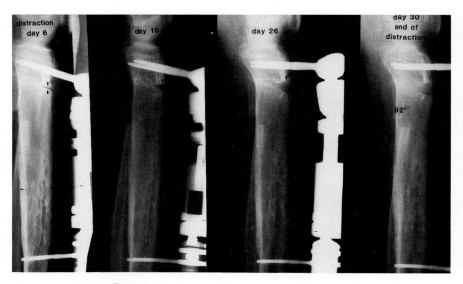

Abb. 3. Allmähliche Öffnung des Spaltes und der Distraktion des Kallus, dabei richtet sich der Fixateur auf

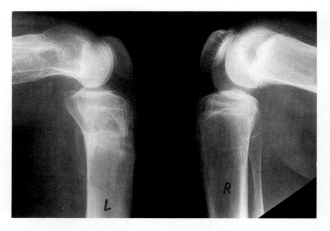

Abb. 4. Röntgenaufnahmen der beiden Knie in 100°-Beugung; die Kniescheiben sind auf nahezu gleicher Höhe

Diskussion

Die Standardbehandlung dieser seltenen Deformität besteht entsprechend der Literatur [9, 10, 13, 14, 17] aus einer Osteotomie und dem Einbolzen eines Beckenkammspanes. Anschließend wird die Tuberositas tibiae refixiert. Zur Sicherung der Stellung ist eine Schrauben- oder Plattenstabilisierung oder eine Immobilisation im Gips beschrieben. Knochentransplantationen vom Beckenkamm zeigen jedoch eine Komplikationsrate zwischen 9,4 [2] und 21% [6]. In oer Arbeit von Grob [6] sind nur 16 von 50 Patienten von der Seite des Beckenkammes her mit bikortikalen Spanentnahmen symptomfrei. Olerud et al. [13] hatten versucht, eine solche Deformität unter Anwendung eines Vidal-Doppelrahmens zu korrigieren. Die Deformität trat jedoch nach Entfernung des Doppelrahmens erneut auf, es wurde eine Reosteotomie mit Spaneinbolzung und Plattenfixation durchgeführt.

August Bier [1] hat bereits 1923 beschrieben, daß die Verlängerung von Knochen mit Hilfe der Kallusmodulation als Distraktionsverfahren ohne Spongiosatransplantation möglich ist. Zu späterer Zeit wurden die Arbeiten von Bier durch Ilizarov u. Soibelmann [7] und De Bastiani et al. [3] bestätigt und in größeren Serien eingesetzt.

Entsprechend dieser Vorarbeiten haben wir in unserem Fall die Deformität des Genu recurvatum mittels Kallusdistraktion korrigiert. Die Distraktionsrate von 1 mm pro Tag in 4 Einzelschritten von 0,25 mm wurde aufgrund der positiven Erfahrungen mit diesen Vorgehen bei der Standardbeinverlängerung [3, 5, 15, 16] gewählt. Während der Gesamtbehandlungszeit wurde die volle Kniegelenksbeweglichkeit durch krankengymnastische Übungsbehandlung erhalten; dem Patienten wurde eine Teilbelastung von 20 kg gestattet.

Ein ähnliches Verfahren wird bei uns auch zur Korrektur von Varusfehlstellungen im Unterschenkelbereich entsprechend der Empfehlung von Turi et al. [19] und MacEachern [11] angewendet. Von besonderer Bedeutung bei dieser Korrektur ist die Positionierung der Fixateurpins und die Ebene sowie Ausführung der Kortikotomie. Eine entsprechende präoperative Planung der Korrektur komplexer Deformitäten ist unbedingt notwendig.

Der Vorteil dieser Methode liegt darin, daß eine graduelle Anpassung der Beinachsen im Rahmen der Korrektur erfolgt. Das endgültige Ausmaß der Korrektur muß nicht während der Operation festgelegt werden. Es kann im Verlauf der Distraktionsbehandlung mit Hilfe von Achsenröntgenaufnahmen geplant werden. Weitere Vorteile dieser Methodik sind die Erübrigung von Beckenkammspanentnahmen, der kleine Zugang und das Erhalten der freien Kniegelenkbeweglichkeit unter Teilbelastung direkt nach der Operation. Eine operative Metallentfernung entfällt ebenfalls.

Literatur

1. Bier A (1923) Über Knochenregeneration, über Pseudarthrosen und über Knochentransplantation. Arch Klin Chir 127:1–136
2. Cockin J (1971) Autologous bone grafting – complications at the donor site. J Bone Joint Surg [Br] 53:153
3. De Bastiani G, Aldegheri R, Renzi Brivio L (1984) Treatment of fractures with a dynamic axial fixator. J Bone Joint Surg [Br] 66:538–545
4. De Bastiani G, Aldegheri R, Renzi Brivio L, Trivella G (1987) Limb Lengthening by callus distraction (Callotasis). J Pediatr Orthop 7:129–134

5. De Pablos J, Villas C, Canadell J (1986) Bone lengthening by physial distraction. Intern Orthop (SICOT) 10:163-170
6. Grob D (1986) Probleme an der Entnahmestelle bei autologer Knochentransplantation. Unfallchirurg 89:339-345
7. Iishikawa H, Abrahan LM jr, Hirohata K (1984) Genu recurvatum: A complication of prolonged femoral skeletal traction. Arch Orthop Trauma Surg 103:215-218
8. Ilizarov GA, Soibelmann LM (1969) Some clinical and experimental data concerning bloodless lengthening of lower extremities. Eksp Khir Ortop 4:27
9. Langenskjöld A (1975) An operation for partial closure of an epiphyseal plate in children and its experimental basis. J Bone Joint Surg [Br] 57:325-330
10. Lecuire F, Lerat JL, Bousquet G, Dejour H, Trillat A (1980) Le genu recurvatum et son traitment par ostéotomie tibiale. Rev Chir Orthop 66:95-103
11. Mac Eachern AG (1986) Valgus osteotomy of the upper tibia for osteoarthrosis of the knee. Recent Advances in External Fixation, Riva del Garda/Italy, 1986, 139
12. Morton KS, Starr DE (1964) Closure of the anterior portion of the upper tibial epiphysis as a complication of tibial-shaft fracture. J Bone Joint Surg [Am] 46:570-574
13. Olerud C, Danckwardt-Lilliestöm G, Olerud S (1986) Genu recurvatum caused by partial growth arrest of the proximal tibial physis: Simultaneous correction and lengthening with physeal distraction. Arch Orthop Trauma Surg 106:64-68
14. Pappas AM, Anas P, Toczylowski HM jr (1984) Asymmetrical arrest of the proximal tibial physis and genu recurvatum deformity. J Bone Joint Surg [Am] 66:575-581
15. Pennig D (1987) Extremitätenverlängerung und Achsenkorrektur. Chir Prax 37/4:667-673
16. Pennig D, Baranowski D (1989) Genu recurvatum due to partial growth arrest of the proximal tibial physis: correction by callus distraction. Arch Orthop Trauma Surg 108:119-121
17. Salter RB, Harris WR (1963) Injuries involving the epiphyseal plate. J Bone Joint Surg [Am] 45:587-622
18. Stirling RI (1952) Complications of Osgood-Schlatter's disease. Proceedings of the British Orthopaedic Association. J Bone Joint Surg [Br] 34:149-150
19. Turi G, Tomasi PS, Armotti PA, Cassini A (1986) The dynamic axial fixator in directional osteotomy of the knee. Recent Advances in External Fixation, Riva del Garda/Italy, 1986, pp 137

Teil C
Gelenkverletzungen

Kapselbandverletzungen des Kniegelenkes beim Kind und beim Jugendlichen

M. Kunz[1] und H. Hess[1]

Sogenannte Distorsionstraumen des Kniegelenkes bei Kindern und Jugendlichen werden nicht selten bagatellisiert und einer unzureichenden diagnostischen Abklärung zugeführt. Selbst beim Vorliegen eines Hämarthros beobachten wir bei Kindern eine starke Zurückhaltung in der einfachen Diagnostik der Verletzung. Die Annahme, daß keine schwerwiegenden intraartikulären Verletzungen entstanden sind, führt zur ungenügenden Behandlung. Die Einführung der Arthroskopie bringt die Möglichkeit, auch die blutige Ergußbildung beim kindlichen Knie einer adäquaten Diagnostik zuzuleiten.

Wir haben in der orthopädischen Abteilung der St. Elisabeth-Klinik Saarlouis in den Jahren 1982–1988 306 Kinder und Jugendliche mit blutiger Ergußbildung arthroskopiert. Im Folgenden werden die Ergebnisse der arthroskopischen Diagnostik vorgestellt. Zunächst haben wir die gesamte Altersgruppe von 3–17 Jahren in 2 große Untergruppen geteilt. Bei Patienten bis einschließlich dem 13. Lebensjahr handelt es sich um Kinder. Die Jugendlichen bilden die Gruppe von 14–17 Jahren.

Diese Einteilung nach dem Entwicklungsalter, wie sie in der Pädiatrie üblich ist, spiegelt sich auch sehr schön in der Altersverteilung der untersuchten Kinder und Jugendlichen wider. So finden sich zwischen dem 3. und 10. Lebensjahr jeweils vereinzelte Fälle pro Altersjahrgang. Ab dem 11. Lebensjahr kommt es zu einem deutlicheren Anstieg der Verletzungsfälle. Im 13. bis 14. Lebensjahr steigen die Hämarthrosfälle sprunghaft an und erreichen mit dem 17. Lebensjahr das hohe Niveau der Verletzungen bei Jugendlichen. Insgesamt finden sich in der Gruppe bis einschließlich dem 13. Lebensjahr 67 Fälle, in der Gruppe vom 14. bis zum 17. Lebensjahr 239 Fälle.

Das jüngste Kind mit einer blutigen Ergußbildung des Kniegelenkes war 3 Jahre alt. Es fand sich eine typische Einklemmung und Bewegungssperre des Kniegelenkes. Ein Korbhenkelriß des Meniskus war die Ursache hierfür. In der Vorgeschichte wurde ein Sturz von einem Dreirad angegeben.

Die Ursachen der Hämarthrosbildung beim kindlichen Kniegelenk lassen sich im wesentlichen in 4 Gruppen einteilen:
1. Meniskusverletzungen,
2. Bandverletzungen,

---

[1] Orthopädische Abteilung, St.-Elisabeth-Klinik, Kapuzinerstr. 4, D-6633 Saarlouis

3. Patellaluxationen,
4. Flake-Frakturen.

Dabei bilden die Meniskusverletzungen die größte Gruppe (158 Fälle). An 2. Stelle folgen die Bandverletzungen (77 Fälle) und reine Kapselverletzungen (49 Fälle). Subsumiert unter den Kapselverletzungen sind dabei auch Patellaluxationen. Zu beachten ist, daß nicht alle Patellaluxationen auch zur Hämarthrosbildung führen. Bei angeborener Luxationsneigung der Kniescheibe kommt es häufig zu keinen größeren Kapselverletzungen. Bei echt traumatischen Luxationen ist insbesondere an die Möglichkeit der begleitenden Knorpelverletzungen bzw. osteochondralen Aussprengung zu denken. Gerade in diesen Fällen ist die frühzeitige operative Behandlung für die Wiedereinheilung des ausgebrochenen Knorpels von ganz entscheidender Bedeutung.

In der Gesamtuntersuchung der Gruppe der Kinder und Jugendlichen erweist sich die Unterscheidung zwischen kindlichen Verletzungen bis zum 13. Lebensjahr und jugendlichen Verletzungen bis zum 17. Lebensjahr als äußerst wichtig. Die Gesamtbetrachtung der Verletzungsmuster würde sonst für jüngere Kinder ein falsches Bild ergeben. Beispielhaft sei hier angeführt, daß Meniskusverletzungen in der Gesamtgruppe ein Verhältnis von medial zu lateral wie 2:1 aufweisen. Betrachtet man hingegen nur die Gruppe der Kinder, so findet sich sogar ein Überwiegen der frischen lateralen Meniskusverletzung im Verhältnis von 7:5. Erst im Laufe der Entwicklung tritt bei Jugendlichen die größere Häufigkeit der medialen Meniskusverletzung auf.

Hämarthros beim Kind

Die Gruppe umfaßt insgesamt 67 Kinder im Alter von 3–13 Jahren. Überraschenderweise fanden wir in dieser Gruppe an 1. Stelle die Bandverletzungen mit einem Anteil von rund 40% der Gesamtverletzungen. Zu verstehen sind hierunter die ligamentären Verletzungen des vorderen Kreuzbandes, die Eminentiaausrisse sowie die Seitenbandverletzungen.

Kapselverletzungen, wie etwa nach Patellaluxationen, sowie reine Kapseleinrisse fanden sich in 17 Fällen. Tabelle 1 gibt einen Aufschluß über die weiteren

Tabelle 1. Kindliches Hämarthros

	Patienten (3–13 Jahre)
Summe	67
Bandverletzungen	25
Kapselrupturen	17
Lateraler Meniskusriß	7
Medialer Meniskusriß	5
Frakturen	5
Osteochondrosis dissecans	3
Synovitis	2
Fremdkörper	3

Ursachen bei kindlichen Hämarthrosbildungen. Bei den Fremdkörpern handelte es sich sämtlich um abgebrochene Nadeln.

Die Verletzungen des Kapselbandapparates haben wir weiter aufgeschlüsselt. Die 25 Bandverletzungen betrafen insgesamt 23mal das vordere Kreuzband, nur 2mal war isoliert das Innenband verletzt. Ursache für die Kapselverletzungen war zum größten Teil die Patellaluxation mit frischem medialen Kapselriß (13 Fälle). 4mal bestanden reine Kapselrisse ohne Bandbeteiligung.

Die Verletzungen des vorderen Kreuzbandes werden unterteilt in die rein ligamentären Rupturen und in die Eminentia-intercondylaris-Ausrisse. Überrascht waren wir auch hier von der hohen Zahl der ligamentären Verletzungen mit 15, im Vergleich zu 8 Eminentiaausrissen. Die Eminentiaausrisse zeigen hierbei eine mehr oder weniger große Dislokation. Die hier aufgeführten Fälle betrafen alle den Typ II–III nach Meyers und Mc. Keever mit Dislokation des Eminentiamassives.

In Fällen ohne wesentliche Dislokation genügt nach der Arthroskopie und der Beseitigung des blutigen Ergusses die in Streckung vorgenommene Fixation im Tutor. Bei stärkerer Dislokation erfolgt die arthroskopische Reposition mit Einbringen von Kirschner-Drähten. Die Schraubenfixation gestaltet sich hierbei meist problematischer und ist nur selten erforderlich.

Bei den Eminentiaausrissen konnten wir häufig eine zusätzliche Elongation des vorderen Kreuzbandes mit Einblutungen im Synovialschlauch beobachten. Wir nehmen jedoch an, daß sich diese Elongationen im Laufe des weiteren Wachstums wieder zurückbilden, wenn die Eminentia selbst anatomisch refixiert wurde. Unser jüngstes Kind mit Eminentiaausriß nach Sturz beim Skifahren war gerade 8 Jahre geworden.

Die ligamentäre Verletzung des vorderen Kreuzbandes beim Kind konnten wir erstmals im Alter von 11 Jahren nachweisen. Es handelte sich hierbei um eine Komplexverletzung beim Fußballspielen mit Beteiligung des Seitenbandapparates. Die ligamentäre Ruptur des vorderen Kreuzbandes beim Kind findet typischerweise proximal statt. In einigen Fällen konnten wir dabei abgerissene Knochenbrösel aus der Insertion nachweisen. Diese stellten sich röntgenologisch nicht dar.

Gerade diese ligamentären Kreuzbandverletzungen beim Kind wurden relativ häufig übersehen. So haben wir z. Z. 3 Kinder zwischen 11 und 13 Jahren mit Komplexinstabilität des Kniegelenkes nach vorderer Kreuzbandruptur in Behandlung. Hier muß nach Abschluß des Wachstums die Kreuzbandplastik erfolgen. Frische Risse des vorderen Kreuzbandes können durch eine transkondyläre Naht gut versorgt werden und haben nach unserer Erfahrung eine bessere Prognose als beim Erwachsenen.

Hämarthros beim Jugendlichen

Die Gruppe der Jugendlichen mit Hämarthros nach Knieverletzungen umfaßt das Alter zwischen 14 und 17 Jahren. Hierbei konnten wir insgesamt 239 Fälle nachweisen. Die Gruppe der Kapselbandverletzungen besteht aus 84 Jugendli-

Tabelle 2. Ursachenaufschlüsselung für die Hämarthrosbildung beim Jugendlichen

	Patienten (14–17 Jahre)
Summe	239
Bandverletzungen	52
Kapselverletzungen	32
Mediale Meniskusverletzungen	95
Laterale Meniskusverletzungen	51
Frakturen	3
Osteochondrosis dissecans	4
Synovitis	2

chen (Tabelle 2). Die weiteren Verletzungen betreffen insbesondere den Innen- und Außenmeniskus. Hier fällt nun auf, daß die medialen Meniskusverletzungen die lateralen Meniskusverletzungen im Verhältnis von etwa 2:1 überwiegen. Die Bandverletzungen beim Jugendlichen wurden wiederum näher analysiert. Es fanden sich insgesamt 40 Verletzungen, die das vordere Kreuzband betrafen. Eine Innenbandruptur lag in 12 Fällen vor. Isolierte Außenbandapparatläsionen konnten nicht nachgewiesen werden.

Die Läsion des vorderen Kreuzbandes zeigte bei Jugendlichen eine weitere Verschiebung zur ligamentären Ruptur. Es konnten nur 2 dislozierte Eminentiaausrisse gefunden werden. Dagegen zeigten sich 38 ligamentäre Verletzungen des vorderen Kreuzbandes. Klinisch handelte es sich hierbei nicht in allen Fällen um reine Kreuzbandläsionen. Es bestanden häufig Begleitverletzungen. Auffällig war gerade beim Jugendlichen die relativ starke Beteiligung des Außenmeniskus mit einer Rißbildung im Hinterhornbereich. Daher sollte auch bei klarer Indikation zur Operation bei vorderem Kreuzbandausriß die Arthroskopie erfolgen, um die ansonsten nur schwer einsehbaren Läsionen im Bereich des Außenmeniskushinterhorns nachzuweisen.

Ursachen

Die Ursachen der vorderen Kreuzbandverletzung bei Kindern und Jugendlichen sind vielfältig, betreffen jedoch hauptsächlich die Sportausübung. Die Eminentia-intercondylaris-Ausrisse ereignen sich in typischer Weise beim Fahrradsturz. Hier sind hauptsächlich die Kinder betroffen. Die ligamentären Rupturen des vorderen Kreuzbandes ereignen sich hingegen meistens bei Sportverletzungen. Diese wurden primär durch den Fuß- und Handballsport hervorgerufen. Nicht selten ereignen sich die Verletzungen beim Schulsport. Hier insbesondere beim Weitsprung und Turnen. In den letzten Jahren stellten wir eine ansteigende Tendenz der kindlichen Kreuzbandverletzungen beim Skifahren fest. Dabei handelt es sich hauptsächlich um ligamentäre Verletzungen des vorderen Kreuzbandes. Die ansteigende Tendenz dürfte mit dem frühen Hinführen der Kinder zum Skisport und der verstärkten Wettkampftätigkeit zusammenhängen. Die Skiverletzungen waren hier weniger Verletzungen von Anfängern als von skisportlich geübten Kindern.

Zusammenfassend sollte hervorgehoben werden, daß Kapselbandverletzungen des Kniegelenkes bei Kindern und Jugendlichen doch relativ häufig vorkommen. Insbesondere auffällig ist, daß sich dabei in der Gruppe der Kinder bis zu 13 Jahren nicht nur knöcherne Ausrisse, sondern auch ligamentäre Rupturen des vorderen Kreuzbandes ereignen. Gerade beim kindlichen Hämarthros ist eine ausführliche Diagnostik bis hin zur Arthroskopie erforderlich. Die nicht verheilte ligamentäre Verletzung des vorderen Kreuzbandes führt beim Kind zu erheblichen Spätfolgen. Aufgrund unserer Beobachtung rechnen wir mit einem weiteren Ansteigen dieser Verletzungsmuster.

Arthroskopie nach Kniegelenktrauma bei Kindern und Jugendlichen

T. Ellebrecht[1] und W. Sigge[2]

Bei der klinischen und radiologischen Untersuchung allein können nicht alle Kniebinnenverletzungen diagnostisch abgeklärt werden. Schmerz- und Abwehrverhalten beeinflussen – zumal beim Kind noch mehr als beim Jugendlichen – das Ergebnis der Bewegungsprüfung. Eine Reihe wichtiger Verletzungen kann röntgenologisch nicht abgebildet werden. Eine sichere Identifizierung therapiepflichtiger Kniebinnenverletzungen ist nur mit Hilfe der Arthroskopie möglich. Trotzdem hat dieses Verfahren für das Kindesalter und beim Jugendlichen noch keine allgemeine Verbreitung gefunden.

Aus der Literatur seien hier 3 Beispiele von Arthroskopiebefunden bei frischer oder alter Kniegelenkverletzung von Kindern und Jugendlichen aufgeführt (Tabelle 1). Die große Zahl der endoskopisch ermittelten Verletzungen beeindruckt: Bei Aichroth [1] überwiegen die Meniskusverletzungen, bei Bergstroem et al. [4] und bei Scheuer [7] die Bandverletzungen. Bei allen 3 Autoren fällt der Anteil der chondralen und osteochondralen Verletzungen auf. Die Autoren betonen die bis 80% betragende Fehlerquote der Diagnosestellung allein aufgrund der röntgenologischen und der klinischen Untersuchung [1, 3, 4, 7].

Unsere Erfahrungen stützen sich auf die Kniegelenksspiegelung vom 1. 10. 1980–30. 4. 1989 bei 121 unfallverletzten Kindern und Jugendlichen im Alter von 7–17 Jahren. 99 Patienten wurden wegen eines akuten Hämarthros arthroskopiert, 22 wegen eines wiederholten serösen Ergusses oder wegen anhaltender Belastungsschmerzen nach länger zurückliegendem Knietrauma (Tabelle 2).

Die Diagnostik der Knieverletzung bestand stets aus der Anamneseerhebung, der klinischen Untersuchung und der Röntgenuntersuchung des Kniegelenkes in 2 Ebenen, ggf. ergänzt durch die Kondylenaufnahme nach Frick und einer Tangentialaufnahme der Patella. Bei Ergußbildungen wurde punktiert; beim Nachweis eines Hämarthros wurden Stabilitätsprüfung und Arthroskopie in Narkose vorgenommen. Die Arthroskopie erfolgte bei 56 Patienten innerhalb von 3 Tagen, bei 24 Patienten innerhalb von 7 Tagen, bei 16 Patienten innerhalb von 2 Wochen und bei 25 Patienten zu einem späteren Zeitpunkt. Sonogramm, Computertomogramm und Kontrastdarstellung kamen bei uns nur vereinzelt zum Einsatz.

---

[1] Klinik für Chirurgie, Universität Lübeck, Ratzeburger Allee 160, D-2400 Lübeck
[2] Klinik für Kinderchirurgie, Universität Lübeck, Ratzeburger Allee 160, D-2400 Lübeck

Tabelle 1. Arthroskopische Befunde kindlicher und jugendlicher Knieverletzungen (Literaturangaben)

	Arthroskopierter Patient	Läsionen an		
		Band	Meniskus	Knorpel
Aichroth u. Glasgow [1]	80	5	27	30
Bergstroem et al. [4]	71	31	5	31
Scheuer [7]	27	15	4	28

Tabelle 2. Arthroskopiebefunde bei kindlichen und jugendlichen Knieverletzungen vom 1. 10. 1980 bis 30. 4. 1989

121 Patienten (7–17 Jahre alt)	*Läsionen*	
82 männlich	– chondral/osteochondral	50
39 weiblich	– Meniskus	15
	– Bandapparat	29
74 Patienten (7–14 Jahre alt)	– Kapsel/Hoffa	32
47 Patienten (15–17 Jahre alt)	– Fraktur	3
	– Keine	6

Die Arthroskopie erfolgt unter Vollnarkose im Operationssaal. Der Zugang mit dem Arthroskop erfolgt transligamentär. Mit einer 30°-Optik werden die verschiedenen Gelenkabschnitte inspiziert. Von einer zusätzlichen Inzision aus wird ein Tasthaken eingebracht, mit dem unter Sicht die Kreuzbänder und Menisken auf Festigkeit überprüft werden. Ist eine Operation erforderlich, wird diese in der gleichen Narkose arthroskopisch oder durch Arthrotomie vorgenommen. Wir sahen keine Gelenkentzündung nach den Arthroskopien; die einzigen harmlosen Komplikationen waren subkutane Emphysembildungen.

Bei 59 der 121 Patienten konnten wir vor der Narkoseuntersuchung und vor der Arthroskopie keine überzeugende Diagnose der Kniebinnenverletzung stellen. Durch die Arthroskopie fanden wir jedoch 25 operationspflichtige Verletzungen in dieser Gruppe. Bei 62 Patienten kamen wir nur zu einer Verdachtsdiagnose, die sich jedoch in 21 Fällen bei der Arthroskopie als falsch erwies. 13 dieser Patienten hatten eine wesentliche, ebenfalls operationspflichtige Verletzung. Dadurch wurden letztlich nur 32 Patienten (das sind 26% unserer Serie) bei der klinischen und röntgenologischen Untersuchung allein richtig diagnostiziert (Tabelle 3). Bei den Adoleszenten ergaben sich bei 40% der Patienten keine Verdachtsdiagnosen. Bei der Gruppe der Kinder machte dieser Anteil 54% aus. Die Anzahl falscher Verdachtsdiagnosen nach klinischer Untersuchung und Röntgenuntersuchung war bei den Kindern nicht geringer als bei den Adoleszenten.

Die wichtigen Verletzungen konzentrieren sich auf 66 Kinder und Jugendliche. Bei den übrigen 55 Patienten (entsprechend 45%) waren die gesehenen intraartikulären Verletzungen von solcher Art, daß eine Mobilisierung dieser Patienten trotzdem möglich war. Bei 100% der chondralen oder osteochondralen Verletzungen, aber auch bei jeder 2. Verletzung am Meniskus, Band oder Kapsel fand sich ein Hämarthros.

Wir sahen 15 Meniskusverletzungen. Die Chance einer Spontanheilung von Meniskusverletzungen ist bei Kindern und Jugendlichen günstig; entsprechend haben wir 4 kleinere Meniskusrisse nicht behandelt. 2mal haben wir am eröffneten Knie eine Reinsertion bei Korbhenkelriß durchgeführt; bei 8 Patienten erfolgte eine partielle, bei 1 Patienten eine totale Meniskusentfernung, 3 partielle Meniskusentfernungen wurden arthroskopisch durchgeführt.

Bei den Bandverletzungen des kindlichen und jugendlichen Kniegelenkes handelt es sich zumeist um isolierte Verletzungen. Bemerkenswert ist, daß die klinische Untersuchung der vorderen Kreuzbandverletzung i. allg. ergebnislos ist und daß diese Verletzungen erst bei der Narkoseuntersuchung und der Gelenkspiegelung identifiziert werden. Von den arthroskopisch festgestellten 21 Verletzungen des vorderen Kreuzbandes, von denen 1 elongiert, 12 partiell rupturiert und 8 vollständig rupturiert waren, konnten lediglich 8 klinisch nachgewiesen werden, d. h., daß 61% der vorderen Kreuzbandverletzungen nur durch die Arthroskopie diagnostiziert werden konnten. Entsprechend neueren Studien, insbesondere denen von McDaniel u. Dameron [5], haben wir die Rupturen am vorderen Kreuzband beim Kind und Jugendlichen zuletzt nicht mehr operiert. Chondrale und osteochondrale Verletzungen an Kondylen oder Patella sahen wir arthroskopisch bei 50 Patienten (Tabelle 4). Kleinere freie Gelenkkörper

Tabelle 3. Diagnosestellung nach klinischer Untersuchung und Röntgen

Alter	Richtig	Inkomplett	Falsch	Ohne Diagnose	Gesamt
(7–14 Jahre)	n = 19 25%	2 3%	13 18%	40 54%	74 100%
(15–17 Jahre)	n = 13 28%	7 15%	8 17%	19 40%	47 100%
Gesamt	n = 32 26%	9 8%	21 17%	59 49%	
	26%		74%		

Tabelle 4. Diagnosesicherung bei kindlichen und jugendlichen Knieverletzungen (n = 121)

	Alter (Jahre)	Klinische Untersuchung	Röntgen	Narkose-untersuchung	Arthroskopie	Gesamt
Chondrale bzw. Osteochondrale Verletzung	7–14 15–17	3	5 7		20 15	50
Bandverletzung	7–14 15–17	2 6	1	4	7 9	29
Meniskusverletzung	7–14 15–17	2	1[a]		7 5	15

[a] Arthrographie

werden zumeist während der Arthroskopie durch Spülung, ggf. mit Hilfe einer zusätzlich eingebrachten Faßzange, entfernt. Eine spontane Verheilung der Knorpelläsion ohne künftige arthrotische Veränderung ist bei Kindern und Jugendlichen durchaus zu erwarten. Die osteochondralen Fragmente werden nach Möglichkeit replantiert. Die beste Technik ist heute die Fixierung des Flakes mit längerfristig resorbierbaren Stiften.

Die beim kindlichen und jugendlichen Knietrauma auftretenden Verletzungen sind mit klinischer Untersuchung und Röntgendiagnostik nur teilweise zu erfassen. Einen signifikanten Unterschied in der Betrachtung der diagnostischen Sicherheit bezüglich kindlicher und jugendlicher Knieverletzungen konnten wir nicht feststellen. Bei 74% unserer Patienten führte erst die Arthroskopie zur richtigen Diagnose. Die Arthroskopie ermöglicht eine umfassende Schadensbeurteilung. Notwendige operative Schritte werden in derselben Narkose vorgenommen. Wir sehen die Indikation zur Arthroskopie der frischen Knieverletzungen beim Vorliegen eines Hämarthros, im Falle einer älteren Verletzung bei wiederholtem Erguß und anhaltenden Kniebeschwerden unter Belastung. Bei Operationsabsicht wegen einer Knieverletzung empfiehlt sich die Arthroskopie zum Ausschluß unerkannter Begleitverletzungen und zur Verbesserung der präoperativen Planung.

Literatur

1. Aichroth PM, Glasgow MM (1982) Derangement of the child's knee: the importance of arthroscopy. J Bone Joint Surg [Br] 64:639
2. Behfar AS, Refior HJ (1986) Arthroskopie des kindlichen Kniegelenkes. Z Orthop 124:751–754
3. Benedetto KP, Glötzer W (1983/84) Hämarthros des Kniegelenkes. Chir Prax 32:111–117
4. Bergstroem R, Gillquist J, Lysholm J, Hamberg P (1984) Arthroscopy of the knee in children. J Pediatr Orthop 4:542–545
5. McDaniel WJ, Dameron TB (1983) The untreated anterior cruciate ligament rupture. Clin Orthop 172:158–163
6. Niederdöckl U, Höllwarth M (1982) Zur Problematik des unklaren Hämarthros des Kniegelenkes im Kindesalter. Unfallchirurgie 8:155–158
7. Scheuer I (1981) Unklare Kniebinnenschäden nach Unfall beim Kinde; arthroskopische Abklärung und Therapie. Z Kinderchir 33 [Suppl]:230–235
8. Sigge W, Ellebrecht T (1988) Arthroscopy of the injured knee in children. Z Kinderchir 43 [Suppl]:68–70

Art und Häufigkeit kindlicher Kniegelenkverletzungen – arthroskopische Diagnostik über einen Fünfjahreszeitraum

T. Pomsel[1], M. Rischke[1] und H. Mellerowicz[1]

Einleitung

Ein blutiger Kniegelenkerguß wird heute allgemein als Indikation zur Arthroskopie angesehen. Mit welchen Verletzungsmustern hierbei bei Kindern und Jugendlichen nach Ausschluß von Frakturen im Kniegelenkbereich gerechnet werden muß, sollte Ziel der hier vorgestellten retrospektiven Studie sein.

Patientengut

In den Jahren 1982–1987 wurde in unserer Klinik bei 59 Kindern und Jugendlichen im Alter zwischen 8–16 Jahren eine Kniegelenkarthroskopie durchgeführt, bei denen nach einem Trauma an Hand von Anamnese, Klinik, Röntgen- und Ultraschalluntersuchung keine sichere Diagnose gestellt werden konnte. 12 der arthroskopisch untersuchten Kinder fielen in die Altersstufe zwischen 8 und 12 Jahren, 47 Kinder bzw. Jugendliche in die Altersstufe zwischen 13 und 16 Jahren. Dabei bestand 53mal ein Hämarthros, 6mal ein seröser Erguß. Ursache der Verletzungen waren in 80% sportliche Betätigung wie Fußballspielen, Geräteturnen, Ski- und Schlittenfahren. Unfälle im Straßenverkehr bzw. privaten Bereich lagen 15% der Verletzungen zugrunde, während in 5% nicht eindeutig zuzuordnende Gelegenheitsursachen verantwortlich waren.

Arthroskopische Befunde

In der unteren Altersstufe zwischen 8 und 12 Jahren fanden wir als Ursache für den Hämarthros in 6 Fällen Einrisse der Synovialis. In 2 Fällen fanden wir Kreuzbandverletzungen, ein vorderes Kreuzband sowie einen chondralen femoralen Ausriß des hinteren Kreuzbandes. Die angefertigten Röntgenbilder zeigten

---

[1] Orthopädische Klinik und Poliklinik der Freien Universität Berlin, Oskar-Helene-Heim, Clayallee 229, D-1000 Berlin 33

bei dem 8jährigen Jungen keine pathologischen Veränderungen. Die Arthroskopie ergab den chondralen Ausriß des hinteren Kreuzbandes femoral, welcher transkondylär mit Ausziehnähten refixiert wurde (Abb. 1). Ferner fanden wir eine Patellaluxation, einen Teilausriß des Lig. patellae mit Hämarthros sowie 2 Gelenkergüsse bei rheumatoider Arthritis.

In der Altersgruppe zwischen 13 und 16 Jahren waren Synovialiseinrisse mit 15 Fällen am häufigsten vertreten. In 8 Fällen fanden sich Kreuzbandverletzungen. 9mal fanden wir chondrale bzw. osteochondrale Verletzungen meist an den Femurkondylen. Abbildung 2 zeigt die Defektstelle eines großen osteochondralen Flakes am lateralen Femurkondylus, welches mit resorbierbaren Stiften refixiert wurde (Abb. 3). Patellaluxationen fanden wir in dieser Altersgruppe 4mal mit den typischen parapatellaren medialen Gelenkkapseleinrissen, Knorpelkontusionen oder Abscherungen an der medialen Patellafacette sowie am lateralen Femurkondylus. Intraartikuläre Verletzungen waren in 35,6% auf synoviale Einrisse zurückzuführen. Hierbei handelt es sich um eine vergleichsweise harmlose Verletzung, bei der die Arthroskopie dann therapeutisch zu Spülzwecken durchgeführt wird.

Diskussion

In Übereinstimmung mit anderen Autoren wie Haupt u. Reek [6], Jonasch u. Bertel [7] sowie Clanton et al. [2] waren in unserem Untersuchungsgut die Kreuzbandverletzungen mit 17% relativ selten. Damit stehen unsere Ergebnisse im Gegensatz zu den Untersuchungen von Eiskjaer u. Larsen [4], welche in 36% kindlicher blutiger Kniegelenkergüsse Kreuzbandverletzungen fanden. 1988 gaben Eiskjaer et al. [5] den Prozentsatz der Kreuzbandverletzungen bei Jugendlichen unter 16 Jahren mit Hämarthros sogar mit 45% an.

Patellaluxationen kommen mit 8,5% relativ selten vor, was in Übereinstimmung mit anderen Autoren wie Haupt u. Reek [6] sowie Befhar u. Refior [1] steht. Chondrale Frakturen waren mit 15,3% relativ häufig vertreten, wenn man bedenkt, daß diese Kniegelenkverletzungen bei Erwachsenen eher zur Seltenheit gehören. Ferner fanden wir zu 13,5% Meniskusrisse; in den 8 Fällen bestanden 6 mediale Korbhenkel-, 2 laterale Korbhenkel- und 1 medialer Lappenriß.

Mögliche Ursachen für diese Verletzungsformen liegen in der altersspezifisch größeren Elastizität der Bänder, mangelnder muskulärer Führung der Gelenke sowie in einer mechanisch schwachen Knorpel-Knochen-Grenze. Als äußerer Faktor kommt die erhöhte Risikobereitschaft des Heranwachsenden durch Ausübung von Sportarten mit Körperkontakt sowie der große Muskelzuwachs bei gleichzeitig noch verminderter Koordinationsfähigkeit hinzu.

Zusammenfassend läßt sich sagen, daß bei kindlichen Kniegelenkverletzungen dem großen Anteil vergleichsweise harmloser Verletzungen wie Synovialiseinrissen, ein doch erheblicher Anteil ernster und schwerwiegender Verletzungen an Bändern, Knorpeln und Menisken, welche umfangreicher therapeutischer Maßnahmen bedürfen, gegenübersteht. Teilweise sind diese arthroskopisch durchführbar; in einigen Fällen sind gelenkeröffnende Verfahren notwendig. In

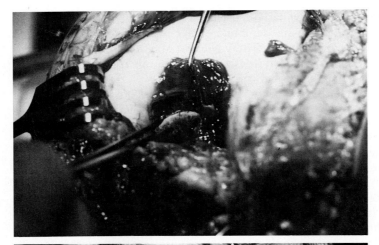

Abb. 1

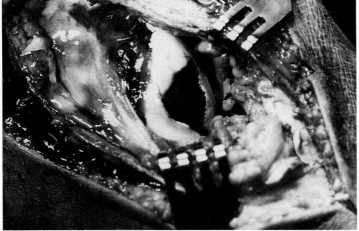

Abb. 2

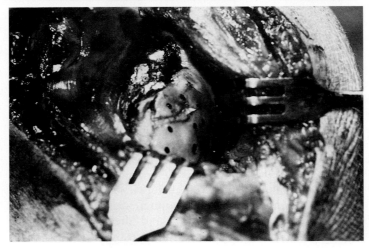

Abb. 3

Zusammenfassung

In den Jahren 1982–1987 wurden in unserer Klinik 59 Kinder und Jugendliche im Alter zwischen 8 und 16 Jahren arthroskopiert, nachdem nach einem Trauma aufgrund von Anamnese, Klinik und Röntgenuntersuchung keine sichere Diagnose gestellt werden konnte. Bei allen Kindern bestand ein Kniegelenkerguß (53mal ein Hämarthros, 6mal ein seröser Erguß).

Bei der arthroskopischen Untersuchung fanden wir in 35,6% synoviale Einrisse, in 17% Verletzungen der Kreuzbänder und in 8,5% Patellaluxationen. Chondrale Verletzungen waren mit 15,3% relativ häufig, wobei bei 13,5% Meniskuseinrisse vorlagen. Ziel der retrospektiven Studie war es, Verletzungstypen herauszufinden, mit denen bei Kindern und Jugendlichen, nach Ausschluß von Frakturen im Kniegelenk, gerechnet werden muß. Aufgrund der hier durchgeführten arthroskopischen Studie zeigte sich, daß einem großen Anteil vergleichsweise harmloser Verletzungen wie Synovialiseinrissen ein erheblicher Teil schwerwiegender Verletzungen an Bändern, Knorpeln und Menisken gegenübersteht, welche eine frühzeitige therapeutische Intervention notwendig erscheinen lassen.

Zusammenfassend hilft die Arthroskopie auch beim kindlichen unklaren Kniegelenktrauma unnötige Arthrotomien zu vermeiden, eine sichere Diagnose zu stellen und in vielen Fällen auch therapeutische Schritte zu beschreiten.

Literatur

1. Behfar AS, Refior HJ (1986) Arthroskopie des kindlichen Kniegelenkes. Z Orthop 124:751–754
2. Clanton T, Delee JC, Sanders B, Neidre A (1979) Knee ligament injuries in children. J Bone Joint Surg (incorporated)
3. Eady JL, Cardenas CD, Sopa D (1982) Avulsion of the femoral attachment of the anterior cruciate ligament in a seven-year-old child. J Bone Joint Surg [Am] 64:1376–1378
4. Eiskjaer S, Larsen ST (1987) Arthroscopy of the knee in children. Acta Orthop Scand 58:273–276
5. Eiskjaer S, Larsen ST, Schmidt MB (1988) The significance of hemarthrosis of the knee in children. Arch Orthop Trauma Surg 107:96–98

Abb. 1. Chondraler Ausriß des hinteren Kreuzbandes femoral

Abb. 2. Defektstelle eines großen osteochondralen Flakes am lateralen Femurkondylus

Abb. 3. Refixation eines osteochondralen Flakes mit resorbierbaren Stiften

6. Haupt PR, Reek A (1987) Akutarthroskopie bei Kindern. Aktuel Traumatol 17:43–47
7. Jonasch E, Bertel E (1981) Verletzungen bei Kindern bis zum 14. Lebensjahr. Springer, Berlin Heidelberg New York
8. McLennan JG (1982) The role of arthroscopic surgery in the treatment of fractures of the intercondylar eminence of the tibia. J Bone Joint Surg [Br] 64:477
9. Torisu T (1977) Isolated avulsion fracture of the tibial attachment of the posterior cruciate ligament. J Bone Joint Surg [Am] 59:68–72

Arthroskopische Diagnostik und Therapie bei Kindern und Jugendlichen

F. Hoffmann[1] und B. Weigl[1]

Einleitung

Die Arthroskopie in der Diagnostik von Gelenkverletzungen bei Kindern und Jugendlichen hat noch nicht den Stellenwert erreicht, der ihr bei den Erwachsenen zukommt, wenn sich auch die Berichte über die Vorteile der arthroskopischen Diagnostik und Therapie in letzter Zeit mehren [1, 2, 3, 7]. Eine exakte Anamneseerhebung und genaue klinische Untersuchung fällt um so schwerer, je jünger das verletzte Kind ist. Obwohl die Verletzungsanfälligkeit des kindlichen und jugendlichen Kniegelenks durch die relative Laxität der Gelenke und die Dicke des elastischen und energiepuffernden Knorpels geringer ist als beim Erwachsenen, nimmt die Zahl der Gelenkverletzungen mit der Intensivierung des Freizeit- und Wettkampfsports bei den Kindern zu.

Patienten und Methode

In den Jahren 1982–1987 haben wir 51 Arthroskopien bei Kindern (23 Jungen, 28 Mädchen) und 95 bei Jugendlichen (49 männlich, 46 weiblich) durchgeführt. Alle Untersuchungen erfolgten in Vollnarkose im wäßrigen Milieu unter Verwendung eines 4-mm-Arthroskops mit der 30°- oder 70°-Optik, am Ellenbogen und Sprunggelenk auch mit dem 2,7-mm-Arthroskop. Die überwiegende Anzahl der Arthroskopien (124) betraf das Kniegelenk, 5mal wurde das Sprunggelenk, je 3mal das Hüftgelenk und Ellenbogengelenk und einmal das Schultergelenk untersucht.

In 51% bei den Kindern und 42% bei den Jugendlichen handelte es sich um sog. verzögerte „Akutarthroskopien", d.h. die Spiegelung wurde spätestens 7 Tage nach dem Unfallereignis durchgeführt. War anamnestisch oder klinisch eine Bandverletzung zu vermuten, wurde vor der Arthroskopie und vor Anlegen der Blutsperre eine Narkoseuntersuchung vorgenommen. Alle Kniearthroskopien wurden unter Verwendung eines Prüfhäkchens von einer 2. separaten Inzision, vom hohen anterolateralen Zugang aus durchgeführt.

---

[1] Orthopädische Klinik, Städt. Krankenhaus Rosenheim, Pettenkoferstr. 10, D-8200 Rosenheim

Ergebnisse

Bei den Kindern fanden sich bei 13 Patienten (29%) Knorpelläsionen, darunter 6 mal eine Osteochondrosis dissecans am Kniegelenk und 3 osteochondrale Frakturen, die 2 mal mit einer Patellaluxation einhergingen. Bei 13 Patienten (29%) lagen Meniskusläsionen vor, wobei der mediale Meniskus 1,5mal häufiger verletzt war als der laterale. In 27% der Fälle zeigten sich Kreuzbandläsionen. 11mal war das vordere Kreuzband betroffen unter Einschluß von 4 knöchernen tibialen Ausrissen, einmal das hintere. Die jüngsten Patienten mit einer Meniskusläsion und einer ligamentären Verletzung des vorderen Kreuzbandes waren jeweils 8 Jahre alt. Erkrankungen der Synovialmembran zeigten sich bei 8 Patienten (18%). Dabei fanden sich 6mal Blutungen aus ruptierten Plicae (Tabelle 1).

In 7% der Fälle konnte auch arthroskopisch keine exakte Diagnose gestellt werden, wobei in 1 Fall keine intraartikuläre Blutungsquelle bei Hämarthros gefunden werden konnte. In 6 Fällen (13%) wurde arthroskopisch eine andere Diagnose gestellt als präarthroskopisch. Vermutete Meniskusläsionen bei 5 Patienten ergaben 3mal unauffällige Kniegelenke, einmal eine Pseudozyste des vorderen Kreuzbandes und einmal einen Abriß des M. vastus medialis vom Retinaculum. Es wurden insgesamt 35 arthroskopische Operationen und 8 offene Eingriffe durchgeführt, 7mal (16%) wurde konservativ behandelt.

An arthroskopischen Operationen (Tabelle 2) erfolgten u. a. 5 partielle Meniskusresektionen und 2 Meniskusnähte. 4mal wurden knöcherne Ausrisse des vorderen Kreuzbandes (Typ III und IIIa nach Meiers u. McKeever [5]) durch Kirschner-Drähte refixiert, 1 ligamentärer femoraler Ausriß wurde durch eine spe-

Tabelle 1. Kniegelenkläsionen bei Kindern (n=45)

	n	%	%
Knorpel (einschließlich Osteochondrosis dissecans)	13		29
Meniskus			29
Meniscus medialis	8	18	
Meniscus lateralis	5	11	
Kreuzband			27
Lca (einschließlich 4 knöcherne Ausrisse)	11	25	
Lcp	1	2	
Synovialmembran (einschließlich Plicae)	8		18

Tabelle 2. Arthroskopische Operationen bei Kindern (n=45)

Meniskusrefixation	5	Knorpelglättung	3
Meniskusnaht	2	Plicaresektion	3
Lca-Plastik	2	Herdanbohrung bei	
Lca-Refixation	1	Osteochondrosis dissecans	2
Kirschner-Draht-Spickung bei		Implantatentfernung	2
knöchernem Lca-Ausriß	4	Synovialprobeexzision	3
Fibrinklebung osteo-		Spül-Saug-Drainage	1
chrondraler Fraktur	1	Resektion Lca-Zyste	1

Tabelle 3. Kniegelenkläsionen bei Jugendlichen (n = 90) (Mehrfachnennungen)

	n	%	%
Meniskus			43
Meniscus medialis	29	32	
Meniscus lateralis	10	11	
Kreuzband			39
Lca	30	33	
Lcp	5	6	
Knorpel	27		30
Patellaluxation	7		
Synovialmembran	8		9

Tabelle 4. 53 Arthroskopische Operationen (Mehrfachnennungen) bei Jugendlichen (n = 90)

Meniskusresektion	18	Plicaresektion	3
Meniskusnaht	12	Implantatentfernung	1
Lca-Plastik	4	Tumor (villonoduläre Synovialitis)	1
Lca-Refixation	2	Arthrolyse	1
Knorpelglättung	5	Osteochondrosis dissecans	1
Freie Gelenkkörper	2	Hoffa-Teilresektion	1

zielle Knochenklammer (Instrument Makar, Okemos, Michigan) versorgt. Je einmal erfolgte der Ersatz des vorderen Kreuzbandes in arthroskopischer Technik durch einen ruptierenden Innenmeniskus und durch die gedoppelte Semitendinosussehne. Eine osteochondrale Fraktur am lateralen Femurkondylus wurde transarthroskopisch mit Fibrinkleber versorgt. 2 Materialentfernungen (einmal Schraubenentfernung nach osteochondraler Fraktur am lateralen Femurkondylus und einmal „Staple-Entfernung" nach Lca-Plastik) erfolgten ebenfalls arthroskopisch.

Bei den Jugendlichen fanden sich bei 39 Patienten (43%) Meniskusläsionen (Verhältnis medial/lateral 3:1) und in 35 Fällen (39%) Kreuzbandverletzungen. Dabei war bei 30 Patienten das vordere und bei 5 Patienten das hintere Kreuzband betroffen. 27 jugendliche Patienten (30%) wiesen Knorpelläsionen auf, wobei 7 mal Patellaluxationen vorlagen (Tabelle 3). Nur in 1 Fall ließ sich kein pathologischer arthroskopischer Befund erheben. Offene Eingriffe folgten der Arthroskopie in 28 Fällen; es wurden 53 arthrospkopische Operationen durchgeführt. 21 Patienten (22%) konnten konservativ behandelt werden.

Bei den arthroskopischen Operationen (Tabelle 4) überwogen die Eingriffe am Meniskus. Es wurden 18 Teilmeniskektomien und 12 Meniskusnähte durchgeführt. Neben 4 arthroskopischen Ersatzplastiken des vorderen Kreuzbandes durch die gedoppelte Semitendinosussehne kamen 2 Kreuzbandrefixationen zur Anwendung. Eine Knorpelglättung erfolgte in 5 Fällen.

Diskussion

Unsere Analyse zeigt, daß die klinische Diagnose bei Kindern häufig versagt. Erst durch die Arthroskopie ist eine exakte Aussage möglich, bei uns in 13% der Fälle. Dies deckt sich mit den Angaben anderer Studien [3, 7, 8]. Während Schreiber et al. [6] Meniskusläsionen nicht vor dem 10. Lebensjahr gesehen haben (außer beim Scheibenmeniskus), befinden sich in unserem Krankengut 2 Patienten im Alter von 8 Jahren mit Meniskusrupturen (kein rupturierter Scheibenmeniskus). Benedetto et al. [1] haben bei 36 arthroskopisch untersuchten Kindern 6 Rupturen des vorderen Kreuzbandes, 1 Eminentiaausriß und 3 osteochondrale Frakturen gefunden. 23 rein ligamentäre Kreuzbandrupturen bei Kindern (von insgesamt 34) sahen Haas et al. [4]. Wir haben in unserem Krankengut 12 Kreuzbandverletzungen bei insgesamt 45 arthroskopierten Kniegelenken gesehen, wobei 4 knöcherne Ausrisse 8 ligamentären Verletzungen gegenüber stehen. Bei Vorliegen eines Hämarthros in 18 Fällen fanden wir 7mal Kreuzbandrupturen. Dies liegt etwas unter dem Quotienten von Bergström et al. [2], die in fast der Hälfte der Fälle beim Hämarthros Kreuzbandverletzungen fanden.

Bei den Jugendlichen ist die Fehlerquelle durch die genauere Anamneseerhebung und die bessere Kooperationsbereitschaft bei der klinischen Untersuchung deutlich geringer. Hier finden sich ähnliche Verhältnisse wie beim Erwachsenen. In 35 von 90 Fällen fanden wir Kreuzbandläsionen. Beim Vorliegen eines Hämarthros besteht in über der Hälfte der Fälle eine Verletzung des vorderen Kreuzbandes.

Wir halten die diagnostische Arthroskopie indiziert bei Kindern und Jugendlichen, zur Abklärung eines Hämarthros bei stabilem Knie, bei unklaren Kniegelenkbeschwerden, bei bekannter Diagnose zur Bestimmung der Ausdehnung einer Läsion (z. B. osteochondrale Fraktur bei Patellaluxation) und zum Ausschluß von Begleitverletzungen (z. B. Außenmeniskushinterhornläsion bei vorderer Kreuzbandruptur). Die arthroskopische Operation bringt Vorteile durch die geringere Traumatisierung des Gelenks und reduziert dadurch die postoperative Morbidität. Die arthroskopische Kreuzbandrefixation oder der Kreuzbandersatz kann ohne Verletzung der Epiphysenfugen durchgeführt werden.

Literatur

1. Benedetto KP, Sperner G, Glötzer W (1988) Hämarthros des kindlichen Kniegelenkes - Indikation zur Arthroskopie? 5. Deutsch-Österreichisch-Schweizerische Unfalltagung. Springer, Berlin Heidelberg New York Tokyo S 499-500 (Hefte zur Unfallheilkunde, 200)
2. Bergström R, Gillquist J, Lysholm J, Hamberg P (1984) Arthroscopy of the knee in children. J Pediatr Orthop 4:542-545
3. Eiskjaer S, Larsen ST (1987) Arthroskopy of the knee in children. Acta Orthop Scand 58:273-276
4. Haas N, Blauth M, Lobenhoffer P (1988) Komplexe Kapselband-Verletzungen des kindlichen Kniegelenks. 5. Deutsch-Österreichisch-Schweizerische Unfalltagung. Springer, Berlin Heidelberg New York Tokyo, S. 484-487 (Hefte zur Unfallheilkunde, 200)

5. Meyers MH, McKeever FM (1970) Fracture of the intercondylar eminence of the tibia. J Bone Joint Surg [Am] 52:1677–1684
6. Schreiber A, Rodriguez M, Exner GU (1988) Meniskusläsionen im Kindesalter 5. Deutsch-Österreichisch-Schweizerische Unfalltagung. Springer, Berlin Heidelberg New York Tokyo, S. 488–493 (Hefte zur Unfallheilkunde, 200)
7. Suman RK, Stother IG, Illingworth G (1984) Diagnostik arthroscopy of the knee in children. J Bone Joint Surg [Br] 66:535–537
8. Ziv J, Carrol NC (1982) The role of arthroscopy in children. J Pediatr Orthop 2:243–247

Der Hämarthros des kindlichen Kniegelenkes – Indikation zur Arthroskopie?

J. Haus[1], C. Carl[1] und H. J. Refior[1]

Der Hämarthros ist nicht nur ein Symptom einer Gelenkbinnenläsion, sondern auch selbst schädigendes Agens [5, 11, 12, 14]. Seine Punktion ist deshalb als diagnostische und präventive Maßnahme einzustufen. Dies gilt für Erwachsene und Kinder.

Die Arthroskopie war bisher wegen angeblicher Benignität von Kniegelenksverletzungen im Wachstumsalter sozusagen „nur für Erwachsene freigegeben" [3, 8, 10]. Angesichts zunehmender Sportunfälle (Frühförderung) ist aber zu fragen, ob das kindliche Kniegelenk mit Hämarthros nicht ebenso schwer geschädigt sein kann. Unter dieser Prämisse führen wir auch beim Hämarthros des Kindes eine arthroskopische Untersuchung durch (Tabelle 1).

Tabelle 1

Das Procedure bei kindlichen Knieverletzungen bzw. -beschwerden entspricht dem des Adulten:

1. Anamnese
2. Klinische Untersuchung
3. Röntgenuntersuchung in 3 Ebenen (evtl. Gegenseite, evtl. Spezialeinstellungen)
4. Punktion
5. Arthroskopie
6. Operation mit Nachbehandlung

Unser schematisierter Untersuchungsablauf bei Knieverletzungen wird in Tabelle 2 erläutert.

Tabelle 2

Die *Technik der Arthroskopie* von Patienten im Wachstumsalter unterscheidet sich nicht von der im Erwachsenenalter:

1. Vollnarkose
2. Beinhalter
3. Ringer-Lösung als Distensionsmedium
4. 5-mm-Arthroskop mit Videokamera (30°-Winkeloptik)

---

[1] Staatliche Orthopädische Klinik der Ludwig-Maximilians-Universität München, Harlachinger Str. 51, D-8000 München 90

Krankengut

Zwischen 1985 und 1988 wurden an der Staatlichen Orthopädischen Klinik München 108 Patienten (Alter 9.–16. Lebensjahr; Durchschnittsalter 14,2 Jahre) arthroskopiert und dabei 58 blutige Kniegelenkergüsse abgeklärt. Ätiologisch dominierten aufgrund unserer präalpinen Topographie Skiunfälle.

Befunde

Intraarthroskopisch imponierten in erster Linie Rupturen des vorderen Kreuzbandes (19), davon 3 Eminentiaausrisse, und Patellaluxationen (17). Meniskusverletzungen (11) und Verletzungen des Innenbandes (14) waren die nächst häufigen Diagnosen. Insgesamt blieb ⅓ der Arthroskopien rein diagnostisch.

Therapie

Wer A sagt wie Arthroskopieren, muß konsequenterweise B sagen wie Behandeln. 39 Knieverletzungen mit Hämarthros konnten auf der Grundlage der erst arthroskopisch präzise feststellbaren Läsionsart und ihres Ausmaßes operiert werden: 15 mal erfolgte eine operative Versorgung des gerissenen Kreuzbandes bzw. der Patellaluxation – 10 mal wurde ein geschädigter Meniskus teilreseziert oder – wie das mediale Seitenband bei Kombinationsverletzungen – genäht. Die nicht operierten Patienten wurden meist funktionell weiterbehandelt.

Untersuchungsergebnisse

Der Vergleich von klinischen mit arthroskopischen Diagnosen ergab zur Hälfte korrekte und zu 25% falsche Diagnosen. Zu enge und zu weite klinische Diagnosen, d.h. das Verkennen von Einzel- bzw. Kombinationsverletzungen wurden ebenso häufig (25%) registriert. Die häufigste klinische Fehldiagnose war die Innenmeniskusläsion (10 Fälle) [2, 7]. Davon entpuppten sich jeweils 2 Fälle als Patellaluxationen und Kreuzbandrisse. Bei 2 Kindern wäre aufgrund einer alleinigen klinischen Patellaluxationsdiagnose ohne Arthroskopie die korrekte Diagnose einer Kreuzbandruptur übersehen und die Ruptur falsch behandelt worden.

Wie ist der Wert der Arthroskopie bei kindlichem Hämarthros einzustufen?

Die exakte visuelle und palpatorische (Tasthaken) arthroskopische Untersuchung ersparte einem Teil unserer kleinen Patienten unnötige Arthrotomien und Fixationen im Gipstutor. Sie offenbarte zum anderen aber auch die Art und das Ausmaß operationspflichtiger Verletzungen und ermöglichte so eine läsionsadäquate operative Therapie. Vor allem Kombinationsverletzungen können oft nur arthroskopisch in ihrem vollständigen Ausmaß erkannt werden.

Der Wert der Arthroskopie wird durch folgende Erfahrungen akzentuiert: Kinder können sich oft nur unpräzise anamnestisch und beschwerdemäßig äußern. Schmerzen werden häufig übertrieben oder dissimuliert. Der angstbedingte physische Widerstand gegen die schmerzhafte klinische und röntgenologische Untersuchung kann die Diagnostik erheblich erschweren.

Zusammenfassung

Die Arthroskopie verletzter Kniegelenke ermöglichte auch beim Kind eine exakte Diagnose und eine sichere Entscheidung darüber, ob eine Therapie – und wenn ja, welche – erforderlich ist oder nicht [1, 2, 4, 6, 7, 10, 13, 15]. Was ist von einer Methode mehr zu wünschen?

Die Zeit des bedingten Reflexes „Hämarthros – Punktion – Gipstutor" [9] sollte vorbei sein. Die Möglichkeit einer differenzierteren Diagnostik durch die Arthroskopie und die daraus ableitbaren therapeutischen Konsequenzen sollten genutzt werden.

Auch Kinder haben ein Recht, von Vorteilen der modernsten diagnostisch-therapeutischen Verfahren zu profitieren. Ihre gesunden bzw. wiedergesundeten Gelenke werden nicht nur in der aktivsten motorischen Phase des Lebens, dem Wachstumsalter, sondern noch ein langes Leben lang benötigt.

Literatur

1. Behfar AS, Refior HJ (1986) Arthroskopie des kindlichen Kniegelenkes. Z Orthop 124:751–754
2. Bergström R, Gillquist J, Lysholm J, Hamberg P (1984) Arthroscopy of the knee in children. J Pediat Orthop 4:542–545
3. Casscells SW (1980) The place of arthroscopy in the diagnosis and treatment of internal derangement of the knee. Clin Orthop 151:135–142
4. Eiskjaer S, Larsen ST, Schmidt MB (1988) The significance of hemarthrosis of the knee in children. Arch Orthop Trauma Surg 107:96–98
5. Gay B, Heine H, Arbogast R (1983) Elektronenmikroskopische Befunde an makroskopisch intakten Kreuzbändern beim Hämarthros. Unfallheilkunde 86:170–172
6. Haupt PR, Reek A (1987) Akutarthroskopie bei Kindern. Aktuel Traumatol 17:43–47

7. Haus J, Refior HJ, Carl C (1988) Arthroskopische Befunde an Kniegelenken von Kindern und Jugendlichen. Third Congress of ESKA, Amsterdam, May 1988
8. Henche HR, Hackenbruch W (1981) Die Arthroskopie beim traumatisierten kindlichen Kniegelenk. Orthop Praxis 11:883–885
9. Mariani PP, Puddu G, Ferretti A (1982) Hemarthrosis treated by aspiration and casting, how to condemn the knee. Am J Sports Med 10:343–345
10. Niederdöckl U, Höllwarth M (1982) Zur Problematik des unklaren Hämarthros des Kniegelenkes im Kindesalter. Unfallchirurgie 8:155–158
11. Pförringer W (1982) Hämarthros und Kreuzbänder – biomechanische Untersuchungen. Unfallchirurg 8:353–367
12. Puhl W, Dustmann HO, Schulitz KP (1971) Knorpelveränderungen bei experimentellem Hämarthros. Z Orthop 109:475–486
13. Suman RK, Stother IG, Illingworth G (1984) Diagnostic arthroscopy of the knee in children. J Bone Joint Surg [Br] 66:535–537
14. Volz RG (1966) The response of synovial tissues to recurrent haemarthroses. Clin Orthop 45:127–136
15. Ziv I, Carroll NC (1982) The role of arthroscopy in children. J Pediat Orthop 2:243–247

Die Arthroskopie bei der akuten Erstluxation der Patella

E. Lais[1], P. Hertel[1] und J. Verschl[1]

Einleitung

Durch die Vertiefung des Wissens über die Patellaluxation und die konsequente Arthroskopie des Hämarthros wird die akute Erstluxation der Patella häufiger diagnostiziert. Es stellt sich somit die Frage nach einer ähnlich erfolgversprechenden Therapie, wie sie für die rezidivierende oder habituelle Luxation im Erwachsenenalter bereits breit Anwendung findet. Die Symptomatik der erstmaligen Patellaluxation ist charakteristisch [5]:
1. Ein Drehmechanismus in Strecknähe bei fixiertem Unterschenkel mit willkürlicher oder reflektorischer Muskelanspannung,
2. ein Kollaps oder ein drohender Kollaps,
3. ein ausgeprägter Hämarthros, der auch Fettbeimengungen enthält,
4. ein deutlicher Druckschmerz über dem eingebluteten medialen Retinaculum und über dem äußeren Femurkondylus,
5. eine schmerzhafte laterale Patellainstabilität,
6. eine stabile Bandsituation (Lachman-Test!).

Röntgenologische Hinweiszeichen

1. Eine laterale Subluxation der Patella im Seitenvergleich (axiale Aufnahmen) [4],
2. ein Patellahochstand [10, 12],
3. osteochondrale Fragmente im vorderen, oberen oder lateralen Gelenkraum (Abb. 1),
4. eine unregelmäßige Konturierung der medialen Patellafacette bzw. des lateralen Femurkondylus (Abb. 2a, b).

---

[1] Unfallchirurgische Abteilung des Universitätsklinikum Rudolf Virchow, Augustenburger Platz 1, D-1000 Berlin 65

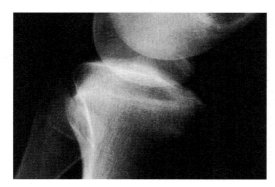

Abb. 1. Patient, 16 Jahre, männlich, freier Körper im Interkondylenraum, ventral

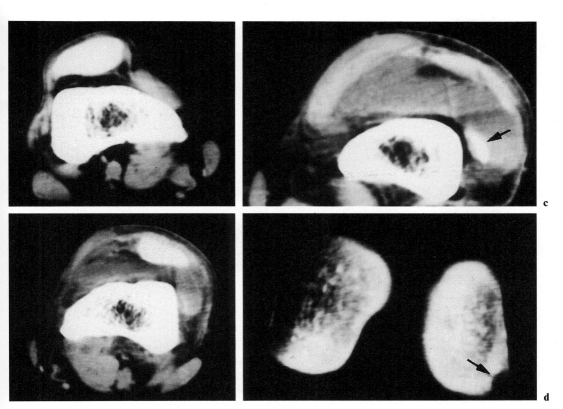

Abb. 2. a, b Computertomogramm eines Erwachsenen nach Patellaluxation (links) im Seitenvergleich mit ausgedehntem Hämarthros, Ruptur im medialen Retinaculum und Lateralisierung der Patella; **c** Darstellen des freien Fragmentes im oberen Recessus lateral in einer höheren Schicht und **d** Darstellen des Defektes an der Femurrolle lateral am Übergang vom Gleitlager zum tibiofemoralen Gelenk in einer distalen Schicht

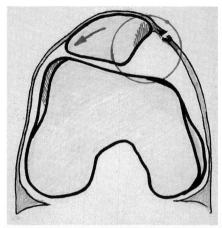

Abb. 3. a, b Darstellung der Rißbildung im medialen Retinaculum mit dem Tasthaken; **c** Abscherung aus der medialen Patellakante

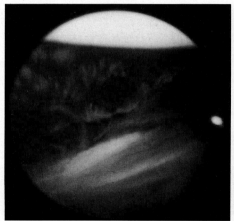
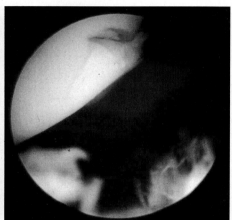

Methodik

Der Arthroskopie geht die Narkoseuntersuchung voraus. Geprüft wird die Luxierbarkeit der Patella im Seitenvergleich und die Stabilität der Bänder. Gelegentlich findet sich eine mit der Patellaluxation auftretende Innenbandverletzung [9]. Die Arthroskopie wird immer in Blutsperre und im flüssigen Medium von anterolateral durchgeführt. Das Ausspülen des Hämarthros erfolgt durch umgekehrte Flußrichtung über die Hülse des Arthroskopes. Festsitzende Koagel müssen mit der Bandscheibenzange oder einem großlumigen Shaver entfernt werden. Der Riß im medialen Retinaculum kann mit dem Tasthaken dargestellt werden (Abb. 3a, b). Nach Knorpelverletzungen wird an der medialen Patellafacette und in verschiedenen Beugestellen am lateralen Femurkondylus gesucht (Abb. 4a, b). Hier liegen die Verletzungen häufig weit distal an der Grenze zum tibiofemoralen Gelenk (Abb. 4c).

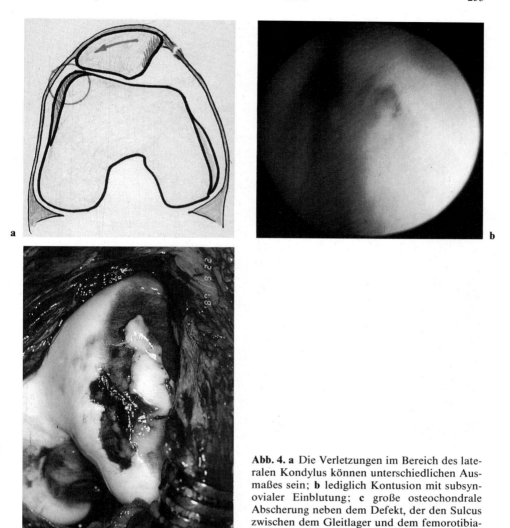

Abb. 4. a Die Verletzungen im Bereich des lateralen Kondylus können unterschiedlichen Ausmaßes sein; **b** lediglich Kontusion mit subsynovialer Einblutung; **c** große osteochondrale Abscherung neben dem Defekt, der den Sulcus zwischen dem Gleitlager und dem femorotibialen Gelenk distal überschreitet

Das operative Vorgehen beginnt mit der Entfernung kleinerer, freier chondraler oder osteochondraler Fragmente und einer Glättung des Knorpels im Verletzungsgebiet. Unter arthroskopischer Kontrolle folgt eine über Stichinzision geführte Naht mit Raffung des eingerissenen medialen Retinaculums (Abb. 5a, b). Es werden 3-5 U-förmige Nähte mit Vicryl der Stärke 2 über den Defekt gelegt. Durch vorsichtige Untertunnelung des Subkutangewebes werden die Fadenenden zusammengeführt und die Knoten subkutan versenkt (Abb. 6 u. 7). Danach wird die Medialisierung bzw. die Stabilisierung der Patella geprüft, die kleinen Stichinzisionen verschlossen und ein Wattekompressionsverband angelegt, der nach wenigen Tagen bei reizlosen Wundverhältnissen durch einen Gipstutor er-

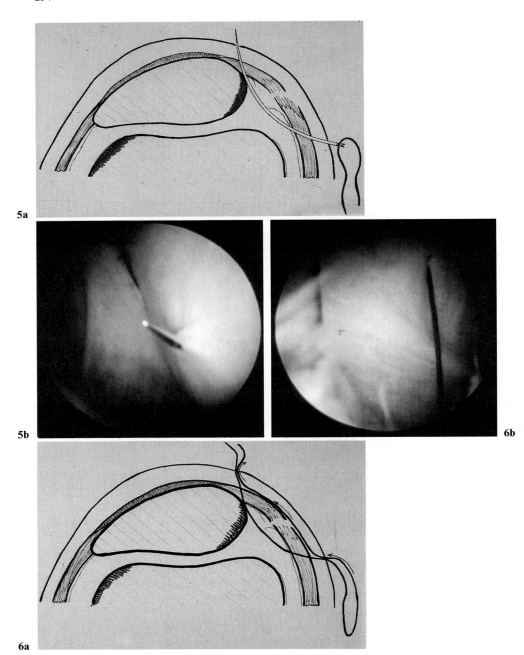

Abb. 5a, b. Transkutane Naht des medialen Retinaculum

Abb. 6a, b. Es werden mehrere Nähte gelegt und die Fadenenden durch Untertunnelung des Subkutangewebes zusammengeführt

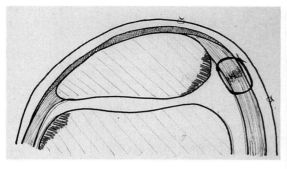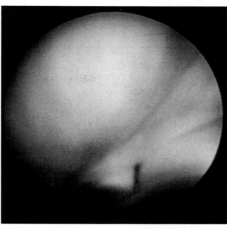

Abb. 7a, b. Nach Knüpfen der Fäden sind die Knoten subkutan versenkt und der Riß im medialen Retinaculum verschlossen

setzt wird. Dieser wird bis zur 6. postoperativen Woche unter Belastung getragen.

Durch den Riß im medialen Retinaculum kann die Spülflüssigkeit leicht in die Weichteile diffundieren und schnell ein paraartikuläres Ödem entstehen, so daß der Perfusionsdruck kontrolliert und nur kurzfristig erhöht werden sollte, wodurch die Operationszeit limitiert ist.

Ergebnisse

Von Mitte 1985 bis Februar 1989 haben wir 38 Kinder und Jugendliche im Durchschnittsalter von 14,7 Jahren mit einer arthroskopisch kontrollierten Retinaculumnaht versorgt (Tabelle 1). Immer lag ein ausgedehnter Hämarthros vor, das mediale Retinaculum war in den meisten Fällen gerissen. Es fanden sich 26 osteochondrale Fragmente, die entfernt wurden (Tabelle 2). Bei Verletzungen mit sehr großen chondralen oder osteochondralen Fragmenten, die refixiert werden mußten, wurde offen vorgegangen. Diese Patienten sind in dieser Serie nicht enthalten. Ein begleitender Innenbandriß fand sich 2mal.

Tabelle 1. Patientengut und Entstehung der Verletzung (n = 38)

Männlich	23	Weiblich	15
Alter	14,7	(12–18)	
Entstehung der Verletzung			
Verdrehung in Strecknähe		28	
Direktes Trauma		6	
Andere (Spaziergang, Treppensteigen)		4	

Tabelle 2. Arthroskopischer Befund (n = 38)

Hämarthros	38
Riß mediales Retinaculum	33
Nur eingeblutet	5
Osteochondrale Fragmente	
Patella medial	7
Lateraler Kondylus	11
Patella und lateraler Kondylus	4
Innenbandriß	2

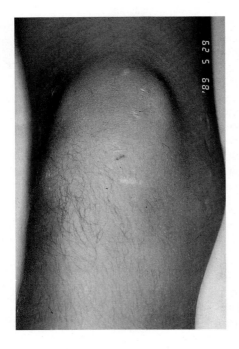

Abb. 8. Befund bei der Nachuntersuchung 8 Monate nach der arthroskopischen Operation. Regelrechte Kontur des Kniegelenkes, reizlose punktförmige Narben nach der transkutanen Retinaculumnaht unter arthroskopischer Sicht

Tabelle 3. Nachuntersuchungen (n = 35)

Freie Beweglichkeit	35
Schulsport unbehindert	35
Andere Sportarten wie vor dem Ereignis	27

Tabelle 4. Komplikationen

Dislokation eines medialen Patellafragmentes	1
Brisement force (danach freie Beweglichkeit)	1
Resubluxation	1
Reluxation	3
(einmal traumatisch, 2mal ungenaue Anamnese)	

Die Nachuntersuchungen an 35 Patienten (Abb. 8), bei denen die Operation zwischen 6 und 36 Monaten zurücklag, zeigten bei allen eine freie Beweglichkeit. Am Schulsport nahmen alle ohne Behinderung teil, aber außerschulische Sportarten wurden nur von 27 Verletzten wie vor dem Ereignis weiter durchgeführt (Tabelle 3).

Eine Resubluxation trat bei einem Patienten auf, während 3 mal eine Reluxation beobachtet wurde. Einmal handelte es sich um ein neuerliches traumatisches Ereignis beim Fußball unter Einwirkung des Gegners bereits 4 Monate nach der Versorgung. In den beiden anderen Fällen wurde bei intensiver Befragung klar, daß es sich wahrscheinlich bei dem zur Operation führenden Ereignis nicht um eine Erstluxation handelte, sondern länger zurückliegende ähnliche Ereignisse bereits aufgetreten waren (Tabelle 4).

Es muß streng unterschieden werden zwischen der akuten erstmaligen Luxation und der akuten rezidivierenden Luxation. Eine sichere erstmalige Luxation darf nur dann angenommen werden, wenn keine früheren Verletzungsmechanismen angegeben wurden (Verdacht auf frühere Patellaluxationen oder Subluxationen). Bei den in der Anamnese auftauchenden Diagnosen, wie Zerrungen, Verdrehungen des Kniegelenkes, oder wenn röntgenologisch bereits abgerundete freie Körper oder Verkalkungen im Retinaculum median vorliegen, muß angenommen werden, daß Luxationen vorausgegangen sind.

Bei der frischen Erstluxation der Patella können verschiedene therapeutische Wege beschritten werden, wie folgt:
– die rein konservative Behandlung mit Gipsruhigstellung [3],
– die offene oder arthroskopische mediale Retinaculumnaht [2],
– die offene oder arthroskopische laterale Retinaculumspaltung [1, 7],
– die offene oder arthroskopische mediale Retinaculumnaht und laterale Retinaculumspaltung [14, 15, 17].

Nach Angaben aus der Literatur wird bei rein konservativer Behandlung der 1. Patellaluxation und einer Beobachtungszeit zwischen 2, 6 und 11, 8 Jahren in 20–50% mit einer Reluxation zu rechnen sein [3, 6, 13]. Bereits die offene Versorgung des medialen Retinaculums anläßlich von Arthrotomien, die durch Knorpelverletzungen notwendig wurden, konnte die Rezidivquote deutlich senken [2]. Die Untersuchungen zur Bedeutung der sog. Dysplasieformen der Patella [16] und computertomographische Achsenanalysen [8] zur Bedeutung von Tibiatorsion, Stellung der Tuberositas tibiae, Tuberositas-Sulcus-Distanz, Unterschenkelrotation, Femurschafttorsion und Antetorsion konnten zeigen, daß wohl weniger die Skelettformen und -maße als ein Ungleichgewicht des medialen und lateralen Muskelzuges des M. quadriceps für die Genese der Patellaluxation von Bedeutung sind [11].

Die Wiederherstellung des medialen Retinaculums durch eine arthroskopisch kontrollierte Naht ist die Voraussetzung für den Erfolg eines postoperativ durchgeführten gezielten Aufbautrainings der Pars obliqua des Vastus medialis. Die arthroskopische Retinaculumnaht bietet somit eine Möglichkeit, mit relativ geringem Aufwand und ohne die Operationszeit wesentlich zu verlängern, die Reluxationsrate zu senken. Die bisher guten kurz- bis mittelfristigen Nachuntersuchungsergebnisse von Yamamoto [17] und die unseres Krankenguts sprechen für den Einsatz dieser Technik.

Bei rein konservativer Behandlung wird die Heilung des medialen Retinaculums aber nicht in korrekter Länge erfolgen, so daß auch bei intensivem Muskelaufbautraining eine Reluxation nicht verhindert werden kann.

Literatur

1. Betz R, Magill R, Lonergans RP (1987) The percutaneous lateral retinacular release. Am J Sports Med 15:477–482
2. Boring RH, O'Donoghue DH (1978) Acute patellar dislocation: Results of immediate surgical repair. Clin Orthop 136:182–185
3. Cofield RH, Bryan RS (1977) Acute dislocation of the patella: Results of conservative treatment. J Trauma 17:526–531
4. Dowd GSE, Bentley G (1986) Radiographic asessment in patellar instability and chondromalacia patellae. J Bone Joint Surg [Br] 68:297–301
5. Gross M (1986) Acute dislocation of the patella: The Mudville mystery. J Bone Joint Surg [Am] 68:780–781
6. Hawkins RJ, Bell RH, Anisette G (1986) Acute patellar dislocations. Am J Sports Med 14:117–120
7. Henry JH, Goletz TH, Williamson B (1986) Lateral retinacular release in patellofemoral subluxation. Am J Sports Med 14:121–129
8. Hepp WR (1983) Radiologie des Femoro-Patellargelenkes. Enke, Stuttgart
9. Hunter SC, Marascalco R, Hughston JC (1983) Disruption of the vastus medialis obliquus with medial knee ligament injuries. Am J Sports Med II:427–431
10. Insall J, Salvati E (1971) Patella position in the normal knee joint. Radiology 101:101–104
11. Jend HH, Schöttle H, Bahnsen J, Crone-Münzebrock W (1986) Achsenanalyse bei Patienten mit Patellaluxation. Unfallchirurgie 12:263–270
12. Kieser C. Rüttiman A (1985) Die Radiologie des Femoropatellargelenkes im Zeitalter der Arthroskopie. In: Hofer H (Hrsg) Fortschritte in der Arthroskopie. Enke, Stuttgart, S. 19–24
13. McManus F, Rang M, Heslin DJ (1979) Acute dislocation of the patella in children. Clin Orthop 139:88–91
14. Sargent JR, Teipner BA (1971) Medial patellar retinacular repair of acute and recurrent dislocation of the patella – A preliminary report. J Bone Joint Surg [Am] 53:386
15. La Varde G (1974) Traitment des luxations traumatiques recentes de la rotule. J Chir (Paris) 107:499–514
16. Wiberg G (1941) Roentgenographic and anatomic studies on the femoropatellar joint. Acta Orthop Scand 12:319–410
17. Yamamoto RK (1986) Arthroscopic repair of the medial retinaculum and capsule in acute patellar dislocation. Arthroscopy 2:135–131

Die arthroskopische Behandlung der rezidivierenden Patella-Luxation

E. Hille[1], W.H.M. Castro[1] und O. Kruse[1]

Einleitung

Die Patellaluxationen müssen in rezidivierende, habituelle und permanente Patellaluxationen unterteilt werden. Wir haben in unserem Patientengut ausschließlich rezidivierende Patellaluxationen beobachtet. Diese werden zum einen durch ein Trauma und zum anderen durch neurale, muskuläre und knöcherne Fehlsteuerungen verursacht. Letztere waren ausschließlich Ursache der von uns beobachteten rezidivierenden Patellaluxationen, wobei von den Patienten ohne äußere Gewalteinwirkung ein sog. Fehltritt beschrieben wurde.

Neuromuskuläre Fehlsteuerungen werden von Mariani, Caruso (1979) beschrieben, die in *EMG-Untersuchungen* eine verminderte Aktivität des M. vastus medialis obliquus bei Patellainstabilitäten beobachteten.

Knöcherne ligamentäre Fehlsteuerungen werden mit Hilfe radiologischer Parameter erfaßt, die von Laurin (1978) als lateraler patellofemuraler Winkel bzw. als patellarer Shift, von Merchant (1974) als Kongurenzwinkel, von Brattström (1964) als Kondylenwinkel und von Insall/Salvati (1971) als vertikaler Patellastand beschrieben werden.

Muskuläre ligamentäre Fehlsteuerungen lassen sich nur zwischen 0 und 30° Kniebeugung, d.h. in der ausschließlich muskulär geführten Patellasteuerung überprüfen, wobei wir (Jensen, Hille 1989) mit Hilfe einer isolierten Elektrostimulation des M. vastus medialis obliquus und gleichzeitiger CT-Untersuchung den Patella-Shift und -Tilt bestimmten. Wir konnten beobachten, daß die instabile Kniescheibe bei Streckung des Kniegelenkes ihren Ausgangspunkt auf der lateralen Femurrolle weiter lateral hat als die stabile Kniescheibe. Berücksichtigt man nun das Alignment des Femurpatellargelenkes bei 10, 15 und 20° Kniebeugung, so ist bei der stabilen Kniescheibe der Eintritt ins femuropatellare Gleitlager seichter als bei der instabilen. Mit anderen Worten, die instabile Kniescheibe tritt verspätet bei einem größeren Kniebeugegrad in einem stumpferen Winkel

---

[1] Allgemeines Krankenhaus Barmbek, I. Orthopädische Abteilung, Rübenkamp 148, D-2000 Hamburg 60

abrupt ins femorale Gleitlager ein. Dann nämlich, wenn die beugeabhängig gestrafften, medialen, ligamentären retinakulären Strukturen in der Lage sind, die Kniescheibe zu medialisieren. Wird der M. vastus medialis obliquus isoliert zwischen 0 und 30° Kniebeugung elektrostimuliert, so erfolgt auch bei einer instabilen Kniescheibe der Eintritt ins Gleitlager seicht, d. h. in einem spitzeren Winkel zur Incisura trochlea femoris.

Die arthroskopische Behandlung der rezidivierenden Patellaluxationen erfolgt unter der Vorstellung, die Kniescheibe während der maßgeblichen Übergangsphase von der rein muskulären aktiven Führung in die rein knöchern passive Führung zu medialisieren, um den aktiven Einfluß des M. vastus medialis obliquus zu verbessern.

Hierzu wird zuerst ein laterales Retinakulum-Release durchgeführt, um der Kniescheibe genügend Spielraum für einen medialen Shift zu verleihen. Anschließend wird mit 4 gebogenen Nadeln, die mit einem Dexonfaden armiert sind, das mediale Retinaculum perkutan gerafft. Postoperativ darf der Patient das Knie 4 Wochen nur zwischen 0 und 30° Kniebeugung bewegen, um nicht die medialen Raffnähte zu spannen. Danach ist eine volle Mobilisation möglich.

Material und Methode

Wir untersuchten 27 Patienten nach, davon 18 Frauen und 9 Männer. Das Durchschnittsalter betrug 18 Jahre. Der Nachuntersuchungszeitraum lag im Durchschnitt bei 3 Jahren.

Die *subjektive* Beurteilung fiel bei allen nachuntersuchten Patienten sehr gut aus. Kein Patient gab postoperativ eine Reluxation an.

Die *Sportausübung* beurteilten wir nach dem Tegner-Aktivitätsschema, welches eine Einteilung des Aktivitätslevels von 0=unsportlich bis 10=Hochleistungssport vorsieht. Es zeigte sich postoperativ in 86% das gleiche Aktivitätsniveau wie prätraumatisch, in 14% beobachteten wir eine Reduzierung um 2 Stufen. In 24% der Fälle wurden Schmerzen bei Extrembelastung geäußert, wobei hier berücksichtigt werden muß, daß intraopertiv in 84% der Fälle ein Knorpelschaden III. Grades beobachtet wurde.

Die *objektive* Beurteilung unter Berücksichtigung des klinischen Befundes zeigte in 20% der Fälle eine Quadrizepsatrophie von mehr als 2 cm Umfangsverminderung, jedoch in 82% der Fälle eine Funktionsverbesserung des M. vastus medialis obliquus unter isolierter Elektrostimulation, d. h. es ließ sich ein vermehrter medialer Shift der Patella, objektiviert durch CT-Untersuchungen, und ein straffes mediales Retinaculum, objektiviert im klinischen Seitenvergleich, beobachten. Schließlich war der Apprehensiontest bei 10% der Fälle positiv.

Die Beurteilung der radiologischen Parameter zeigte, daß *kein* Zeichen durch die Operation beeinflußt wurde. Insgesamt stellten wir bei 72% einen pathologischen lateralen Patella-Femoral-Winkel, bei 78% eine Laurin-Klassifizierung III b bezüglich des patellaren Shiftes entsprechend einer subluxierenden Patella, bei 50% eine vermehrte Medialisierung des Patellafirstes, bei 72% eine Patella alta und bei 90% einen vergrößerten Femuröffnungswinkel fest.

Diskussion

Der Mechanismus des Kniestreckapparates erfolgt sowohl *dynamisch* als auch *statisch*. Malalignment-Probleme (Luxationen, Subluxationen) sind daher multifaktoriell. Larson (1979) teilt die Dysfunktion des Kniestreckapparates in 3 Kategorien:
1. Fehlformen der Gelenkpartner des patellofemoralen Gelenkes,
2. Fehlformen in bezug auf das Verhalten der Weichteilstabilisatoren (Muskulatur, Sehnen, Ligamente, Retinaculum),
3. Fehlformen der Extremität (Schenkelhalsantetorsion, Außenrotation der Tibia, Genu valgum, Pes planus valgus).

Kombinationen sind immer zu beobachten.

Wir stellten in 90% unseres Patientengutes einen vergrößerten Femuröffnungswinkel (Larson-Kategorie I), in 72% einen pathologischen lateralen Patellofemoralwinkel, in 78% eine Laurin-Klassifizierung III b bezüglich des patellaren Shiftes entsprechend einer subluxierenden Patella und in 50% der Fälle eine vermehrte Medialisierung des Patellafirstes (Larson-Kategorie II) fest.

Da die von uns beobachteten Fehlformen (Larson-Kategorie I und II) bei über 30° Kniebeugung radiologisch erfaßt wurden, berücksichtigten wir ausschließlich *statische* Parameter, denn die Kniescheibe wird über 30° Kniebeugung in der Frontalebene ausschließlich passiv knöchern ligamentär geführt.

Da die rezidivierenden Patellaluxationen ohne Ausnahme zwischen 0 und 30° Kniebeugung auftreten, mit anderen Worten, während eines Funktionsradius des Kniegelenkes, wobei die Kniescheibe ausschließlich aktiv muskulär geführt wird, ist eine objektive Beurteilung der *aktiven* Kniescheibenstabilisatoren von Interesse.

Wir haben mittels einer isolierten Elektrostimulation des M. vastus medialis obliquus und gleichzeitiger CT-Untersuchung des Patellagleitweges zwischen 0 und 30° Kniebeugung beobachten können, daß in 82% der Fälle die Funktion des M. vastus medialis obliquus postoperativ im Seitenvergleich verbessert war, d.h. die isolierte Elektrostimulation des M. vastus medialis obliquus zeigte auf der operierten Seite einen vermehrten medialen Shift der Patella gegenüber der der Gegenseite. Der Vergleich mit der Gegenseite wurde von uns nur dann herangezogen, wenn der Patient anamnestisch Patellainstabilitäten auch auf der Gegenseite äußerte. Von den 27 Patienten gaben 18 auch auf der Gegenseite Pseudoblockierungen bzw. Instabilitäten im Sinne von Subluxationen an.

Neben der operativ verbesserten VMO-Funktion (Elektrostimulation) ließ sich rein klinisch auf der operierten Seite ein strafferes mediales Retinaculum im Vergleich zur nichtoperierten Seite tasten. Daß wir postoperativ trotz der Nichtbeeinflussung der statischen Kniescheibenstabilisatoren keine Reluxation beobachten konnten, läßt sich damit erklären, daß offensichtlich die radiologisch berechneten geometrischen Kenngrößen für die Stabilisierung der Patella in der Übergangsphase von der rein muskulären in die rein knöcherne Führung weniger ausschlaggebend sind als die verbesserte muskuläre ligamentäre Zügelung der Patella; d.h. eine knöcherne Fehlanlage und damit passive Fehlsteuerung der Patella kann muskulär kompensiert werden.

Daß 10% des Patientengutes einen positiven Apprehensiontest aufwiesen und 14% das Aktivitätsniveau um 2 Stufen im Tegner-Aktivitätsschema reduzieren mußten, ist zum einen auf bereits drittgradige Knorpelschäden und zum anderen möglicherweise auf eine nicht operativ beeinflußbare, funktionsabhängige Fehlsteuerung des Vastus medialis obliquus zurückzuführen. Wertvoll wären daher dynamische EMG-Untersuchungen des Vastus medialis obliquus.

Osteochondrale Frakturen im Kniegelenk bei Jugendlichen

K.-A. Riel[1] und P. Bernett[1]

Die besondere Bedeutung osteochondraler Frakturen des Kniegelenkes liegt einerseits in der rasch fortschreitenden Arthrose bei nicht gestellter Diagnose, andererseits in den guten Behandlungsergebnissen bei frühzeitigem Therapiebeginn [2, 6]. Für eine osteochondrale Fraktur nach Patellaluxation oder Rotationstrauma spricht ein Kniegelenkserguß bei fehlenden Zeichen einer Kapselbandverletzung. Nicht selten aber kommen auch Kapselbandverletzungen mit osteochondralen Frakturen kombiniert vor. Die Punktion des Ergusses stellt Behandlung (Reduzierung des Kniegelenkbinnendruckes und der lysosomalen Enzyme) und diagnostische Hilfe dar, wobei ein Hämarthros mit Fettaugen ein wichtiges Zeichen für eine osteochondrale Fraktur darstellen kann. Der Röntgenuntersuchung bleiben osteochondrale Fragmente wegen der meist nur schmalen subchondralen Spongiosalamelle oft verborgen.

Dagegen konnte mit der Arthroskopie die Zahl replantierbarer osteochondraler Fragmente deutlich gehoben werden [8, 9]. Zur Behandlung osteochondraler Verletzungen können zur Rekonstruktion der Gelenkfläche osteochondrale Fragmente refixiert werden, die bei früher Replantation sich einheilen. Als reparative Maßnahmen stehen die Knorpelglättung, das Anbohren des subchondralen Knochens und bei gleichzeitiger Impressionsfraktur die Spongiosaunterfütterung zur Verfügung.

Patienten

Im Zeitraum Januar 1986 bis Dezember 1988 wurden 7 Mädchen und 8 Jungen im Alter von 13–16 Jahren, Durchschnittsalter 15 Jahre, wegen osteochondraler Verletzungen im Kniegelenk operiert (Abb. 1). In 8 Fällen handelte es sich um frische Kniegelenksverletzungen, die nicht älter als 48 h waren. In 7 Fällen lag das Trauma länger als 2 Tage zurück, oder es fanden sich in der Anamnese wiederholte gleichseitige Kniegelenksverletzungen. Diese waren überwiegend durch Sportunfälle verursacht, wobei aber bei 6 Jugendlichen, 4 Mädchen und 2 Jun-

---

[1] Klinik und Poliklinik für Sportverletzungen der Technischen Universität München, Klinikum rechts der Isar, Ismaninger Str. 22, D-8000 München

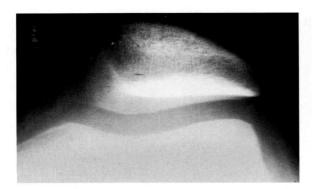

Abb. 1. Kniescheibentangentialaufnahme des linken Kniegelenkes. Formvariante Typ IV nach Wiberg, Lateralisation der Kniescheibe sowie ein abgeflachter lateraler Femurkondylus begünstigten die Luxation mit der Folge osteochondraler Frakturen

Tabelle 1. Ursache osteochondraler Frakturen bei 15 Jugendlichen. Stürze und Patellaluxationen führten zu Sportunfällen mit osteochondralen Kniegelenkverletzungen

	n	Patellaluxation
Fußball	4	1
Skifahren	4	2
Kampfsport	3	1
Basketball	1	1
Handball	1	
Kein Sport	2	1

gen, eine Patellaluxation mitwirkte (Tabelle 1). Ein blutiger Erguß konnte 9mal, 6mal mit Fettaugen, punktiert werden, ein seröser Erguß fand sich 4mal, und in 2 Fällen war kein Kniegelenkerguß palpierbar. Das Röntgenbild des Kniegelenkes zeigte in 6 Fällen die osteochondrale Fraktur und 4mal ein osteochondrales Fragment. Häufige zusätzliche Röntgenbefunde waren Kniescheibenformvarianten vom Typ Wiberg IV, Lateralisation und Hochstand der Kniescheibe sowie abgeflachte laterale Femurkondylen.

Befunde und Operationen

In 15 Kniegelenken fanden sich 20 osteochondrale Frakturen. Zusätzlich Knorpelveränderungen im Sinne einer Chondropathie Grad II–III zeigten sich 7mal an der medialen und 2mal zusätzlich an der lateralen Kniescheibenrückfläche (Tabelle 2). 6 osteochondrale Fragmente, 2 mit einer Knorpelbrücke, konnten refixiert werden, wobei Fibrinkleber und resorbierbare Stäbchen verwendet wurden (Abb. 2). Eine Knorpelimpression am medialen Femurkondylus wurde von außerhalb der Gelenkknorpelfläche angebohrt und mit Spongiosa unterfüttert.

Tabelle 2. Lokalisation und Art osteochondraler Frakturen. In 15 Kniegelenken fanden sich 20 traumatische Knorpelverletzungen an Femurkondylus und Patella

	Medialer Kondylus	Lateraler Kondylus	Mediale Patella	Laterale Patella
Osteochondrales Fragment	2	4	3	
Knorpelulkus	2	3	2	2
Knorpelimpression	1	1		
Chondropathie			7	2

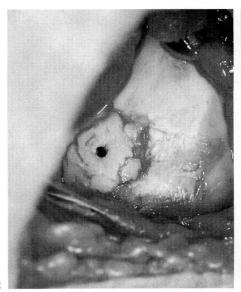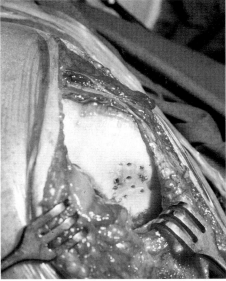

Abb. 2. Intraoperativer Situs einer osteochondralen Fraktur am medialen Femurkondylus bei einem 15jährigen Jungen nach Sturz. Die Fragmente sind mit resorbierbarem Stäbchen und Finbrinkleber refixiert

Abb. 3. Intraoperativer Situs nach osteochondraler Fraktur am lateralen Femurkondylus bei einem 16jährigen Schüler. Das zerstörte Fragment wurde entfernt, der Knorpel geglättet und der subchondrale Knochen angebohrt

Eine weitere am lateralen Femurkondylus konnte nach arthroskopischer Diagnostik im Oberschenkeltutor für 6 Wochen konservativ behandelt werden. 3 osteochondrale Fragmente wurden als freie Gelenkkörper entfernt. Bei insgesamt 12 osteochondralen Defekten wurden die Knorpelränder geglättet und der subchondrale Knochen mit Pridie-Bohrungen angefrischt (Abb. 3). Chondropathie Grad II–III erforderte eine sparsame Resektion des erweichten, zottig veränderten Knorpels. Bei 3 Patienten konnte der Eingriff, Entfernung freier Fragmente, Pridie-Bohrungen und Korpelglättungen, allein arthroskopisch durchgeführt werden. Bei 6 Patienten mit Patellaluxation erfolgte bei 2 Patienten ein subkutanes „lateral release" und bei 4 Patienten eine zusätzliche mediale Retinaculumdoppelung. Eine Distalisierung und Medialisierung der Tuberositas tibiae wurde bei 1 Patientin mit Kniescheibenhochstand (Index nach Insall et Salvati; Patellarsehne: Patellardurchmesser = 1,6 im seitlichen Röntgenbild des 30° gebeugten Kniegelenkes) vorgenommen, bei der die Epiphysen weitgehend geschlossen waren.

Nachbehandlung

Nach Knorpelrefixation erfolgte Ruhigstellung im Oberschenkeltutor für 6 Wochen und Entlastung für 4 Wochen. Nach Gipsabnahme wurden die Jugendlichen zur krankengymnastischen Behandlung für die ersten 5–10 Tage stationär aufgenommen. Bei lateraler Retinaculumspaltung und medialer Retinaculumdoppelung wurde das operierte Kniegelenk im Oberschenkeltutor für 5 Wochen ruhiggestellt und für 2 Wochen entlastet. Nach Pridie-Bohrung, Knorpelglättung und subkutanem „lateral release" begannen geführte Bewegungsübungen auf der Motorschiene unmittelbar postoperativ und Belastungsübungen in der 3. postoperativen Woche.

Ergebnisse

Die postoperativen Ergebnisse in Abhängigkeit der Eingriffe zeigt Tabelle 3.

Die 15 Jugendlichen konnten längstens 3 Jahre, kürzestens 5 Monate (durchschnittlich 2 Jahre), postoperativ nachuntersucht werden. 10 Patienten waren un-

Tabelle 3. Operative Eingriffe und Ereignisse. 10 Patienten waren durchschnittlich 2 Jahre nach dem Eingriff uneingeschränkt belastungs- und sportfähig

	n	Beschwerden	
		Ohne	Mit
Fragmentrefixation	2	2	0
Fragmentrefixation und Revision eines weiteren osteochondralen Defektes	4	3	1
Fragmententfernung und Revision des osteochondralen Defektes	2	1	1
Fragmententfernung und Revision eines weiteren osteochondralen Defektes	1		1
Revision eines osteochondralen Defektes	4	2	2
Spongiosaplastik bei Knorpelimpression	1	1	0
Konservative Behandlung bei Knorpelimpression	1	1	0

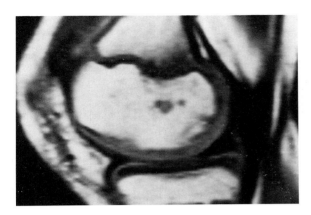

Abb. 4. Kernspintomographie des linken Kniegelenkes eines 14jährigen Schülers. 1 Jahr postoperativ zeigt sich ein gut eingeheiltes osteochondrales Fragment mit vitalem Fettmark am dorsalen, medialen Femurkondylus. Im Gelenk besteht ein diskreter Erguß. (Institut f. Röntgendiagnostik des Klinikums rechts der Isar der TU München. Direktor Prof. Dr. P. Gerhardt)

eingeschränkt belastungs- und sportfähig. 5 Patienten gaben Beschwerden nach Belastungen an und berichteten über ein gewisses Unsicherheitsgefühl im Kniegelenk sowie über Beschwerden im Sinne einer Chondropathia patellae, wie z. B. Schmerzen beim Treppabgehen und bei Streckung nach länger gebeugter Kniegelenkhaltung. Die Untersuchung zeigte bei 2 dieser 5 Patienten eine sichtbare Oberschenkelmuskulaturverschmächtigung und bei einem dieser Patienten einen serösen Erguß. Schmerzfreies retropatellares Reiben konnte bei insgesamt 8 Patienten festgestellt werden. Ein Patellaluxationsrezidiv war nicht aufgetreten. 9 Patienten übten wieder ihre vor dem Eingriff betriebene Sportart aus; 4 Patienten hatten ihre ursprüngliche Sportart aufgegeben (2 Kampfsportler, 1 Handballer und 1 Basketballer). 2 Patienten hatten nach dem operativen Eingriff aus Angst vor neuen Verletzungen ihre Sportaktivitäten deutlich zurückgestellt.

Bei 3 Patienten, bei denen ein osteochondrales Fragment refixiert wurde, konnte eine kernspintomographische Untersuchung durchgeführt werden. Diese zeigte eine einwandfreie Einheilung der Fragmente (Abb. 4).

Diskussion

Knorpelverletzungen und osteochondrale Frakturen werden durch Luxationen und Subluxationen der Kniescheibe, durch Drehstürze bei gebeugtem Kniegelenk und durch direkte Gewalteinwirkung verursacht. Kniescheibenformen des Typs IV nach Wiberg, Lateralisation der Kniescheibe und ein abgeflachter lateraler Femurkondylus begünstigen Luxation und Subluxation der Kniescheibe sowie die Entstehung von chondralen und osteochondralen Frakturen [4, 7]. Diese Kniegelenksverletzungen zeigen oft einen blutigen Erguß. Bei lange bestehender osteochondraler Läsion kommt es zu serösen Ergußbildungen [3].

Unbestritten ist die Bedeutung der Arthroskopie für die Diagnose chondraler und osteochondraler Kniegelenksverletzungen. So hat sich mit der arthroskopischen Abklärung blutiger Kniegelenkergüsse die Zahl replantierbarer osteochondraler Frakturen deutlich erhöht [8]. Bei 5 kindlichen Patellaluxationen konnte arthroskopisch bei 3 Kindern eine radiologisch nicht erkennbare osteochondrale Fraktur gesehen und refixiert werden [1]. Bei 90 kindlichen Kniegelenkverletzungen fanden sich 30 osteochondrale Frakturen, damit war diese Verletzungsform die häufigste [11]. Unter 312 Arthroskopien in Folge fanden sich 12 Kniegelenke mit isolierten chondralen Frakturen [10].

Die Arthroskopie ermöglicht eine rasche Abklärung des Hämarthros und in vielen Fällen auch die notwendige Therapie. Ein nützlicher Nebeneffekt ist die Gelenklavage. Unter arthroskopischer Sicht können avitale Fragmente entfernt, die Knorpeldefekte nach Pridie angebohrt und geglättet sowie extraartikuläre subchondrale Bohrungen durchgeführt werden. Bei osteochondralen Frakturen ergeben sich die frühen Refixationen der Fragmente beste Resultate. Auch chondrale Flake-Frakturen können refixiert werden [10]. Zur Refixation osteochondraler Fragmente werden versenkte Schrauben, Kirschner-Drähte, Fibrinkleber und resorbierbare Stäbchen verwendet. Gelegentlich muß der Defektgrund angefrischt und mit autologer Spongiosa aufgefüllt werden. Eine Wiederherstellung der Gelenkflächen ist auch mit autologem oder homologem Knorpel-Knochen-Transplantat möglich. Verlaufskontrollen können mit der Arthroskopie und nicht-invasiv mit der Kernspintomographie (MRI) vorgenommen werden [5].

Zusammenfassung

Bei 15 Jugendlichen fanden sich insgesamt 20 osteochondrale Verletzungen des Kniegelenkes, verursacht durch Stürze und Patellaluxationen beim Sport. 6 osteochondrale Fragmente konnten refixiert werden. 3 osteochondrale Fragmente wurden als freie Gelenkkörper entfernt. Osteochondrale Defekte erforderten Knorpelrandglättung und Anbohren des subchondralen Knochens nach Pridie. Bei einer Nachuntersuchung der 15 Jugendlichen, durchschnittlich 2 Jahre nach dem Eingriff, waren 10 der operierten Patienten völlig beschwerdefrei und sportfähig.

Literatur

1. Benedetto KP, Sperner G, Glötzer W (1988) Hämarthos des kindlichen Kniegelenkes – Indikation zur Arthroskopie? Hefte Unfallheilkd 200:499
2. Bernett P, Pfister A, Sauer W, Erhardt W (1982) Finbrinkleber in Orthopädie und Traumatologie. Aktuel Chir 17:4
3. Bernett P, Hampl N, Hawe W (1989) Kniegelenkerguß bei Kindern und Jugendlichen aus der Sicht des Sporttraumatologen. Prakt Sporttraumatol Sportmed 1:8
4. Gußbacher A, Graf J, Niethard FU (1988) Probleme der Diagnose und Therapie chondraler und osteochondraler Frakturen im Bereich des Kniegelenkes. Prakt Sporttraumatol Sportmed 1:43
5. König H, Skalej M, Höntzsch D, Aicher K (1988) Kernspintomographie von Korpel-Knochen-Transplantation im Kniegelenk: Transplantat-Morphologie und Versuch einer quantitativen Beurteilung der Knorpelveränderergungen. Fortschr Röntgenstr 148/2:176

6. Mayer G, Seidlein H (1988) Chondral and osteochondral fractures of the knee joint – Treatment and results. Arch Orthop Trauma Surg 107:154
7. Paar O, Riel KA (1982) Die Patellaluxation unter besonderer Berücksichtigung des Knorpelschadens. Chirurg 53:508
8. Passl R, Plenk H jr (1986) Über die Einheilung replantierter chondraler Fragmente. Unfallchirurgie 12:194
9. Stürz H, Haus J (1986 Zur Bedeutung der Arthroskopie für Diagnostik und Therapie osteochondraler Frakturen im Kniegelenk. Hefte Unfallheilkd 181:813
10. Terry GC, Flandry F, van Manen JW, Norwood LA (1988) Isolated chondral fractures of the knee. Clin Orthop Relat 234:170
11. Wentzensen A (1988) Verletzungsmuster von Kniegelenken im Kindesalter. Hefte Unfallheilkd 200:507

Die anterograde perkutane Anbohrung der Osteochondrosis dissecans des Knie- und oberen Sprunggelenkes unter arthroskopischer Sicht

B. Butzmann[1] und T. Wirth[2]

Einleitung

Die Osteochondrosis dissecans (OD) tritt vorwiegend im Kindes- und Jugendalter auf. Ihre Ätiologie ist bis heute noch nicht geklärt. Als häufigste Ursachen werden eine traumatische Genese, eine lokale Ischämie, Wachstumsanomalien der Epiphysenfugen oder eine Kombination dieser Möglichkeiten genannt [2].

Zur Behandlung der OD gibt es eine Reihe konservativer und operativer Verfahren. An konservativen Therapiemöglichkeiten stehen die Reduzierung der körperlichen Aktivität und Sportverbot, Entlastung des betroffenen Beines oder Ruhigstellung im Oberschenkelgipsverband zur Verfügung [11]. Die Dauer der Immobilisation wird häufig für 6–12 Wochen durchgeführt, einzelne Autoren beschreiben auch die Entlastung bis zu 1 Jahr in Extremfällen [6, 10, 11, 13].

Die operativen Behandlungsmethoden tragen einerseits einer erfolglosen konservativen Therapie, andererseits einem fortgeschrittenen Stadium der Erkrankung Rechnung. Stadienabhängig werden für Knie- und Sprunggelenk an gängigen operativen Verfahren die Anbohrung (retrograd/anterograd) und verschiedene Refixationsmethoden bis hin zum freien Knorpel-Knochen-Transplantat durchgeführt [11, 12].

Mit der Verbesserung der arthroskopischen Untersuchungsmethoden und Verfeinerung sowie der Erweiterung der arthroskopischen Operationstechniken wurden arthroskopische Behandlungsmöglichkeiten entwickelt, die eine adäquate Therapie in jedem Stadium der Erkrankung zulassen. Anbohrung, Spickung, Schraubenfixation sowie Spanbolzung, z. B. mit Kunststoffstiften, sind arthroskopisch möglich. Für das Stadium mit freiem Dissekat ist die transarthroskopische Gelenkkörperentfernung und gleichzeitige Anbohrung des Mausbettes eine mögliche Alternative zur Knorpel-Knochen-Transplantation [3–5, 8]. Im Folgenden werden die Ergebnisse nach anterograder perkutaner Anbohrung der OD unter arthroskopischer Sicht dargestellt.

---

[1] Orthopädische Abteilung, Brüderkrankenhaus St. Josef, D-5400 Koblenz
[2] Orthopädische Universitäts-Klinik Marburg, Baldingerstraße, D-3550 Marburg

Material und Methoden

Untersuchungsgut

Im Zeitraum zwischen Juni 1984 und Dezember 1988 wurden an der Orthopädischen Universitäts-Klinik Marburg insgesamt 130 Arthroskopien bei Kindern und Jugendlichen durchgeführt. In insgesamt 17 Fällen wurden OD-Herde des Kniegelenkes, in 2 Fällen des medialen Talus anterograd perkutan angebohrt. Von den 19 Patienten im Alter von 9–16 Jahren (Altersdurchschnitt 12,2 Jahre) waren 11 Patienten männlich und 8 weiblich. In 14 Fällen war der mediale Femurkondylus, in 3 Fällen der laterale Femurkondylus und in 2 Fällen die mediale Talusrolle betroffen. Anamnestisch berichteten die 19 Patienten 18mal über Schmerzen unter Belastung und 6mal zusätzlich über Inkongruenzphänomene im Gelenk. Lediglich bei 1 Patient wurde die OD im Rahmen einer Röntgenuntersuchung nach Bagatelltrauma zufällig entdeckt.

8 der 19 Patienten kamen nach auswärtiger erfolgloser Vorbehandlung zur weiteren Therapie in unsere Klinik. Davon waren 4 durch Gipsruhigstellung für 6–8 Wochen, 3 durch Sportverbot und 1 Patient durch alleinige Entlastung für 6 Wochen vortherapiert. Vom Auftreten der ersten Schmerzen bis zum Operationszeitpunkt vergingen im Durchschnitt 9,4 Monate (3–24 Monate).

Die radiologische Stadieneinteilung erfolgte in Anlehnung an das Schema von Rodegerdts u. Gleissner [9] (Tabelle 1). Routinemäßig wurde das betroffene Gelenk in 2 Ebenen geröntgt, für das Kniegelenk wurde zusätzlich eine Tunnelaufnahme angefertigt.

Zur arthroskopischen Stadieneinteilung wurde die von Guhl 1982 [5] angegebene Einteilung in modifizierter Form übernommen (Tabelle 2).

Operationstechnik

Die Arthroskopien wurden in Allgemeinnarkose und Blutleere durchgeführt. Zur exakten Knorpelbeurteilung und Größenbestimmung des osteochondriti-

Tabelle 1. Röntgenologische Stadieneinteilung

Stadium I	Schlummerstadium
Stadium II	Deutliche Aufhellung
Stadium III	Demarkation durch Sklerosewall
Stadium IV	Dissekat sehr stark demarkiert (Lockerung)
Stadium V	Freies Dissekat

Tabelle 2. Arthroskopische Stadieneinteilung

Stadium I	Intakter Knorpelbezirk
Stadium II	Herd abgrenzbar, Chondromalazie I.–II. Grades
Stadium III	Herd teilweise gelöst
Stadium IV	Mausbett, freies Dissekat

schen Herdes wurde grundsätzlich ein Tasthäkchen verwendet. Die anschließende anterograde Anbohrung erfolgte mit einem 1,8 mm starken Kirschner-Draht in 90° zur Knorpeloberfläche des OD-Herdes. Der nachlassende Widerstand bei der Bohrung wurde als sicheres Zeichen dafür gewertet, daß die Sklerosezone durchbohrt wurde. Postoperativ wurde eine Redon-Drainage eingelegt.

Die beschriebene Operationstechnik gilt grundsätzlich für Knie- und Sprunggelenk. In bezug auf das obere Sprunggelenk muß aber einschränkend darauf hingewiesen werden, daß nur die Herde durch perkutane Anbohrung erreicht werden können, die im Rahmen des Bewegungsausmaßes des oberen Sprunggelenkes nach ventral aus der Gelenkkontaktzone herausgedreht werden können.

Die Nachbehandlung umfaßte einen Druckverband für 24 h. Anschließend erhielt der Patient eine Bewegungsschiene ab dem 1. postoperativen Tag, das betroffene Bein mußte 6 Wochen entlastet werden. Während dieser 6 Wochen wurde die stationär begonnene Krankengymnastik fortgesetzt. Nach einer anschließenden Röntgenkontrolle wurde die Belastung erlaubt. Die Patienten erhielten für 3 Monate Sportverbot.

Ergebnisse

Für die hier vorliegenden ersten Ergebnisse der anterograden Anbohrung der OD überblicken wir einen Zeitraum von 3–45 Monaten zwischen Operationsdatum und Nachuntersuchungszeitpunkt (im Durchschnitt 15,6 Monate). Die postoperativen Befunde wurden anhand einer aktuellen Anamnese, einer klinischen Untersuchung und radiologischen Kontrolle mittels Röntgenbild des betroffenen Gelenkes und ergänzender Frik-Aufnahme bei Kniegelenken mit präoperativen Befunden verglichen.

Anamnestisch ließen sich lediglich in einem Fall Schmerzen bei längerer Belastung und Sport eruieren. In keinem Fall wurden Schmerzen bei alltäglicher Belastung angegeben, 18 Patienten waren uneingeschränkt sportfähig. Bei der klinischen Untersuchung lagen in allen Fällen völlig unauffällige Befunde an Knie- und Sprunggelenken vor.

Die präoperative röntgenologische Stadieneinteilung ergab in 2 Fällen Stadium II, bei 11 Patienten Stadium III und in 6 Fällen Stadium IV. Die Stadien I und V waren nicht vertreten. Arthroskopisch wurden 3 Patienten dem Stadium I und die übrigen 16 Patienten dem Stadium II zugeordnet. Stadium III und IV kamen für eine Anbohrung nicht in Frage.

In der postoperativen Kontrolluntersuchung wiesen je 3 Patienten ein radiologisches Stadium II bzw. III auf. In 2 Fällen lag postoperativ ein Stadium IV vor.

Tabelle 3. Nachuntersuchung – Röntgen (n = 19)

Stadium verbessert	16
Stadium gleichgeblieben	2
Stadium verschlechtert	1

Auch hier konnten keine Patienten dem Stadium I und V zugeordnet werden. Vielmehr lag in 11 Fällen ein röntgenologisch unauffälliges Ausheilungsstadium vor.

Somit waren die röntgenologischen Stadien bei 16 Patienten verbessert, in 2 Fällen gleichgeblieben und lediglich in 1 Fall verschlechtert (Tabelle 3). Dieser Patient war aber beschwerdefrei und sportlich voll belastungsfähig.

Kasuistik

9jähriger Junge, der etwa 1 Jahr präoperativ erstmals linksseitige Kniegelenkschmerzen angab. Eine 8wöchige Gipsruhigstellung blieb ohne therapeutischen Erfolg (Abb. 1a–c). Präoperativ lag ein radiologisches Stadium IV bei arthroskopischem Stadium II vor. Bereits 6 Wochen postoperativ war der Junge beschwerdefrei.

14jähriger Junge, der 1 Jahr präoperativ über belastungsabhängige Knieschmerzen rechts klagte. Eine 6wöchige Gipsruhigstellung brachte keinen Therapieerfolg (Abb. 2a–c). Präoperativ lag arthroskopisch ein Stadium II vor. Auch ein halbes Jahr postoperativ besteht noch ein deutlicher osteochondritischer Herd (postoperatives Röntgenbild: Stadium III) bei voller sportlicher Leistungsfähigkeit des Patienten.

Diskussion

Zur Behandlung der OD ist die radiologische und arthroskopische Stadieneinteilung für die operative Verfahrenswahl von entscheidender Bedeutung.

Brückl et al. [1] haben 1982 differenzierte Behandlungsmethoden unter Berücksichtigung der radiologischen Stadieneinteilung angegeben. Die Stadien II

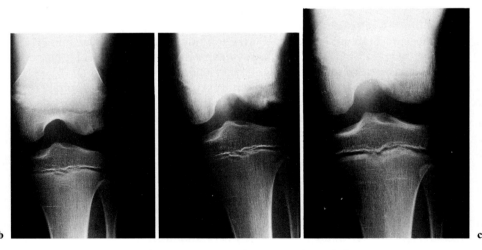

Abb. 1. a Präoperatives Stadium, **b** Zustand nach anterograder Anbohrung, 3 Monate postoperativ, **c** Ausheilungsstadium knapp 2 Jahre postoperativ

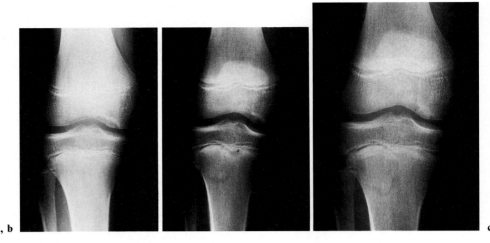

a, b   c

Abb. 2. a Präoperatives Stadium, **b** 6 Wochen nach Anbohrung des OD-Herdes (röntgenologisches Stadium IV), **c** 6 Monate postoperativ deutlicher osteochondritischer Herd im Stadium III

und III wurden im wesentlichen durch Reizanbohrung, das Stadium IV durch Pridie-Stichelung oder Spanbolzung operativ per Arthrotomie versorgt. Die Ergebnisse waren zufriedenstellend.

Spätestens seit den Arbeiten von Guhl [5] ist bekannt, daß der arthroskopische Befund einen wesentlichen Anteil an der Wahl des therapeutischen Vorgehens hat. Guhl führt im arthroskopischen Stadium I die anterograde Anbohrung unter arthroskopischer Sicht durch. Nach dessen Einteilung, in der das Stadium II bereits eine initiale, das Stadium III eine weitgehende Ablösung des Bezirkes bedeutet, werden in diesem Falle arthroskopische Refixationsoperationen durchgeführt. Auch nach der arthroskopischen Einteilung von van Laack u. Casser [7] liegt im Stadium II eine Demarkation mit deutlichem „Schwimmen des Bezirkes" vor; im Spätstadium II wird sogar eine partielle Ablösung beschrieben, die dem röntgenologischen Stadium IV entspricht.

Im Gegensatz zu den vorgenannten arthroskopischen Einteilungen haben wir die Beschreibung der arthroskopischen Stadien dahingehend modifiziert, daß auch das Stadium der beginnenden Separation dem Stadium III nach Guhl zugerechnet wurde. Als Stadium II wurde von uns der arthroskopisch abgrenzbare Herd mit chondromalazischen Veränderungen I. und II. Grades ohne Zeichen der Separation definiert. Diese Unterscheidung ist deshalb sinnvoll, da die arthroskopischen Stadien I und II zumindest bei Kindern und Jugendlichen durch die anterograde Anbohrung ausreichend behandelt werden können. Außerdem können wir uns der Einteilung von van Laack nicht anschließen, daß dem röntgenologischen Stadium IV eine partielle Ablösung des osteochondritischen Bezirkes entspricht. Wir fanden in 6 Fällen bei radiologischem Stadium IV ein arthroskopisches Stadium II, also keine Zeichen der Separation. Daraus wird ersichtlich, daß das Röntgenbild keinen Aufschluß über einen möglichen Beginn der Separation des Bezirkes geben kann. Der durch Tasthaken kontrollierte arthroskopische Befund ist entscheidend dafür, ob noch eine Anbohrung durchgeführt werden kann oder bereits eine Refixation erfolgen muß.

Mehrere Autoren berichten über gute Ergebnisse nach alleiniger konservativer Behandlung [6, 13]. Unserer Ansicht nach werden jedoch zur Erzielung eines Therapieerfolges häufig erheblich längere Behandlungs- und Ruhigstellungszeiten erforderlich. Venbrook et al. [13] geben an, daß auch bei fortgeschrittenem radiologischem Ausgangsstadium eine über 2mal 6 Wochen durchgeführte Ruhigstellung die Therapie der Wahl sei, wenn sich das Dissekat noch nicht abgelöst habe. Die in dieser Untersuchung gegenüber gestellten konservativ und operativ behandelten Fälle sind nur bedingt miteinander vergleichbar. In der konservativen Gruppe finden sich in erster Linie Jugendliche mit radiologischem Stadium II, in der operativen Gruppe Erwachsene, überwiegend radiologisches Stadium III. Aus vielen Arbeiten ist bekannt, daß die Ausheilungstendenz der OD nach Epiphysenschluß deutlich schlechter ist [1, 3, 5, 9]. Auch die klinischen Ergebnisse in der konservativen Gruppe sind deutlich schlechter hinsichtlich Beschwerdefreiheit bei sportlicher Belastung und Bewegungsumfang, verglichen mit unserem Kollektiv.

Vor der operativen Therapie ist ein konservativer Therapieversuch über 6 Wochen bei sehr jungen Patienten immer gerechtfertigt. Erreicht man in der anschließenden Belastungsphase keine Beschwerdefreiheit oder nimmt der Herd bei radiologischer Kontrolle zu, sollte eine Arthroskopie zur Klärung des weiteren Vorgehens durchgeführt werden.

Obwohl in unserem Patientengut, mit einer Ausnahme, alle Patienten 6 Wochen postoperativ bei Belastung beschwerdefrei waren und 3 Monate postoperativ ihren Sport wieder ausüben konnten, handelt es sich hier um Frühergebnisse. Trotzdem ist festzuhalten, daß bei einem maximalen Nachbeobachtungszeitraum von 45 Monaten in 11 Fällen eine komplette radiologische Ausheilung zu verzeichnen war; im postoperativen Verlauf war es zu keiner Dissekatablösung gekommen.

Zusammenfassend kann festgestellt werden, daß die perkutane anterograde Anbohrung der OD in den arthroskopischen Stadien I und II bei Kindern und Jugendlichen eine geeignete Behandlungsmethode darstellt. Ob dies auch für Erwachsene zutrifft, müssen weitere Untersuchungen zeigen.

Zusammenfassung

Es wird über die ersten Ergebnisse nach arthroskopischer Behandlung der Osteochondrosis dissecans bei 19 Kindern und Jugendlichen bis 16 Jahren berichtet. Bei 17 Patienten wurde der Kondylus und bei 2 Patienten der Talus anterogradperkutan angebohrt. Zum Zeitpunkt der Operation lagen die radiologischen Stadien II–IV und die arthroskopischen Stadien I–II vor. Die Nachuntersuchung erfolgte im Durchschnitt 15,6 Monate postoperativ und zeigte ein sehr gutes Ergebnis. Alle Patienten waren bei Belastung beschwerdefrei. Nur 1 Patient klagte bei längerer Belastung über Schmerzen im Knie. Die Untersuchung zeigt, daß das radiologische Stadium nicht immer dem arthroskopischen Befund entspricht. Zur Wahl des geeigneten operativen Verfahrens ist die Arthroskopie unerläßlich. Die Ergebnisse beweisen, daß für die radiologischen Stadien II–IV, wenn kein freies Dissekat vorliegt, die perkutane anterograde Anbohrung ausreicht, um zur Beschwerdefreiheit zu führen.

Literatur

1. Brückl R, Rosemeyer B, Thiermann G (1982) Behandlungsergebnisse der Osteochondrosis dissecans des Kniegelenkes bei Jugendlichen. Z Orthop 120:717–724
2. Clanton TO, DeLee JC (1982) Osteochondritis dissecans. History, pathophysiology and current treatment concepts. Clin Orthop Relat Res 167:50–64
3. Ewing JW, Voto SJ (1988) Arthroskopic surgical management of osteochondritis dissecans of the knee. Arthroscopy 4:37–40
4. Gepstein R, Conforty B, Weiss RE, Hallel T (1985) Closed percutaneous drilling for osteochondritis dissecans of the talus. Clin Orthop Relat Res 222:197–200
5. Guhl JF (1982) Arthroscopic treatment of osteochondritis dissecans. Clin Orhtop Relat Res 167:65–74
6. Helfet A (1974) Disorder of the knee. Lipincott, Philadelphia
7. van Laack W, Casser HR (1989) Arthroskopische Behandlung der Osteochondrosis dissecans an der medialen Femurrolle. Arthroskopie 2 1:16–18
8. Pritsch M, Horoshovsky H, Farine I (1986) Arthroscopic treatment of osteochondral lesions of the talus. J Bone Joint Surg [Am] 68:862–864
9. Rodegerdts U, Gleissner S (1979) Langzeiterfahrung mit der operativen Therapie der Osteochondrosis dissecans des Kniegelenkes. Orthop Prax 8:612
10. Smillie IS (1974) Disease of the knee joint. 11. Osteochondritis dissecans and conditions of like radiological appearance. Churchill-Livingstone, Edinburgh London
11. Störig E, Friedrich H, Arcq M, Gaspki M, Lorenz E, Rodegerdts U, Gleissner B (1977) Ergebnisse der operativen Behandlung der Osteochondrosis dissecans, Sammelreferat. Z Orthop 115:470–476
12. Thomson NL (1987) Osteochondrosis dissecans and osteochondral fragments. Managed by Herbert Compression Screw Fixation. Clin Orthop Relat Res 224:71–78
13. Venbrocks R, Münzenberg KJ, Kempis VJ (1988) Vergleich und Wertung konservativer und operativer Therapiemöglichkeiten bei Osteochondrosis dissecans des Kniegelenkes. Z Orthop 126:30–33

Die vordere Kreuzbandläsion im Kindes- und Jugendalter
Nachuntersuchungsergebnisse konservativer und operativer Therapieverfahren

C. Carl[1], F. W. Hagena[1], U. Schroers[1] und H. J. Refior[1]

Kreuzbandverletzungen bei Kindern und Jugendlichen sind seltene Verletzungen und haben einen Anteil von ca. 1% aller Verletzungen an der unteren Extremität. Insbesondere die Ausrißfrakturen der Eminentia wurden in früheren Veröffentlichungen als die typische und überwiegende Form der kindlichen Kreuzbandläsion angesehen. Erst mit der Forderung der arthroskopischen Abklärung des kindlichen Hämarthros konnten auch vermehrt intraligamentäre Läsionen nachgewiesen werden.

Material und Methode

Im Zeitraum von 1980–1988 wurden in der Staatlichen Orthopädischen Klinik München 43 Kinder mit einer Läsion des vorderen Kreuzbandapparates behandelt. Zwischen November 1988 und März 1989 konnten 38 Kinder (Tabelle 1) klinisch, radiologisch und arthrometrisch nachuntersucht werden. Die klinische Untersuchung berücksichtigt neben der Erhebung des Gelenk- und Muskelstatus auch den funktionellen Belastungstest. Die klinische Bandstabilitätsprüfung erfolgte mit den derzeit üblichen Testverfahren des Schubladen-, Lachman- und Pivot-shift-Tests. Die Parameter wurden in einem Untersuchungsbogen in Anlehnung an den OAK-Score bewertet. Die Bewertung der subjektiven Ergebnisse erfaßten wir mit dem modifizierten Larson-Score. Die radiologische Nachuntersuchung erfolgte durch den Gelenkseitenvergleich in den 2 Standardebenen sowie der Patellaaxialaufnahme beidseits.

Die instrumentelle und quantitative Messung der extensionsnahen Translation der Tibia erfolgte im Seitenvergleich mit dem Arthrometer KT 1000 als passiver vorderer Schubladentest in 20° Kniebeugung. Hierbei wird mit einer definierten Kraft von 67 bzw. 89 N die Translation der Tibia in Millimetereinheiten gemessen.

---

[1] Staatliche Orthopädische Klinik der Ludwig-Maximilian-Universität München, Harlachinger Str. 51, D-8000 München 90

Tabelle 1. Unfallursache der vorderen Kreuzbandläsion im Kindes- und Jugendalter

Sportverletzungen		Verkehrsunfälle	
Alpiner Skilauf	16	Fahrradsturz	3
Leichtathletik	4	PKW-Unfall	2
Fußball	4	Motorradunfall	1
Handball	3		6
Volleyball	2		
Hockey	1		
Reitsport	1		
Ringen	1		
	32		

Kasuistik

Insgesamt konnten 38 Kinder im Alter zwischen 8 und 16 Jahren durchschnittlich 2½ postoperativ mit dem oben genannten Nachuntersuchungsprogramm kontrolliert werden. Als Verletzungsmechanismus konnten überwiegend Hyperextensions- bzw. Rotationsvalgustraumen erhoben werden; Sportverletzungen überwogen in der Häufigkeit gegenüber Verkehrsunfällen. Insgesamt fanden sich bei 11 Kindern knöcherne Ausrisse des vorderen Kreuzbandes, wobei in 10 Fällen die Läsion tibial und in 1 Fall femoral lokalisiert war. Das durchschnittliche Alter dieses Patientenkollektives betrug 12 Jahre.

Bei den Eminentiaausrissen handelte es sich in 1 Fall um eine McKeever-I-Fraktur, in den übrigen 10 Fällen um operationspflichtige McKeever-II-, -III- und -IIIa-Frakturtypen. Nach arthrotomischer Reposition erfolgte die Retention durch Drahtcerclagen, Kirschner-Drahtosteosynthese, Schraubenosteosynthese und transossäre Auszugsnaht. In 27 Fällen fanden wir intraligamentäre Läsionen des vorderen Kreuzbandapparates. Bei 11 Patienten erfolgte bei femoraler Rupturlokalisation die Reinsertion, in 9 Fällen die Augmentation mit der Semitendinosussehne bzw. die vordere Kreuzbandplastik mit dem mittleren Patellarsehnendrittel. In 7 Fällen erfolgte lediglich die arthroskopische Diagnostik ohne Rekonstruktion der gesicherten vorderen Kreuzbandverletzung. Das Durchschnittsalter dieser Patientengruppe betrug 14 Jahre und lag in Übereinstimmung mit der Literatur höher als bei den Patienten mit der knöchernen Läsion des vorderen Kreuzbandes.

Ergebnisse und Beurteilung

Unter kritischer Bewertung der klinischen und arthrometrischen Untersuchungsergebnisse ergeben sich für die knöchernen vorderen Kreuzbandläsionen die zufriedenstellendsten Resultate.

Im Vergleich der erzielten Werte im OAK- und Larsen-Score (Tabelle 2 u. 3) ergeben sich für dieses Kollektiv die besten Resultate. Nach der arthrometri-

Tabelle 2. OAK-Score (n = 38)

	Punkte
Knöcherne Kreuzbandläsion (n = 11)	98
Femoral-interligamentäre vordere Kreuzbandläsion (Refixation femoral) (n = 11)	88
Interligamentäre vordere Kreuzbandläsion (Augmentationsplastik mit Semitendinosus; Plastik mit mittlerem Patellarsehnendrittel) (n = 9)	91
Interligamentäre vordere Kreuzbandläsion (arthroskopisch gesichert; konservative Nachbehandlung) (n = 7)	91

Tabelle 3. Larson-Score (n = 38)

	Punkte
Knöcherne Kreuzbandläsion (n = 11)	53
Femoral-interligamentäre vordere Kreuzbandläsion (Refixation femoral) (n = 11)	47
Interligamentäre vordere Kreuzbandläsion (Augmentationsplastik mit Semitendinosus; Plastik mit mittlerem Patellarsehnendrittel) (n = 9)	53
Interligamentäre vordere Kreuzbandläsion (arthroskopisch gesichert; konservative Nachbehandlung) (n = 7)	53

Tabelle 4. Complianceindex (n = 38)

	Punkte
Knöcherne Kreuzbandläsion (n = 11)	1,3
Femoral-interligamentäre vordere Kreuzbandläsion (Reinsertion) (n = 11)	2,6
Interligamentäre vordere Kreuzbandläsion (Augmentationsplastik mit Semitendinosus; Plastik mit mittlerem Patellarsehnendrittel) (n = 9)	2,1
Interligamentäre vordere Kreuzbandläsion (arthroskopisch gesichert; konservative Nachbehandlung) (n = 7)	2,4

schen Messung errechnet sich ein Complianceindex von 1,3, dessen Unterschied zu den Vergleichsgruppen deutlich niedriger liegt (Tabelle 4). Die im Rahmen der radiologischen Bewertung in dieser Gruppe vermehrt gefundenen arthroseähnlichen Frühveränderungen, die vorwiegend in Ausziehungen der Eminentia intercondylaris bestanden, dürften für die Spätprognose des Gelenkes keine wesentliche Bedeutung haben, da sie außerhalb der belasteten Gelenkfläche liegen.

Es ergibt sich somit für den Eminentiaausriß im Kindesalter, unter der Voraussetzung eines klaren therapeutischen Konzeptes, eine günstige Prognose für die Erhaltung der Gelenkfunktion, Stabilität und Belastbarkeit. Unter Berücksichtigung der Tatsache, daß sich in 30% der Fälle Begleitverletzungen fanden, die überwiegend in Innenmeniskusvorderhornläsionen und Rupturen des medialen Kollateralbandapparates bestanden, ergibt sich für uns das nachfolgende therapeutische Konzept:

Bei McKeever-I-Frakturen erfolgt die konservative Therapie, die aus einer Ruhigstellung in einem Oberschenkelgipstutor in 20°-Kniebeugung besteht. Bei McKeever-II-, -III- und -IIIa-Frakturen erfolgt die Arthroskopie zur Erfassung der möglichen intraartikulären Begleitverletzungen und im Anschluß die arthrotomische Reposition und Refixation durch die zuvor genannten Osteosyntheseverfahren. Auch bei der transepiphysären Fixation haben wir bei zeitgerechter Osteosynthesematerialentfernung in unserem Kollektiv keine Störungen des Wachstums der proximalen Tibiaepiphyse gesehen.

Zweifelsfrei hat die intraligamentäre vordere Kreuzbandverletzung auch für das Kindes- und Jugendalter Bedeutung – ihr Anteil betrug 71% in unserem Patientengut. Der Vergleich der Untersuchungsparameter unter den verschieden operativ versorgten Gruppen zeigt die günstigsten Resultate für das Kollektiv der primär mit der Semitendinosussehne augmentierten Patienten und der Gruppe der Patienten, die durch eine Patellarsehnenplastik stabilisiert wurden. Zu berücksichtigen bleibt, daß die vordere Kreuzbandplastik mit dem mittleren Patellarsehnendrittel erst zum Zeitpunkt der Epiphysenkonsolidierung und in allen Fällen sekundär durchgeführt wurde, nachdem durch konservative Behandlungsmaßnahmen keine ausreichende Stabilität und Belastbarkeit erzielt werden konnte.

Der Vergleich der „Complianceindizes" der Patienten bei denen eine Reinsertion erfolgte, sowie der Gruppe, die nach arthroskopischer Diagnosesicherung konservativ behandelt wurden, zeigt mit einem Indexwert von 2,6 bzw. 2,4 keine wesentlichen Unterschiede. Nach arthroskopischer Revision der z.T. nachweisbaren Begleitverletzungen, die überwiegend in Außenmeniskushinterhornläsionen zu finden waren, erfolgte bei dieser primär konservativ behandelten Gruppe in über 50% der Fälle sekundär die Stabilisierung durch eine vordere Kreuzbandplastik mit dem mittleren Patellarsehnendrittel. Bezüglich der „erfolgreich konservativ behandelten Restgruppe" konnte durch eine intensive krankengymnastische Übungsbehandlung ein Muskelstatus erzielt werden, der die vordere Instabilität – z.T. nach Reduktion der sportlichen Aktivität – weitgehend kompensierte. Erwähnenswert bleibt noch, daß sich in dieser Gruppe die ausgeprägtesten radiologischen Veränderungen fanden, die deutlicher die tibiofemorale, aber auch die femoropatellare Belastungszone betrafen.

Ein anerkanntes therapeutisches Konzept der kindlichen intraligamentären Ruptur des vorderen Kreuzbandapparates existiert derzeit noch nicht. Unter kritischer Bewertung der eigenen Untersuchungsergebnisse hat der kindliche Eminentiaausriß unter den genannten Behandlungsprinzipien die günstigste Prognose für die Erhaltung der Gelenkfunktion, Stabilität und Belastbarkeit.

Unter den aufgeführten operativen Behandlungsmöglichkeiten der intraligamentären Läsion zeigen die Augmentation mit der Semitendinosussehne und die Stabilisierung mittels mittlerem Patellarsehnendrittel nahezu identische Ergebnisse und scheinen der Reinsertion überlegen zu sein, insbesondere unter der Berücksichtigung, daß sich in dieser Gruppe 4 Rerupturen bei anamnestisch inadäquatem Trauma fanden.

Ein primär konservatives Vorgehen konnte in einem hohen Prozentsatz keinen muskulären Ausgleich der anterioren Instabilität erzielen und führte häufig nach Ausbildung erheblicher Knorpelschäden als Folge eines rezidivierenden Pivot-shift-Phänomens zur Dekompensation der Gelenkinstabilität.

Therapie und Behandlungsergebnisse von Kreuzbandausrissen und -rupturen bei Kindern und Jugendlichen

M. Blauth[1], P. Lobenhoffer[1] und N. Haas[1]

Einleitung

Ruptur und knöcherner Ausriß der Kreuzbänder gelten bei Kindern und Jugendlichen als seltene Verletzung. Ihnen kommt jedoch eine große praktische Bedeutung zu, da sie unbehandelt zu erheblichen Folgen führen können. Die Frage der Therapie wird in der Literatur uneinheitlich beurteilt. Wegen der geringen Fallzahlen und der verschiedenen Operationsmethoden liegen nur wenige detaillierte Nachuntersuchungsergebnisse vor. Dieser Beitrag verfolgt daher 2 Ziele: In einer retrospektiven Studie sollte unser Krankengut von operativ auf unterschiedliche Weise refixierten knöchernen Kreuzbandausrissen und Kreuzbandrupturen nachkontrolliert werden. Daraus abgeleitet und unterstützt durch Erkenntnisse anderer Autoren entstand ein neues Therapiekonzept, das hier ebenfalls vorgestellt werden soll.

Kreuzbandausrisse (Gruppe I)

Der knöcherne Ausriß der Kreuzbänder ist als Fraktur der proximalen Tibiaepiphyse aufzufassen und gilt als typische Verletzung des jugendlichen Alters. Kreuz- und Kapselbänder setzen nämlich oberhalb der Epiphyse an und besitzen in diesem Lebensabschnitt eine besonders hohe Elastizität. Öfter liegt zusätzlich zum Eminentiaausriß eine intraligamentäre Dehnung oder Teilzerreißung vor.

Diagnostik

Bei der Untersuchung findet man meistens ein ausgeprägtes Hämarthros mit einer schmerzhaft federnden Streckhemmung. Lachman-Test oder Pivot-shift-Zeichen sind bei den oft ängstlich verspannten Kindern nur selten aussagekräftig

---

[1] Unfallchirurgische Klinik, Medizinische Hochschule Hannover, Konstanty-Gutschow-Str. 8, D-3000 Hannover 61

durchzuführen. Trotzdem kann eine vorsichtige orientierende Untersuchung Hinweise auf eine komplexe Verletzung geben. Von den konventionellen Röntgenaufnahmen haben die im seitlichen Strahlengang in der Regel die größere Aussagekraft (Abb. 2a). Das herausgerissene Fragment kann auf Tunnelaufnahmen nach Frick oder Schrägaufnahmen besonders gut zu erkennen sein (Abb. 3a). Besonders Typ-I-Verletzungen (s. u.) lassen sich manchmal nur im Seitenvergleich nachweisen. Um das genaue Ausmaß und die exakte Lokalisation der knöchernen Verletzung zu erkennen, muß ein Tomogramm angefertigt werden. Dies ist besonders dann von Bedeutung, wenn eine arthroskopische Refixation geplant wird (s. u.). Das wirkliche Fragment erscheint oft wesentlich größer, als es sich röntgenologisch darstellt.

Einteilung

Die herausgerissenen Bruchstücke können von sehr unterschiedlicher Größe und Form, aufgekippt oder verdreht sein. Am bekanntesten ist die Einteilung nach Meyers u. McKeever [10]: Beim Typ I ist das Fragment spaltförmig minimal disloziert. Beim Typ II ist der vordere Fragmentanteil etwa bis zur Hälfte schnabelförmig abgehoben, Kontakt mit dem Knochenbett ist aber noch vorhanden. Typ III bezeichnet die vollständige Dislokation (Abb. 3a), bei zusätzlicher Verdrehung handelt es sich um Typ IIIa (Abb. 1a). Diese Unterteilung bezieht sich auf die alleinigen vorderen und hinteren knöchernen Kreuzbandausrisse mit und ohne Eminentiabeteiligung. An der Eminentia intercondylaris selbst setzt ja keinerlei Bandzug an. Die Unterscheidung, ob es sich um einen alleinigen Kreuzbandausriß oder um einen Eminentiaausriß handelt, muß sorgfältig getroffen werden – ein Umstand, den Zifko u. Gaudernak [11] in letzter Zeit nochmals ausdrücklich betonten – da davon therapeutische Konsequenzen abhängen.

Derzeitige Therapie

Ziel der Therapie ist die anatomische Reposition des herausgerissenen Fragmentes. Da fast alle knöchernen Kreuzbandausrisse mit einem Hämarthros einhergehen und Zusatzverletzungen nicht selten vorkommen und für die weitere Prognose bestimmend sein können [7], empfiehlt es sich, unabhängig von der weiteren Behandlung, nach einer sorgfältigen Narkoseuntersuchung zunächst eine Arthroskopie durchzuführen [7, 9]. Dadurch hat man einmal die Möglichkeit, das Gelenk gründlich zu spülen und damit die knorpelschädigenden Substanzen zu entfernen; weiterhin können Begleitverletzungen sicher erkannt und, besonders an den Menisci (Ablösung vom medialen Kapselband!), behandelt werden.

Konservative Weiterbehandlung. Die weitere Behandlung der undislozierten Typ-I-Verletzungen erfolgt ohne innere Fixation mit einem Oberschenkelgipstutor für 4–6 Wochen. Eminentiaausrisse vom Typ II und III lassen sich in manchen Fällen durch den Druck der Oberschenkelkondylen auf die äußeren Flä-

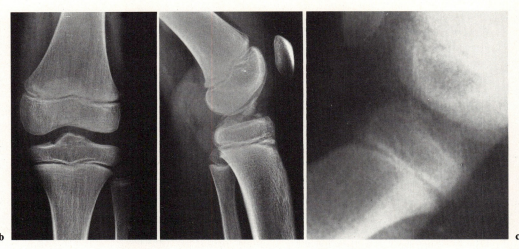

Abb. 1. Eminentiaausriß Typ IIIa (**a, b**); geschlossene Reposition unter Bildwandlerkontrolle (**c**)

Tabelle 1. Krankengut der Kreuzbandausrisse mit und ohne Eminentiabeteiligung (1980–1988) (*w* weiblich, *m* männlich)

Nr.	Name	Alter	Unfallursache	Art der Verletzung	Versorgung
1	T.J.	13 m	Fußball	Eminentiaausriß VKB Typ II, Außenmeniskus Vorder- und Hinterhorn, Lig. meniscofemorale mediale	PDS-Naht
2	H.S.	15 w	Laufspiel	Eminentiaausriß VKB Typ III	Mersilene
3	H.A.	15 w	Motorradsozia	Eminentiaausriß VKB Typ III Lig. meniscofemorale mediale hinteres Schrägband	Drahtcerclage Mersilene
4	E.R.	16 m	Fahrrad	Ausriß VKB Typ III Lig. collaterale mediale Lig. meniscotibiale mediale	Mersilene
5	P.E.	16 w	Motorradsozia	Eminentiaausriß HKB Typ III	Spongiosaschraube
6	A.U.	12 w	Fahrrad	Eminentiaausriß VKB Typ III Lig. meniscofemorale mediale	Mersilene
7	M.M.	16 w	Mofa	Eminentiaausriß HKB Typ III	Verschraubung
8	G.K.	11 w	Geräteturnen	Eminentiaausriß VKB Typ IIIa	Verspickung
9	F.M.	12 w	Spielen	Eminentiaausriß VKB Typ III	Verspickung
10	S.M.	14 m	Fahrrad	Eminentiaausriß VKB Typ III Innenmeniskus	Verspickung
11	H.M.	12 w	Sturz	Eminentiaausriß VKB Typ IIIa	Verschraubung
12	L.M.	10 m	Sprung	Eminentiaausriß VKB Typ IIIa	PDS-Naht
13	A.R.	11 m	Fahrrad	Ausriß VKB Typ III	PDS-Naht
14	S.M.	9 w	Autounfall	Ausriß VKB Typ III	Verspickung arthroskopisch
15	S.M.	12 m	Autounfall	Ausriß VKB Typ III Partielle Ruptur VKB	PDS

chen der Eminentia in Überstreckstellung des Kniegelenkes befriedigend reponieren (Bildwandlerkontrolle, Abb. 1). Diese Reposition wird erleichtert, wenn vorher arthroskopisch Hindernisse wie Blutkoagel oder eingeschlagene Meniskusteile beseitigt wurden. Das Kniegelenk muß anschließend für 6 Wochen in Streckstellung ruhiggestellt und häufiger radiologisch überprüft werden.

Operative Weiterbehandlung. Gelingen Reposition und Retention nur ungenügend, ist besonders bei den Typen III und IIIa sowie den knöchernen Kreuzbandausrissen ohne Eminentiabeteiligung eine operative Refixierung angezeigt, um eine Gelenkinkongruenz, einen bleibenden Streckausfall oder eine Kreuzbandinsuffizienz zu vermeiden. Die Reposition des knöchernen Fragmentes erfolgt dann unter arthroskopischer Sicht mit Hilfe von perkutan eingebrachten Spickdrähten, die das Bruchstück von proximal lateral und medial fassen und reponieren. Wir haben erst 1 Fall auf diese Art und Weise versorgt (Tabelle 1).

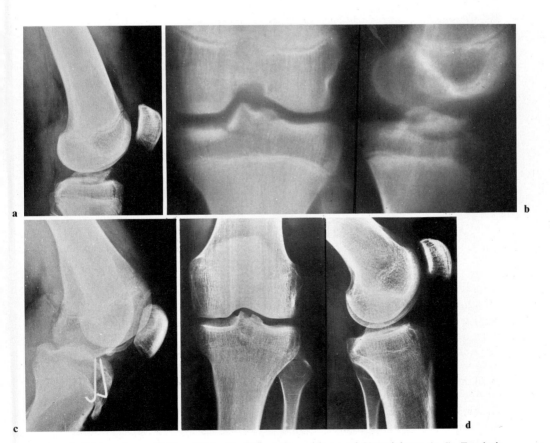

Abb. 2. Eminentiaausriß Typ III (**a, b**). Offene Reposition und Verspickung (**c, d**). Ergebnis knapp 4 Jahre später. Bis auf knöcherne Ausziehungen unauffällig. Stabilität und Beweglichkeit seitengleich

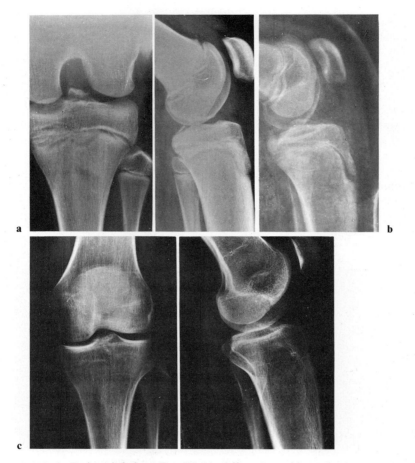

Abb. 3. Eminentiafraktur Typ III (**a**). Offene Reposition, Fixation mit PDS und Gipsruhigstellung (**b**). Ergebnis 5 Jahre p.o. (**c**). Leichte Restbeschwerden, seitengleiche Stabilität, Beugedefizit 10°

Gelingt diese Art der Refixierung nicht oder liegt gleichzeitig eine partielle Ruptur des Kreuzbandes vor, muß über eine mediale transligamentäre Arthrotomie oder über einen dorsalen Zugang offen vorgegangen werden. In diesen Fällen ziehen wir besonders bei Ausrissen des vorderen Kreuzbandes eine Fixierung mit trans- oder intraepiphysären resorbierbaren Nähten vor (Abb. 3). Eine Implantatentfernung entfällt so. Bei den Bohrkanälen sollte man einen Durchmesser von 2,7 mm nicht überschreiten, um Fugenschäden zu vermeiden. Der Faden kann, je nach Größe des Fragmentes, um den Kreuzbandansatz herum oder durch Bohrlöcher geführt werden. Weitere Möglichkeiten stellen die Osteosynthese mit Kirschner-Drähten (Abb. 2) und, besonders bei Ausrissen des hinteren Kreuzbandes, mit einer Kleinfragmentspongiosazugschraube – notfalls mit gekürztem Gewinde – dar (Abb. 4 [3]). Bedingung hierfür ist jedoch, daß es sich

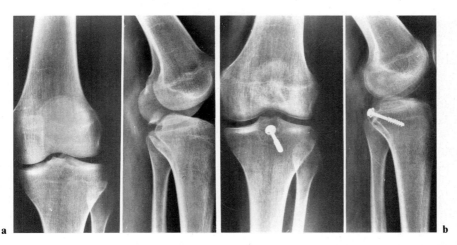

Abb. 4. Knöcherner Ausriß des hinteren Kreuzbandes, Typ III (**a**). Refixation mit Spongiosazugschraube (**b**); bei der Nachuntersuchung hintere Instabilität (1+) mit entsprechenden Beschwerden bei sportlicher Belastung

um genügend große Fragmente handelt. Wenn immer möglich, sollten diese Osteosynthesematerialien intraepiphysär ohne Berührung der Wachstumsfuge eingebracht werden [2]. Die Nachbehandlung richtet sich nach dem Alter des Patienten und der Stabilität der Osteosynthese und besteht in einem Gipstutor für 4–6 Wochen oder einer Gelenkschiene mit limitierbarem Bewegungsausmaß. Das betroffene Bein darf für diese Zeit nur teilbelastet werden.

Gefahren der operativen Versorgung bestehen in einer Zerstörung oder Fehlverheilung eines mangelhaft fixierten Fragmentes mit Störungen der Gelenkbeweglichkeit. Wesentlich länger als 8 Wochen liegende und die Wachstumsfuge kreuzende Schrauben können Wachstumsstörungen hervorrufen [1]. Kuner u. Häring [6] empfehlen sogar eine Schraubenentfernung nach spätestens 5–6 Wochen.

Krankengut

Alter, Geschlecht, Unfallursache, Art der Kreuzband- und Zusatzverletzungen und die Versorgung bei 15 operativ versorgten Kreuzbandausrissen aus den Jahren 1980–1988 gehen aus Tabelle 1 hervor. Nur 1 Typ-II-Verletzung, allerdings mit Meniskusläsion, stehen 11 Typ-III- und 3 Typ-IIIa-Ausrisse gegenüber. 13 dieser Patienten konnten durchschnittlich $3^{8/12}$ Jahre ($^{9/12}$ Jahre) nach der Versorgung klinisch und radiologisch kontrolliert werden (87% Nachuntersuchungsrate), bei einem (Patient Nr. 15, S.M.) lag die Operation erst wenige Wochen zurück, eine Patientin erschien nicht.

Kreuzbandrupturen (Gruppe II)

Kreuzbandrupturen gelten im Gegensatz zum Kreuzbandausriß bei Kindern als Seltenheit. Wie verschiedene Beiträge in diesem Band zeigen, wird diese Diagnose jedoch durch die in letzter Zeit großzügiger gesehene Indikation zur Arthroskopie auch bei Kindern häufiger gestellt. In unserem Krankengut aus den Jahren 1980–1986 nahm jedenfalls mit dem Schluß der Wachstumsfugen der Anteil der Bandrupturen bei den Knieverletzungen sprunghaft zu: das Durchschnittsalter lag in dieser Gruppe bei $15\,7/12$ (12–16 Jahre), es waren also ganz überwiegend Adoleszenten betroffen.

Diagnostik

Für die klinische Untersuchung gilt das oben gesagte, auf eine „gewaltfreie" Überprüfung des betroffenen Gelenkes – am besten nach entsprechender Lagerung – sollte besonders großer Wert gelegt werden.

Derzeitige Therapie

Wie bei den Kreuzbandausrissen, steht auch hier die Arthroskopie mit Sanierung der Begleitverletzungen am Anfang. Femorale oder tibiale Abrisse werden ebenso wie Teilrupturen über transossäre Bohrkanäle mit resorbierbarem Nahtmaterial refixiert. Bei den intraligamentären Zerreißungen kann nur durch eine gegenläufige Verspannung der Bandstümpfe eine Readaptation unter korrekter Spannung erreicht werden. Diese Technik, die beim Erwachsenen am vorderen Kreuzband nicht mehr durchgeführt wird, ist bei offenen Epiphysenfugen die einzige Möglichkeit, das Kreuzband zu erhalten. Ein Ersatz ebenso wie eine Augmentation vor dem Fugenschluß ist problematisch. Eine abwartende Haltung bei nachgewiesener Kreuzbandruptur mit der Option eines Ersatzes zu einem späteren Zeitpunkt halten wir nicht für angebracht, da dann bereits irreparable Folgeschäden eingetreten sein können. Bei Jugendlichen mit verschlossenen Epiphysenfugen würden wir heute die Indikation zur primären Ersatzplastik mit einem freien Lig.-patellae-Transplantat nicht nur bei intraligamentären, sondern auch bei vielen ansatznahen Rupturen stellen.

Krankengut

Insgesamt handelt es sich um 26 frische, operierte vordere Kreuzbandläsionen aus den Jahren 1982–1986. Bedingung für die Aufnahme in diese retrospektive Studie war, daß die Patienten zum Zeitpunkt des Unfall höchstens 16 Jahre alt waren. 3 weitere in diesem Zeitraum versorgte Jugendliche blieben unberücksichtigt, da sie entweder nicht erreichbar oder nicht erschienen waren (90% Nachuntersuchungsrate). Die Lokalisation der Ruptur, die Art und die Anzahl

Tabelle 2. Lokalisation und Begleitverletzungen bei 26 vorderen Kreuzbandrupturen

Femoraler Abriß	12
Tibialer Abriß	4
Intraligamentäre Ruptur	10
Isolierte Ruptur	6
Meniskusverletzung	5
Mediale Strukturen	14
Laterale Strukturen	4

von Zusatzverletzungen gehen aus Tabelle 2 hervor. Auffällig ist die relativ große Anzahl von intraligamentären Rissen (38%). Alle angegebenen Zusatzverletzungen, überwiegend war die mediale Seite betroffen, wurden operativ versorgt.

Ergebnisse

Beschwerden des Patienten erfaßten wir mit dem Lysholm-Score, der u.a. ein mögliches Instabilitätsgefühl, Schmerzen, Schwierigkeiten beim Treppensteigen sowie die Schwellneigung bewertet. In beiden Gruppen lag der durchschnittliche Wert mit 86 (Kreuzbandausrisse, Gruppe I) und 80 (Kreuzbandrupturen, Gruppe II) nicht unerheblich unter den maximal erreichbaren 100 Punkten. Zahlreiche Patienten fühlten sich zusätzlich durch Wetterfühligkeit (58%) und Gelenkreiben (42%) gestört. Gute oder schlechte Ergebnisse in Gruppe I waren nicht mit der Art der Refixierung korreliert. Ein Patient mit verbliebener Instabilität wies auch einen Score von nur 75 Punkten auf.

Um die *Gebrauchsfähigkeit* zu beurteilen, verwendeten wir den Tegner-Aktivitäts-Score (Abb. 5) mit maximal 10 Punkten, der die körperliche Belastung am Arbeitsplatz sowie bei sportlicher Betätigung beschreibt. Anamnestisch lag der

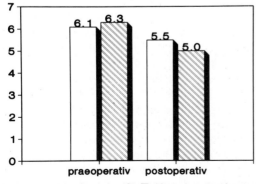

Abb. 5. Tegner-Aktivitäts-Score präoperativ (anamnestisch) und postoperativ

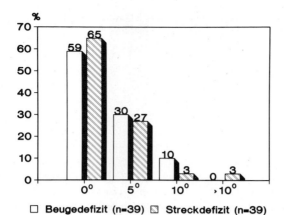

Abb. 6. Beuge- und Streckdefizit bei allen Patienten (in %)

durchschnittliche Wert präoperativ in beiden Gruppen über 6, postoperativ um etwa eine Stufe niedriger.

Bei der Überprüfung der *Beweglichkeit* fanden wir in beiden Gruppen in etwa 90% der Fälle keine oder nur eine um 5° eingeschränkte Beugung und Streckung. Nur einmal (3%) bestand in der Gruppe der Kreuzbandrupturen ein Flexionsdefizit von 20° (Abb. 6).

Die *Umfangsdifferenz,* 10 cm über dem medialen Kniegelenkspalt gemessen, betrug im Schnitt bei allen Patienten 0,75 cm und war in beiden Gruppen etwa gleichmäßig verteilt.

Die *Stabilität* der Kniegelenke wurde jeweils klinisch von 2 Untersuchern und mit dem Arthrometer KT 1000 (Fa. 3M) im Seitenvergleich bestimmt. Bei den 13 nachuntersuchten Patienten mit vorderem Kreuzbandausriß war nur in 1 Fall der Lachman-Test und die vordere Schublade einfach positiv (7%). Ein Pivot shift ließ sich bei keinem auslösen. Von den beiden Patienten mit Ausriß des hinteren Kreuzbandes hat einer eine hintere Instabilität (1+) zurückbehalten. Bei den Patienten der Gruppe II fanden wir den Lachman-Test 11mal (44%), den Pivot shift 5mal und die vordere Schublade 7mal einfach und 2mal 2fach positiv. Etwas weniger als die Hälfte der Patienten in Gruppe II wies also Zeichen einer verbliebenen Restinstabilität auf. Als einfach positiv wurden allerdings auch Seitenunterschiede bis 5 mm gewertet (Abb. 7).

Die Befunde konnten mit dem KT-1000-Gerät bestätigt werden: Am aussagekräftigsten erschien uns die maximale manuelle Schublade zu sein. Diese Prüfung entspricht in ihrer Ausführung dem Lachman-Test (Abb. 8). Die maximale Verschiebung des Tibiakopfes nach vorne kann dabei in mm gemessen werden. Die Seitendifferenz betrug in der Eminentiagruppe 1,4 mm, bei den übrigen Patienten durchschnittlich 4,4 mm. Nach einer Untersuchung an 120 gesunden Probanden kann 0,6 mm Seitendifferenz als normal gelten. Die Meßgenauigkeit liegt nach unseren Erfahrungen bei 0,5–1 mm. Wurde die vordere Schublade mit 20 lbs, das entspricht knapp 10 kg, ausgelöst, lag der Unterschied zum gesunden Kniegelenk in Gruppe I bei 1 mm und bei den rein ligamentären Verletzungen bei 3,2 mm. Hier gilt 0,8 mm als Durchschnitt bei gesunden Kniegelenken (Abb. 9).

Therapie und Behandlungsergebnisse von Kreuzbandausrissen und -rupturen

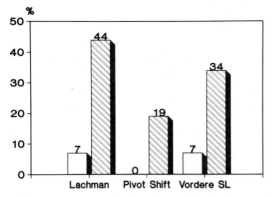

Abb. 7. Klinische Stabilitätsprüfung (in %)

Abb. 8. Maximale manuelle Schublade mit dem KT-1000-Arthrometer (Fa. 3M)

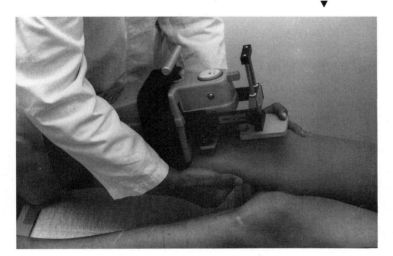

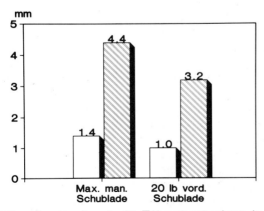

Abb. 9. Meßergebnisse mit dem KT 1000

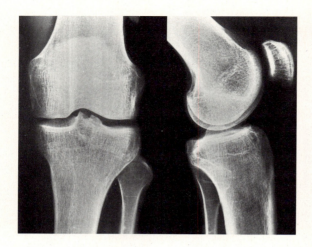

Abb. 10. Knöcherne Ausziehungen der Eminentiahöcker 5 Jahre nach Refixation mit Mersilene-Naht. Häufiger Befund, unabhängig von der Operationstechnik

Bei den Ausrissen war also in allen Fällen bis auf 2 die ursprüngliche Stabilität klinisch wiederhergestellt. Die nur in der objektiven Messung nachweisbare durchschnittlich gering erhöhte Laxizität bei den Patienten dieser Gruppe muß, da sekundäre Dislokationen nicht zu beobachten waren, auf unfallbedingte Dehnungen der Kreuzbänder zurückzuführen sein.

Die Rupturen weisen mit seitengleichen Stabilitätsbefunden in nur etwa 55% schlechtere Ergebnisse auf, die mit denen bei Erwachsenen übereinstimmen [8].

Alle knöchernen Kreuzbandausrisse wurden auch *radiologisch* kontrolliert. Nur bei 1 Patienten waren die Epiphysenfugen zum Zeitpunkt der Nachuntersuchung noch offen. Häufiger fanden wir zipflige Ausziehungen der Eminentia (Abb. 2 u. 10). Sekundäre Dislokationen waren ebenso wie Zeichen einer Wachstumsfugenschädigung in keinem Fall nachweisbar.

Zusammenfassung

Es wurden 14 Patienten mit knöchernen Kreuzbandausrissen, 12 vordere und 2 hintere (Gruppe I), sowie 26 Patienten mit Kreuzbandrupturen (Gruppe II) – alle nicht älter als 16 Jahre – retrospektiv nachuntersucht. Bis auf einen Patienten in Gruppe I handelte es sich in allen Fällen um Typ-III- oder IIIa-Verletzungen nach Meyers u. McKeever [10], die mit unterschiedlichen Methoden refixiert wurden. Wir empfehlen grundsätzlich eine Arthroskopie zur Spülung des Gelenkes, Säuberung des Fragmentbettes, zur Diagnostik und Behandlung von Begleitverletzungen. Ist eine Reposition und Retention durch Streckung des Gelenkes unmöglich, sollte dies arthroskopisch mit von proximal eingebrachten transkutanen Spickdrähten vorgenommen werden. Dieses Verfahren erfordert eine erweiterte Diagnostik (Tomographie) und ist technisch anspruchsvoll. Läßt sich eine Arthrotomie nicht umgehen, bietet sich die Anheftung des Fragmentes mit resorbierbarem Nahtmaterial an. Auch die Verschraubung kann bei ausreichend großem Bruchstück indiziert sein. Die Stabilität der Kniegelenke überprüften wir klinisch und mit dem Arthrometer KT 1000. Die vorliegenden Ergebnisse zeigen, daß dislozierte Kreuzbandausrisse mit und ohne Eminentiabeteiligung bei exakter Reposition ungeachtet der Operationsmethode eine gute Prognose haben. Trotz einer in fast allen Fällen seitengleichen Stabilität des operierten Kniegelenkes war jedoch – bei einem durchschnittlichen Lysholm-Score von 90, nur ein Teil der Patienten vollständig beschwerdefrei. Ob sich diese Ergebnisse durch die arthroskopische Refixation weiter verbessern lassen, muß abgewartet werden.

Kniegelenke mit rein ligamentären Verletzungen (Gruppe II) konnten – mit transossären Nahttechniken versorgt – ähnlich wie bei Erwachsenen nur in etwas mehr als der Hälfte der Fälle seitengleich wiederhergestellt werden. 44% wiesen einen positiven Lachman-Test, 19% einen positiven Pivot shift auf. In unserem Krankengut war die Zahl der Kinder mit offenen Wachstumsfugen in dieser Gruppe zu gering, um eine Aussage darüber machen zu können, ob die Kreuzbandnaht in diesem Alter erfolgversprechender ist. Die Fallzahlen, über die in der Literatur berichtet wird, sind ebenfalls zu gering. Bei nachgewiesener Kreuzbandruptur stellt die transossäre Naht den einzig möglichen Erhaltungsversuch dar. Eine abwartende Haltung erscheint wegen der möglichen Folgeschäden nicht angebracht. Bei bereits verschlossenen Epiphysenfugen änderte sich unser Vorgehen zugunsten eines primären Kreuzbandersatzes mit dem mittleren Lig.-patellae-Drittel.

Literatur

1. Blauth W, Schuchardt E (1986) Orthopädisch-chirurgische Operationen am Knie. Thieme, Stuttgart New York
2. Blauth W, Hassenpflug J, Schröder L (1982) Ausrißfrakturen der Eminentia intercondylaris im Kinderalter. In: Eichler J, Weber U (Hrsg) Frakturen im Kindesalter. Thieme, Stuttgart New York, pp 102–111
3. Haas N, Blauth M, Lobenhoffer P (1988) Komplexe Kapselband-Verletzungen des kindlichen Kniegelenkes. Hefte Unfallheilkd 200:484–487
4. Häring M, Schenk R (1981) Zur transepiphysären Verschraubung des intercondylären Eminentiaausrisses am wachsenden Skelett. Unfallheilkunde 84:204–208
5. Höllwarth M (1981) Frakturen der Eminentia intercondylica im Kindesalter. Unfallheilkunde 84:45–48
6. Kuner EH, Häring M (1980) Zur transepiphysären Verschraubung des osteochondralen Eminentia-Ausrisses beim Kind. Unfallheilkunde 83:495–498
7. Laer L v, Brunner R (1984) Einteilung und Therapie der Ausrißfrakturen der Eminentia intercondylica im Wachstumsalter. Unfallheilkunde 87:144–150
8. Lobenhoffer P, Blauth M, Tscherne H (1988) Resorbierbare Augmentationsplastik und funktionelle Nachbehandlung bei frischer vorderer Kreuzbandruptur. Ein verbessertes Behandlungskonzept. Z Orthop 126:296–299
9. McLennan JG (1982) The role of arthroscopic surgery in the treatment of fractures of the intercondylar eminence of the tibia. J Bone Joint Surg [Br] 64:477–480
10. Meyers MH, McKeever FM (1970) Fracture of the intercondylar eminence of the tibia. J Bone Joint Surg [Am] 52:1677–1684
11. Zifko B, Gaudernak T (1984) Zur Problematik in der Therapie von „Eminentiaausrissen" bei Kindern und Jugendlichen. Behandlungsergebnisse anhand einer neuen Fraktureinteilung. Unfallheilkunde 87:267–272

Die Kreuzbandruptur im Kindes- und Jugendalter – Diagnostik, Morphologie und Therapie

H. Knaepler[1], J. Petermann[1] und L. Gotzen[1]

Einleitung

Verletzungen der ligamentären Kniegelenkstrukturen scheinen in den letzten Jahren immer mehr anzusteigen. Zur Erklärung dieses Phänomens seien 3 Aspekte genannt:
- Die sportliche Aktivität der Bevölkerung, gerade im Freizeitbereich, hat in den letzten Jahren stark zugenommen. Dabei haben insbesondere die Rasanzsportarten Ski- und Skateboardfahren, Fahrradfahren, aber auch die Mannschaftssportarten Hand- und Fußball eine stetige Zunahme erfahren.
- Leider sind die Unfälle im Straßenverkehr in jüngster Zeit wieder im Ansteigen begriffen. Insbesondere bei Zweiradunfällen kommen hierbei gehäuft Kniegelenkverletzungen vor.
- Auch die verbesserte klinische wie endoskopische Diagnostik führt zu einer Zunahme der Diagnose von ligamentären Kniegelenkverletzungen.

Da Kinder und Jugendliche in beiden Bereichen, Sport und Verkehrsunfälle, einen hohen Anteil haben, verwundert es nicht, daß in der Altersklasse bis 16 Jahren ebenfalls Kreuzbandrupturen beobachtet werden. Aufgrund des Alters und der damit verbundenen unterschiedlichen Anatomie gegenüber Erwachsenen bestehen jedoch hinsichtlich der Morphologie und Therapie bei Kreuzbandrupturen Unterschiede. Anhand unseres Patientengutes und der Literatur wollen wir diese diskutieren.

Krankengut

Von 1985–1988 wurden an der Unfallchirurgischen Klinik der Philipps-Universität Marburg 23 Kinder und Jugendliche bis 16 Jahre mit einer frischen Verletzung des vorderen Kreuzbandes (VKB) operativ behandelt. Nicht berücksichtigt sind die jugendlichen Patienten mit schweren Komplexverletzungen des Kniegelenkes unter Beteiligung des hinteren Kreuzbandes und chronische Instabilitäten. Das Durchschnittsalter der 12 männlichen und 11 weiblichen Patienten lag

---

[1] Klinik für Unfallchirurgie, Klinikum der Philipps-Universität, Baldingerstraße, D-3550 Marburg

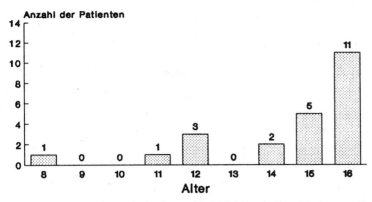

Abb. 1. Altersverteilung der Patienten bis 16 Jahre mit einer frischen vorderen Kreuzbandruptur in einem 4jährigen Beobachtungszeitraum (n = 23)

Tabelle 1. Morphologie der frischen vorderen Kreuzbandrupturen bei Patienten unter 16 Jahren (n = 23)

Intraligamentäre Ruptur	9
Knöchern tibialer Ausriß	7
Knöchern femoraler Ausriß	1
Knöchern femoraler Abriß	5
Interstitielle Ruptur	1

bei 14,5 Jahren mit einer Altersbreite von 8–16 Jahren. Die genaue Altersverteilung ist aus Abb. 1 ersichtlich. 15 der VKB-Verletzungen waren Folge eines Sportunfalles, 7 eines Verkehrsunfalles, und 1 Patientin hatte sich das Kniegelenk beim Tanzen verletzt. 17 Kniegelenke wiesen eine isolierte VKB-Läsion und 6 eine zusätzlich operativ zu versorgende Verletzung des medialen Kapselbandapparates im Sinne einer anteromedialen Rotationsinstabilität auf. Die Aufschlüsselung nach der Verletzungsmorphologie des vorderen Kreuzbandes ergab 10mal ligamentäre Verletzungen, 13mal knöcherne Aus- oder Abrisse (Tabelle 1).

Operatives Vorgehen

Die Kniegelenke wurden im Durchschnitt 8,5 Tage nach dem Trauma operiert, und in 2 Fällen wurde zusätzlich vor dem Eingriff eine Arthroskopie durchgeführt. Bei 10 Patienten zwischen 15 und 16 Jahren waren die Wachstumsfugen bereits geschlossen oder weitgehend verdämmert, so daß hier die VKB-Verletzung wie beim Erwachsenen versorgt wurde. Es wurde 8mal ein VKB-Ersatz und 2mal eine transossäre femorale Bandrefixation durchgeführt. Bei den übrigen 13

Patienten mit noch offenen aktiven Wachstumsfugen wurden von dem Standardvorgehen beim Erwachsenen abweichende Versorgungstechniken angewandt. Bei den 7 Kniegelenken mit knöchernem tibialem Ausriß des VKB erfolgte die Bandrefixation 6mal mittels Schrauben und einmal bei einem in sich zerbrochenen Ausrißfragment mit einem 5 mm breiten PDS-Band (Polydioxanon, Fa. Ethicon). Über eine kurzstreckige parapatellare mediale Arthrotomie wurden die Bandausrisse reponiert und mit 2 feinen Kirschner-Drähten fixiert. Um die Wachstumsfugen zu schonen, wurden unter seitlicher Durchleuchtungskontrolle von ventromedial aus nur durch die Epiphyse des Tibiakopfes geführte 1 oder 2 Bohrkanäle plaziert. Zur Verschraubung der Ausrißfragmente wurden Kleinfragmentspongiosaschrauben verwendet. Ein in sich zerbrochenes Ausrißfragment wurde mit dem PDS-Band U-förmig gefaßt und die Bandenden über zuvor wie bei der Schraubenfixation plazierte Durchzugskanäle von ventromedial nach außen geführt und nach Anspannen über die Knochenbrücke in sich verknotet.

Bei den beiden femoralen Abrissen und dem knöchernen femoralen Ausriß wurden die Bandenden mit 2-3 PDS-Fäden (Stärke O) angeschlungen. Wie bei der tibialen Schraubenrefixation wurden von ventromedial aus und proximal der Wachstumsfuge 2 2,5-mm-Bohrkanäle in den tibialen Bandansatz gelegt. Durch die Kanäle wurde ein 5-mm-PDS-Band in das Gelenk hineingeführt. Anschließend wurden die beiden Schenkel des PDS-Bandes und die PDS-Fäden nach vorangegangener, kurzstreckiger lateraler Inzision und Freilegung des Femurs dicht oberhalb des Kondylus in Over-the-top-Technik nach außen geleitet. Dort wurden Fäden und das PDS-Band über einen V-förmigen Bohrkanal geführt und bei 20° Kniebeugung angespannt und in sich verknotet.

In gleicher Technik wurde vorgegangen bei der Bandüberdehnung durch interstitielle Ruptur, nachdem das Band femoral abgelöst worden war. Bei den beiden intraligamentären Rupturen wurden die Bandenden mit jeweils 2 Fäden gefaßt. Wie bereits oben beschrieben, wurden 2 Bohrkanäle von ventromedial aus durch die Epiphyse in den tibialen Bandansatz gelegt. Zunächst wurden die Fäden, mit denen der femorale Bandstumpf gefaßt wurde, durch diese Kanäle nach außen geleitet, und anschließend wurde über diese Kanäle ein 5 mm breites PDS-Band in das Gelenk geführt. Die beiden Schenkel des PDS-Bandes und die Fäden im tibialen Bandstumpf wurden anschließend „over the top" nach lateral außen geführt und dort über einen V-förmigen Bohrkanal im Femur dicht oberhalb des lateralen Femurkondylus geleitet. Ebenfalls bei 20° Kniebeugung wurden die PDS-Fäden und das PDS-Band angespannt und über die Knochenbrücken in sich verknotet.

Nachbehandlung und postoperativer Verlauf

Die Kniegelenke der Jugendlichen, bei denen die Kreuzbandversorgung wie bei Erwachsenen vorgenommen war, wurden in gleicher Technik nachbehandelt wie bei Erwachsenen. Bei den Kindern und Jugendlichen mit Kreuzbandversorgung unter Schonung der Wachstumsfugen wurde über 6 Wochen eine Ruhigstellung in einem Oberschenkeltutor mit 20° Kniebeugung vorgenommen. Diese vom Erwachsenen abweichende Nachbehandlung wurde durchgeführt, um die Schraubenrefixation durch die frühfunktionelle Nachbehandlung nicht zu gefährden und andererseits, um keine Relativverschiebung der Bandenden bei der Over-the-top-Technik zu riskieren. Erst nach Abnahme des Tutors wurde mit einer intensiven Bewegungs- und Muskelkräftigungstherapie unter krankengymnastischer Anleitung begonnen. Bei keinem der 23 operierten Kniegelenke ergaben sich ernsthafte Komplikationen.

Ergebnisse

Von diesen 23 Patienten konnten in einem durchschnittlichen Beobachtungszeitraum von 26,5 Monaten (8–48 Monate) 21 Patienten nachuntersucht werden. Die Nachuntersuchungsparameter stützten sich zum einen auf den Lysholm-Score, der mehr die subjektiven Beschwerden sowie die alltägliche Belastungsfähigkeit berücksichtigt, zum anderen auf die Stabilität, die mit dem Arthrometer KT 1000 gemessen wurde [1]. Im Lysholm-Score zeigten sich insgesamt gute bis sehr gute Ergebnisse. Bei maximal 100 Punkten wurden durchschnittlich 97 Punkte erreicht, dabei waren die knöchern ausgerissenen Kreuzbandrupturen mit durchschnittlich 99 Punkten besser als die ligamentären, bzw. interstitiellen Verletzungen mit durchschnittlich 96 Punkten.

Bei der Stabilitätsmessung waren 19 der 21 Patienten bandstabil, d.h. die instrumentelle vordere Schublade lag unter 3 mm Differenz im Seitenvergleich. Die durchschnittliche Seitendifferenz lag bei 1,5 mm. Bei 2 Patienten war der instrumentelle Lachman-Test über 3 mm, klinisch fand sich jedoch kein positiver Jerk-Test, subjektiv keine Giving-way-Symptomatik. Der Lysholm-Score betrug bei diesen 2 Patienten 99 bzw. 92 Punkte.

Diskussion

Der entscheidende Parameter in der Morphologie und Therapie der Kreuzbandrupturen im Kindes- und Jugendalter ist der Zustand der Epiphysenfuge. Von daher erscheint auch eine strikte altersmäßige Trennung bis zum 16. Lebensjahr nicht immer gerechtfertigt. Je nach biologischem Alter haben bereits 15- und 16jährige eine geschlossene oder annähernd geschlossene Epiphysenfuge, so daß hier weder in der Morphologie noch in der Therapie Unterschiede zum Vorgehen beim Erwachsenen bestehen. In unserem Patientengut haben wir in einem 4jährigen Zeitraum 177 Patienten mit einer VKB-Ruptur operiert. Von diesen waren 23 (13%) unter 16 Jahren. Eine Änderung im therapeutischen Vorgehen wegen des Zustandes der Epiphysenfugen wurde jedoch nur bei 13 Patienten (7%) vorgenommen. Der Anteil der Jugendlichen im Gesamtkollektiv war von daher relativ hoch, derjenige der Kinder vergleichsweise niedrig.

Die Diagnostik der kindlichen Kreuzbandrupturen darf sich nicht auf die Röntgenaufnahme des Kniegelenkes verlassen. Zwar haben verschiedene Autoren [3, 5, 6] auf die häufigeren Eminentiaausrisse in diesem Alter bei den vorderen Kreuzbandrupturen hingewiesen, die intraligamentären Verletzungen sowie die außerhalb der Eminentia gelegenen tibialen Aus- oder Abrisse im Bereich der Area intercondylaris anterior müssen jedoch mit berücksichtigt werden [6].

Anhand unseres Krankengutes zeigen wir, daß die ligamentären Verletzungen einschließlich der röntgenologisch nicht erkennbaren knöchernen femoralen Abrisse häufiger waren als die knöchernen Ausrisse. So muß vor der Röntgendiagnostik die exakte klinische Untersuchung und im Zweifelsfall, nach der Röntgendiagnostik, die Arthroskopie zum Standard der Diagnostik der kindlichen Kreuzbandrupturen gehören. Der Zustand der Epiphysenfugen bestimmt das weitere therapeutische Handeln. Bei geschlossenen und kurz vor dem Schluß stehenden Epiphysenfugen kann ähnlich wie beim Erwachsenen der transossäre Durchzug von Transplantaten oder Augmentations- bzw. Fadenmaterial ohne Rücksicht auf die Wachstumsfugen erfolgen. Bei offenen Wachstumsfugen müssen diese bei notwendigen Verschraubungen oder Durchzugtechniken jedoch berücksichtigt werden. Bei den Eminentiaausrissen bestimmt das Dislokationsausmaß das operative oder konservative Vorgehen. Entsprechend der Einteilung von Meyers u. McKeever [5] sind der Typ I und II konservativ, der Typ III operativ zu behandeln. Rein röntgenologisch sind jedoch der Typ II und III, auch was die Repositionsergebnisse anbelangt, oft nicht sicher zu unterscheiden. Im Zweifelsfall ziehen wir daher die Arthroskopie und bei Nachweis einer nicht behebbaren Dislokation die epiphysäre Verschraubung vor. Bei transepiphysären Verschraubungen muß die Schraube nach 6 Wochen entfernt werden. Nachteile hinsichtlich der Epiphysenfugen sind dann nicht zu erwarten [2].

Die Langzeitergebnisse der transarthroskopischen Kirschner-Draht-Spickung sind abzuwarten [4].

Zusammenfassung

Verletzungen der Kreuzbänder sind bei Jugendlichen häufiger, bei Kindern selten vorkommende Verletzungen. Der entscheidende Parameter in der Morphologie und Therapie dieser Verletzungen ist der Zustand der Epiphysenfugen. Zwar treten gehäuft knöchern tibiale Ausrisse insbesondere unter Verletzung der tibialen Epiphysenfuge auf, jedoch sind auch ligamentäre Verletzungen häufig. Die operative Technik wird bestimmt von dem Ausmaß des Epiphysenfugenschlusses und unterscheidet sich bei nicht mehr aktiven Epiphysenfugen oder bereits geschlossenen nicht vom Vorgehen bei Erwachsenen. Anhand unserer Untersuchungen zeigen wir, daß die operativen Resultate bei den knöchernen Kreuzbandrupturen besser sind als bei den rein ligamentären Verletzungen, daß aber insgesamt bei den ligamentären wie bei den knöchernen Verletzungen, sowohl was die subjektiven Angaben des Patienten im Lysholm-Score, als auch die objektivierbare Stabilität anbelangt, gute bis sehr gute Ergebnisse zu erzielen sind.

Literatur

1. Daniel D et al. (1985) Instrumented measurement of anterior laxity of the knee. J Bone Joint Surg [Am] 67 5:720–725
2. Häring M, Schenk R (1981) Zur transepiphysären Verschraubung des intercondylären Eminentiaausrisses am wachsenden Skelett. Unfallheilkunde 84:204–208
3. Kuner S, Siebler G, Kuner EH (1988) Verletzungen im Bereich der proximalen Tibiaepiphyse. Z Unfallchir Vers Med Berufskrankh 81, 3:181–186
4. Lais E, Hertel P, Goudarzi AM (1987) Die arthroskopische Versorgung der dislozierten Ausrisse der Eminentia intercondylica bei Kindern und Jugendlichen. Unfallchirurg 90:471–477
5. Meyers M, McKeever F (1970) Fracture of the intercondylar eminece of the tibia. J Bone Joint Surg [Am] 52 8:1677–1684
6. Zifko B, Gaudernak T (1984) Zur Problematik in der Therapie von Eminentiaausrissen bei Kindern und Jugendlichen. Unfallheilkunde 87:267–272

Ausrißfrakturen von Bändern und Sehnen im Kniegelenkbereich bei Kindern

U. Maronna[1] und L. Zichner[1]

Obwohl das Kniegelenk ein ausgesprochen exponiertes Gelenk ist, sind im Kindesalter schwere Verletzungen selten. Nach Jonasch u. Bertel [2] entfallen nur 4,8% der Unfälle an der unteren Extremität auf das Kniegelenk. Nur 0,8% sind schwere Verletzungen, die eine stationäre Behandlung erforderlich machen. Die meisten davon bedürfen einer operativen Versorgung.

Kreuzbandverletzungen

Bandverletzungen sind beim Kind ausgesprochen selten. Bei noch offenen Wachstumsfugen erfolgen Bandläsionen meist als knöcherne Ausrisse oder schalenförmige Absprengung. Das zeigt sich bei den Verletzungen der Kreuzbänder, bei denen die Eminentia intercondylaris aus der Tibia herausgerissen und mehr oder weniger disloziert ist. Auf diese Verletzungen wird in anderen Beiträgen eingegangen.

Seitenbandverletzungen

Die Seitenbänder des Kniegelenkes inserieren distal an der Metaphyse der Tibia bzw. am Fibulaköpfchen. Proximal liegt die Ansatzstelle direkt an der Epiphysenfuge. Verletzungen im Abduktions- oder Adduktionssinne führen zu einem knöchernen Ausriß mit Verletzung des Stratum germinativum. Es sind Frakturen vom Typ Aitken II bzw. III. Nicht dislozierte Brüche werden konservativ behandelt. Dislozierte müssen immer wasserdicht reponiert und fixiert werden. Ein Brückenkallus mit Epiphysiodeseeffekt auf einer Seite führt zu einem progredienten Fehlwachstum. Eine Wachstumsstörung über eine partielle Verlötung der Fuge, die durch eine Gefäßläsion entstehen kann, ist primär nicht abschätzbar. Darauf hat v.a. von Laer [4] hingewiesen.

---

[1] Orthopädische Klinik, Stadt-Krankenhaus Höchst, Gotenstr 6–8, D-6230 Frankfurt-Höchst

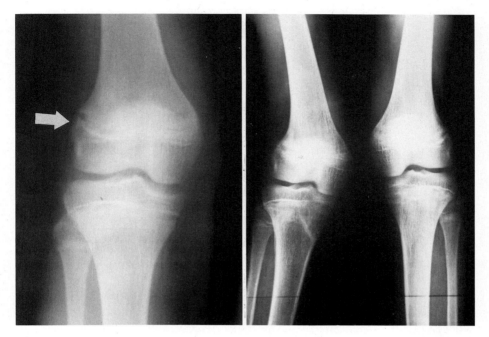

Abb. 1. Ausriß des lateralen Seitenbandes bei einem 13jährigen Mädchen; Zunehmende Valgusabweichung

Die Diagnose wird gestellt aus der Anamnese, dem lokalen Hämatom, dem Schmerz und dem Röntgenbild. Die ohnehin vermehrte Aufklappbarkeit des Kniegelenkes im Kindesalter macht eine Funktionsdiagnostik problematisch. Auch ist dabei eine weitere Dislokation des Fragmentes möglich.

Seitenbandverletzungen sind sehr selten. Wir haben nicht mehr als maximal 1 pro Jahr gesehen. Eulenburg u. Gubba [1] sahen an einem großen Krankengut von 294 traumatisierten Kniegelenken in 6 Jahren nur 6 Kollateralbandausrisse. Wegen der schweren Wachstumsstörungen ist eine Diagnose und exakte Behandlung wichtig. Abbildung 1 zeigt den knöchernen Ausriß des lateralen Seitenbandes bei einem 13jährigen Mädchen. Die laterale Epiphysenverlötung führt zu einem zunehmendem X-Bein.

Ausriß des Lig. patellae

Selten sind Ausrisse des Lig. patellae bzw. der Quadrizepssehne, meist ebenfalls mit kleinen Knochenfragmenten. Diese können als Polfrakturen der Patella mit einem Ausriß des oberen oder unteren knorpeligen oder knöchernen Patellapoles oder als Ausriß der Tuberositas tibiae auftreten. Dabei kann der Streckzug des Kniegelenkes unterbrochen sein oder auch nicht. Bei suffizientem Streckap-

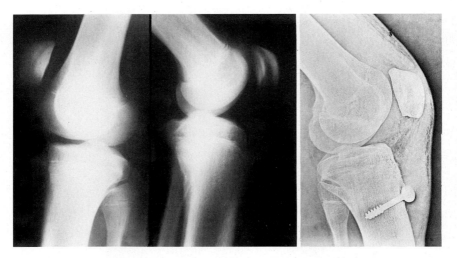

Abb. 2. Ausriß des Lig. patellae an der Tuberositas tibiae mit Patellalabstand; Refixation

parat genügt eine Ruhigstellung des Kniegelenkes für einen Zeitraum von 4–6 Wochen in einer Oberschenkelgipshülse. Ist der Streckapparat insuffizient, muß er genäht werden.

Die Ursache einer solchen Verletzung ist eine direkte Gewalteinwirkung oder ein plötzliches Anspannen des Quadrizeps bei gebeugtem Knie. Neben dem lokalen Befund ist wieder die Röntgenaufnahme entscheidend mit der Vergleichsaufnahme der Gegenseite. Diese zeigt eine Höhenveränderung der betroffenen Kniescheibe bzw. die knöchernen Polabrisse. Ist das Lig. patellae an der Tuberositas tibiae ausgerissen, erfolgt die Behandlung ebenfalls operativ (Aitken-III-Fraktur). Abbildung 2 zeigt den Abriß des Lig. patellae bei einem 15jährigen Jungen, mit schalenförmiger Absprengung an der Tuberositas tibiae. Im Seitenvergleich erkennt man den deutlichen Patellahochstand. Das Ligament wurde operativ refixiert. Bei weniger ausgeprägtem Patellahochstand ist differentialdiagnostisch ein Morbus Schlatter abzugrenzen.

Retinaculumverletzungen

Häufiger, besonders bei älteren Kindern um das 15. Lebensjahr, sind Ausrisse des medialen, gelegentlich auch lateralen Retinaculums zu finden. Ursache für den medialen Ausriß ist eine „traumatische" Patellaluxation. Auch dabei wird häufig ein osteochondrales Fragment ausgesprengt. Immer findet sich ein Hämarthros. Die Diagnose wird auch hier klinisch und röntgenologisch gestellt. Eine tangentiale Aufnahme zur Beurteilung des femoropatellaren Gleitlagers ist immer durchzuführen, da häufig eine dysplastische Anlage dieses Gelenkes vorliegt. Diese Dysplasie kann später zu einer habituellen Patellaluxation führen,

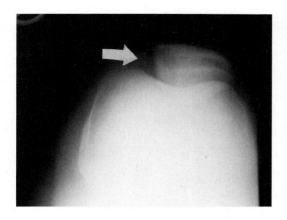

Abb. 3. Medialer Retinaculumausriß mit kleinem Flake

die dann einer gesonderten Weiterbehandlung bedarf. Ist röntgenologisch ein Flake oder ein knöcherner Kapselausriß zu erkennen, so ist eine operative Revision angezeigt. Kleine Flakes können entfernt werden, größere werden refixiert. Die Kapsel wird genäht und Abb. 3 zeigt eine solche Flake-Fraktur.

Ausriß des Pes anserinus

Im Zusammenhang mit hohen Tibiaschaftfrakturen kann es zum Ausriß des Pes anserinus kommen. Diese Verletzung tritt besonders bei jungen Kindern um das 5. Lebensjahr auf. Ursächlich ist ein direktes Anpralltrauma. Bleibt eine exakte Refixation aus, kommt es zu einer zunehmenden Valgusfehlstellung des Unterschenkels. Weber [5] macht die Interposition von Periost und Pes anserinus verantwortlich für die nachfolgende Deformierung. Nach seiner Ansicht ist die zügelnde Wirkung entlang des Pes anserinus bzw. Periost medial in Höhe der Fraktur beendet, lateral ist die Zügelung nicht unterbrochen. Im Rahmen des Wolff-Transformationsgesetzes kommt es zum Umbau in die Fehlstellung.

Von Laer [4] sieht die Ursache der Wachstumsstörung in einer primär nach der Reposition verbliebenen Valgusstellung, die zu einer passageren Konsolidationsverzögerung der Konvexseite und damit zu einer partiellen Stimulation der proximalen Tibiaepiphyse führt. Er betont, daß eine exakte Reposition der Fraktur unter Beachtung des Epiphysen-Achsenwinkels erforderlich ist. Weber et al. [6] halten immer eine operative Intervention mit Entfernung des eingeschlagenen Interponates für erforderlich. Im Gegensatz dazu erachtet von Laer die exakte konservative Reposition mit Ausrichtung des Epiphysen-Achsenwinkels für ausreichend.

Abbildung 4 zeigt die Röntgenverlaufsserie eines Jungen, der im Alter von 3 Jahren ein direktes Trauma erlitten hatte. Er wurde von einem PKW angefahren. Nach konservativer Behandlung der kaum dislozierten Fraktur entwickelte sich ein zunehmendes X-Bein, das im Alter von 5 Jahren zu einer Korrekturosteotomie führte.

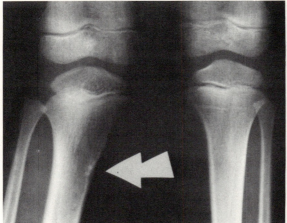
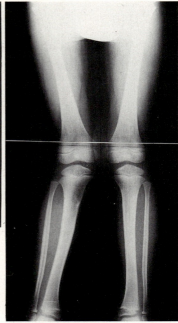

Abb. 4. Zunehmende Valgusstellung des Unterschenkels nach hoher Tibiafraktur mit Ausriß des Pes anserinus

Zusammenfassung

Die sehr seltenen Bandverletzungen im Kindesalter werden in erster Linie radiologisch diagnostiziert. Daneben spielen Anamnese und lokaler klinischer Befund für die Diagnose eine Rolle. Funktionsprüfungen im Bereich der Seitenbänder sollten unterlassen werden, um eine zusätzliche Dislokation zu vermeiden. Die exakte Reposition des ausgerissenen Fragmentes gelingt meist nur operativ. Diese ist aber erforderlich, um ein Fehlwachstum wegen eines partiellen Verschlusses der Wachstumsfuge zu verhindern.

Verletzungen des Streckzuges des Kniegelenkes sind einfacher zu diagnostizieren. Auch hier spielt die Röntgenaufnahme wieder eine entscheidende Rolle. Die Behandlung ist ebenfalls meist operativ. Osteochondrale Flakes werden refixiert, kleinere können entfernt werden.

Der Ausriß des Pes anserinus im Rahmen einer hohen Tibiaschaftfraktur ist radiologisch nicht zu diagnostizieren, da ein Knochenfragment nicht ausreißt. An diese Verletzung muß bei hohen metaphysären Frakturen der Tibia gedacht werden, um ein fortschreitendes Fehlwachstum des Unterschenkels im Valgussinne zu vermindern.

Literatur

1. Eulenberg F, Gubba HH (1981) Zur Differentialdiagnose der Kniegelenksverletzungen beim Kind und Jugendlichen. Orthop Prax 11:879–882
2. Jonasch E, Bertel E (1981) Verletzungen bei Kindern bis zum 14. Lebensjahr. Hefte Unfallheilk 150
3. Klapp F (1981) Diaphysäre und metaphysäre Verletzungen im Kindesalter. Hefte Unfallheilk 152
4. Laer L von (1986) Frakturen und Luxationen im Wachstumsalter. Thieme, Stuttgart New York
5. Weber BG (1977) Fibrous interposition causing valgus deformity after fracture of the upper tibial metaphysis in children. J Bone Joint Surg [Br] 59:290
6. Weber BG, Brunner C, Freuler F (1978) Frakturenbehandlung bei Kindern und Jugendlichen. Springer, Berlin Heidelberg New York
7. Zichner L (1984) Verletzungen des Kniegelenkes im Kindesalter. Prakt Orthop 14:165–175

Der komplexe Kniebinnenschaden im Kindesalter – operative Behandlungsstrategie und deren Ergebnisse

U. Cordes[1], A. Ekkernkamp[2] und H. R. Bloch[2]

Krankengut, Verletzungsmuster, operatives Vorgehen

Zwischen 1979 und 1987 wurden an der Chirurgischen Universitätsklinik „Bergmannsheil" Bochum 53 Kinder und Jugendliche mit 93 ligamentären Verletzungen des Kniegelenkes operativ versorgt und nachuntersucht. Das durchschnittliche Alter betrug zum Unfallzeitpunkt knapp 15 Jahre.

Bei den Kniebinnenschäden stand in 80% der Fälle die vordere Kreuzbandruptur im Vordergrund, wobei diese wiederum in 15% der Fälle isoliert auftrat. Bei den isolierten, wie auch bei den Kombinationsverletzungen überwiegen mit ⅔ die Eminentiaausrisse. In über der Hälfte aller Fälle wurde innerhalb von 2 Tagen nach Unfalleintritt und bei 25% innerhalb von 10 Tagen eine frühzeitige operative Versorgung durchgeführt. Bei 20% der Patienten erfolgte die Versorgung erst zu einem späteren Zeitpunkt. Das operative Vorgehen umfaßt innerhalb der ersten 10 Tage bei der isolierten vorderen Kreuzbandruptur die primäre Naht, dies geschah in 60% der Fälle. Die zu einem späteren Zeitpunkt operierten Kreuzbandrupturen wurden durch eine Kreuzbandersatzplastik in der Modifikation nach Brückner versorgt.

Bei den knöchernen Eminentiaausrissen wurde in allen Fällen, unabhängig von der Stadieneinteilung nach Meyers und Mc Keever, zunächst eine Reposition in Überstreckstellung des Kniegelenkes versucht, gelang dies nicht, wurden alle nicht reponiblen Ausrisse operativ refixiert. Dies geschah in 35% der Fälle durch eine Schraubenfixation, in 10% durch eine Drahtcerclagenosteosynthese.

Postoperative Nachbehandlung

Die postoperative Nachbehandlung erfolgt bei den Kindern durch einen Gipstutor für kurze Zeit, anschließend passives Durchbewegen auf der Bewegungsschiene mit limitierter Bewegung von 0/20/60° für 6 Tage. Zum eigenen Schutz

---

[1] Orthopädische Universitätsklinik, Albert-Schweitzer-Str. 33, D-4400 Münster
[2] Chirurgische Universitätsklinik und Poliklinik der BG-Krankenanstalten „Bergmannsheil", Gilsinger Str. 14, D-4630 Bochum 1

und zur Sicherung des Operationsergebnisses wurde bei den Kindern ein Gipstutor für 4–6 Wochen belassen. Anschließend erneute stationäre Aufnahme zur Einleitung einer krankengymnastischen Übungsbehandlung, die dann später ambulant fortgesetzt wurde.

Bei Adoleszenten wurde eine frühfunktionelle Behandlung mit einer Knieorthese mit limitiertem Scharnier (DONJOY-4-Punkt-Knieorthese) durchgeführt. Das Behandlungsschema umfaßte eine kurzfristige Ruhigstellung im gespaltenen Oberschenkelgipstutor für 3 Tage – ab diesem Zeitpunkt Anlage der Orthese in einer Stellung von 0/20/60° und kontinuierliches passives Durchbewegen auf der Motorschiene. Die Einstellung 20/60° wird für 6 Wochen belassen. Anschließend Einstellung der Beweglichkeit in 10/90° für 3 Wochen. Während der ersten 6 Wochen Kontaktbelastung (15–20 kg) der unteren Extremität mit anschließender Teilbelastung bis hin zur Vollbelastung nach 12 Wochen. Während der gesamten Nachbehandlung intensive krankengymnastische Übungsbehandlung mit isometrischem Training der Quadrizeps- und Ischiokruralmuskulatur, sowie nach Abnahme der Orthese aktive Übungsbehandlungen zur Kräftigung der genannten Muskelgruppen und zur Verbesserung der neurophysiologischen Koordination unter Verwendung einer computergesteuerten isokinetischen Kraftmaschine (CYBEX).

Ergebnisse

In über 70% der Fälle bestehen bei den primär genähten vorderen Kreuzbandrupturen keinerlei subjektive Beschwerden, ¼ der Patienten klagte über geringe Probleme in Form von diffusen Schmerzangaben mit Projektion auf die Patellaspitze und das vordere Tibiaplateau. Die Prüfung der Bandstabilität im Lachman-Test ergab in über 80% der Fälle stabile Kniebinnenverhältnisse. Chronische Rotationsinstabilitäten fanden sich in keinem Fall. Die Muskelumfangsdifferenz betrug in knapp 80% der Fälle allenfalls 1 cm. Die Untersuchung der Beweglichkeit in Streckung und Beugung des betroffenen Kniegelenkes ergab keinen Hinweis für ein Streckdefizit oder eine eingeschränkte Beugefähigkeit. Bei den knöchernen Eminentiaausrissen fand sich radiologisch eine vollständige knöcherne Konsolidierung in korrekter Stellung. In einigen Fällen zeigten sich spitzzipfelige Ausziehungen an der Eminentia.

Diskussion

Erfreulicherweise sind mit unter 10% aller ligamentären Schäden komplexe Kniebinnenverletzungen im Kindesalter eher selten. Betroffen sind 2 verschiedene Typen von Verletzungsmustern: zum einen die knöcherne Ausrißfraktur des vorderen Kreuzbandes, der Eminentiaausriß, zum anderen die vordere Kreuzbandruptur, entweder isoliert oder als Kombinationsverletzung. Die Ergebnisse sind subjektiv wie objektiv mit den guten Resultaten bei den Erwachsenen in Einklang zu bringen, wobei muskuläre Dysbalancen vom Kind noch schneller kompensiert werden.

Durch eine rechtzeitige operative Intervention kann das chirurgische Ziel einer aktiven und passiven Stabilität, einer aktiven und passiven freien Beweglichkeit des Kniegelenkes sowie eine größtmögliche Schmerzfreiheit und subjektive Zufriedenheit erreicht werden.

In Anbetracht des durchschnittlichen Patientenalters von knapp 15 Jahren zum Unfallzeitpunkt sollte nicht verhehlt werden, daß es sich in der Regel um jugendliche Verletzte gehandelt hat. Insofern müssen unsere Patienten prognostisch gesehen den Erwachsenen zugeordnet werden, wobei ein wesentlicher Unterschied zum verletzten Erwachsenen erkennbar ist. Die sozioökonomische Komponente der langen Arbeitsunfähigkeit und die Schwierigkeit der Reintegration in das Berufsleben entfällt beim Jugendlichen. Definiert man einen Alterszeitraum unter 10 Jahren als Kindesalter, dann sind die vorliegenden Fallzahlen zu gering, um relevante Aussagen treffen zu können.

Es bleibt zu überlegen, ob nicht in Zukunft eine Drei – oder zumindest eine Zweiteilung vorgenommen werden sollte, die eine Aufsplittung in Kniebandverletzungen bei Kindern unter 10 Jahren, bei Jugendlichen bis 18 Jahren und bei Erwachsenen vorsieht. Denkbar wäre diesbezüglich auch eine Zusammenfassung der Jugendlichen und der Erwachsenen, da hier vom Unfallmechanismus, vom operativen und postoperativen Vorgehen her eher geringe Unterschiede bestehen.

Unsererseits halten wir eine Dreiteilung für sinnvoll, da beim Jugendlichen die knöchernen Eminentiaausrisse nicht vernachlässigt werden sollten, sowie die sozioökologischen Auswirkungen der komplexen Kniebinnenschäden im Erwachsenenalter nicht durch die Ergebnisse bei den Jugendlichen gemindert werden sollten.

Zusammenfassung

Mit 10% aller ligamentären Schäden sind komplexe Kniebinnenschäden im Kindes- und Jugendalter selten. Von 1979–1987 wurden 43 Kinder und Jugendliche mit 93 ligamentären Verletzungen des Kniegelenkes operativ versorgt und nachuntersucht. Bei den komplexen Kniebinnenschäden fanden sich in 15% der Fälle isolierte vordere Kreuzbandrupturen. Bei den isolierten, wie auch bei den Kombinationsverletzungen überwiegen mit ⅔ die Eminentiaausrisse. Deren Behandlung erfolgte in 35% durch Schraubenfixation, in 10% durch Drahtcerclageosteosynthesen und in 60% durch primäre Naht. Die Nachbehandlung bestand in einer kurzfristigen Ruhigstellung im Gipstutor, anschließend im passiven Durchbewegen auf der Motorschiene mit limitierter Beweglichkeit von 0/20 und 60° für 6 Tage. Zur Sicherung des Operationsergebnisses wurden die Kinder mit einem Gipstutor für 4–6 Wochen nach Hause entlassen. Frühfunktionell mit einer Knieorthese wurden nur Adoleszenten behandelt. Die Ergebnisse sind subjektiv wie objektiv mit den guten Resultaten bei den Erwachsenen in Einklang zu bringen, wobei muskuläre Dysbalancen vom Kind noch schneller kompensiert werden.

Literatur

1. Müller W (1982) Das Knie. Springer, Berlin Heidelberg New York Tokyo
2. Wirth CJ (1985) Akute und chronische Instabilität. Coll Rheumatol 32:77–80

Abrißfrakturen der Tuberositas tibiae beim Jugendlichen

R. Neugebauer[1] und W. Mutschler[2]

Einleitung

Schub- und Scherkräfte, die beim Trauma auf ein kindliches Kniegelenk wirken, führen häufig zu Verletzungen in diesem Bereich. Betroffen ist mehrfach die Femurepiphyse im Gegensatz zur Tibiaepiphyse. Das gleiche trifft für Biege- und Druckkräfte zu, die zu Läsionen an Femurkondylen und zu einer für das Erwachsenenalter typischen Tibiakopfimpression führen. Insgesamt sind knöcherne Verletzungen im Bereich des Tibiakopfes am wachsenden Skelett selten.

Da die Epiphysenfuge vor Erreichen der Skelettreife vermindert mechanisch widerstandsfähig, kommt es in diesem Alter zu typischen Verletzungsmustern. Eine dieser Verletzungen ist der Abriß der Tuberositas tibiae, wobei es durch große Krafteinwirkung zu Epiphysenlösungen unterschiedlichen Ausmaßes kommen kann.

Klinik und Pathophysiologie

In der Literatur werden entsprechend dem seltenen Vorkommen dieser Fraktur in Einzelpublikationen nur wenige Fälle besprochen. Beschrieben werden einseitige Frakturen [5]. Fast durchwegs handelt es sich um Sportunfälle. Beide Sprungsportarten Hoch- und Weitsprung stehen als Unfallursache mit maximaler Flexion und starker Anpassung des M. quadriceps im Vordergund [4, 11, 13]. Betroffen ist vorwiegend das männliche Geschlecht in der Pubertätsphase, wo in manchen Fällen ein Mißverhältnis zwischen Wachstumsfugenfestigkeit und Muskelentwicklung besteht, so daß es bei extremer sportlicher Belastung zu Ausrissen der Schienbeinkopfrauhigkeit kommt [3, 8, 10, 11, 14].

Die Diagnose wird aus der Anamnese, dem klinischen Erscheinungsbild, das gewöhnlich mit Schmerzen und Schwellung im Bereich der Kniegelenke einher-

---

[1] Abteilung für Unfall- und Wiederherstellungschirurgie,
 Krankenhaus der Barmherzigen Brüder, Prüfeninger Str. 86, D-8400 Regensburg
[2] Abteilung für Unfall- und Wiederherstellungschirurgie, Universität Ulm, Steinhövelstr. 9, D-7900 Ulm

geht, gestellt. Handelt es sich um nur geringe Luxationen, so darf diese Verletzung nicht übersehen werden [13]; als Differentialdiagnose muß an die juvenile Osteochondrose der Tibiaepiphyse gedacht werden [12]. Watson Jones hat eine Einteilung in 3 Typen geschaffen: Bei Typ I handelt es sich um den Abriß des Tuberositas tibiae isoliert. Typ II ist die reine Epiphysenlösung, während bei Typ III die Wachstumsfuge quer getroffen wird und eine Gelenkbeteiligung mit vorliegen kann [15]. Ogden et al. modifizierten diese Einteilung und differenzierte in einfache und Mehrfachfragmentfrakturen [11]. Dislozierte Frakturen vom Typ I und III sollten operativ versorgt werden [6, 9], da die konservative Therapie schlechte Ergebnisse hat [1, 2, 7]. Handelt es sich um besonders junge Patienten, so kann es durch vorzeitigen Epiphysenverschluß in diesem Bereich zur Ausbildung eines Genu recurvatum kommen [4, 6]. Es ist deshalb bei der operativen Versorgung auf eine anatomische Rekonstruktion unter Beachtung der Epiphysen mit geeigneten Osteosynthesematerialien zu achten [4, 9].

Patientengut

Bei unseren 7 Patienten handelt es sich durchwegs um männliche Jugendliche in einem Alter von 15–19 Jahren, wobei der 19jährige einem biologischen Alter von 16 Jahren entsprach. 4mal war die linke Seite, 3mal die rechte Seite betroffen; es handelt sich durchwegs um Sportunfälle; 3 Patienten verletzten sich beim Hochsprung, 3 beim Kastensprung während des Schulsports und 1 beim Weitsprung. Alle Patienten hatten eine Watson-Jones-Typ-III-Fraktur. Als Begleitverletzungen fanden wir einmal eine mediale Seitenbandläsion, einmal eine laterale Meniskusläsion, einmal einen lateralen Kapseleinriß und einmal eine Patellafraktur. Die operative Versorgung aller Patienten erfolgte mit Schrauben- und Zuggurtungsosteosynthesen. Die Nachbehandlung erfolgte 6mal funktionell, einmal mußte wegen der Meniskusrefixation für 3 Wochen ruhiggestellt werden (Tabelle 1).

Bei der Nachuntersuchung, im Durchschnitt 2 Jahre nach dem Unfallereignis, waren alle Kniegelenke seitengleich voll beweglich; sie waren bandstabil; eine geringe Oberschenkelmuskelverschmächtigung fand sich bei 2 Patienten bis zu 1 cm, bei 1 Patienten bis zu 2 cm, an der betroffenen Seite. Die Beinläsionen waren seitengleich. Fehlstellungen im Sinne von Genu recurvatum traten nicht auf (Tabelle 2).

Tabelle 1. Frakturtyp Watson-Jones III und Behandlung (7 Patienten)

Begleitverletzungen		Operative Versorgung		Nachbehandlung
Mediales Seitenband	1	Schrauben	4	Funktionell
Lateraler Meniskus	1	Schraube und Zuggurtung	3	Ruhigstellung,
Laterale Kapsel	1			3 Wochen
Patellafraktur	1			
(nach 2 Monaten)				

Tabelle 2. Klinische Nachuntersuchungsergebnisse

Patienten	7	
Intervall	0	2 Jahre (4–50 Monate)
Kniegelenkbeweglichkeit		
Seitengleich voll	7	
Stabilität		
Seitengleich	7	
Oberschenkelumfang (10 cm)		
Seitengleich	4	
1 cm	2	
2 cm	1	
Beinlänge		
Seitengleich	7	

Tabelle 3. Röntgenbild und subjektive Ergebnisse

Röntgenuntersuchung		Beschwerden		Sportfähigkeit	
Epiphysenschluß	7	Wetterfühlig	4	Leistungssport	3
Fehlstellung	0	Chondropathia	2	Freizeitsport	2
		Beim Knien schmerzhaft	2	Kein Sport	2

Die Röntgenuntersuchungen zeigten keine Fehlstellungen, bei allen 7 Patienten waren die Epiphysen geschlossen. An Beschwerden fand sich bei 4 Patienten Wetterfühligkeit, bei 2 Patienten war das Knie schmerzhaft. 2 Patienten klagten über typische Chondropathie-Beschwerden – insbesondere der Patient mit der 3 Monate später erlittenen Patellafraktur. Sportfähigkeit war bei 5 Patienten wieder gegeben, wobei 3 Leistungssport und 2 lediglich Freizeitsport betrieben. Wegen Desinteresse lehnten 2 Patienten eine sportliche Betätigung grundsätzlich ab (Tabelle 3).

Diskussion

Abrißfrakturen der Tuberositas tibae sind eine typische Verletzung des männlichen Geschlechtes in der Pubertät, wobei die Sprungsportarten mit Hoch- bzw. Weitspringen besonders gefährdend sind. Zum Abriß kommt es bei Flexion des Kniegelenkes und maximaler Anspannung des M. quadriceps. Die Gefügelockerung der Apophyse in diesem Alter ist als prädisponierender Faktor anzusehen [10].

Während in der Literatur Hinweise gegeben werden, daß diese Verletzung übersehen werden kann [13], fand sich bei unseren Patienten durchwegs eine massive Schwellung mit Hämarthros im Bereich des Kniegelenkes. Die operative Therapie mit funktioneller Nachbehandlung bringt optimale Ergebnisse. Auf Begleitverletzungen wie Meniskusabrisse und Kapselbandverletzungen muß geachtet werden. Bei Gelenkbeteiligung ist eine stufenlose Rekonstruktion gefordert. Als Osteosynthesematerial kommen Schrauben und Zuggurtungsdrähte zur Anwendung; da die Epiphysenfugen kurz vor dem Verschluß stehen, ist mit Wachstumsstörungen in diesem Alter nicht mehr zu rechnen. Trotzdem sollte beim Einbringen des Osteosynthesematerials auf den Verlauf der Epiphysenfuge geachtet werden, da in Einzelfällen bei jüngeren Patienten Fehlstellungen in Sinne eines Genu recurvatum durch vorzeitigen Apophysen- und Epiphysenschluß beschrieben sind.

Zusammenfassung

Der Tuberositas-tibiae-Ausriß ist eine typische Sportverletzung des pubertären Alters des männlichen Jugendlichen, die operativ behandelt werden sollte. Bei dem Krankengut der Ulmer Unfallchirurgie handelt es sich um 7 männliche Patienten mit einer Watson-Jones-III-Fraktur, die durchweg operativ behandelt wurden. Die Nachbehandlung erfolgte vorwiegend funktionell. Die Nachuntersuchung zeigte, daß eine Restitutio ad integrum erreicht werden kann und die Sportfähigkeit sehr bald wieder hergestellt ist.

Literatur

1. Abesser EW (1954) Zur Fraktur der Tuberositas tibiae. Zentralbl Chir 79:1997–1999
2. Böhler L (1957) Die Technik der Knochenbruchbehandlung, Bd II/2. Maudrich, Wien Bonn Bern
3. Brinkmann WH, Niedenzu H (1966) Epiphysenlösungen und -ausrisse der Schienbeinrauhigkeit und des Tibiakopfes. Monatsschr Unfallheilkd 69:116–124
4. Brunner CO (1978) Frakturen im Kniegelenksbereich. In: Weber BG et al. (Hrsg) Die Frakturenbehandlung bei Kindern und Jugendlichen. Springer, Berlin Heidelberg New York
5. Henard DC, Bobo RT (1989) Avulsion fractures of the tibial tubercule in adolescents. A report or bilateral fractures an a review of the literature. Clin Orthop 177:182–187
6. Hertel P, Schweiberer, L (1976) Unfallchirurgischer Eingriff im Kindesalter. In: Begr: Breither B (Hrsg) Chir. Operationslehre. Urban & Schwarzenberg, München Wien Baltimore
7. Jonasch E (1964) Das Kniegelenk. De Gruyter, Berlin
8. Jonasch E, Bertel E (1981) Verletzungen bei Kindern bis zum 14. Lebensjahr. Hefte Unfallheilk 150
9. Laer L v. (1986) Frakturen und Luxationen im Wachstumsalter. Thieme, Stuttgart New York
10. Morscher E (1968) Stength and morphology of growth cartilage under hormonal influence of puberty. Karger, Basel New York
11. Ogden JA, Tross RB, Murphy MJ (1980) Fractures of the tibial tuberosity in adolescents. J Bone Joint Surg [Am] 62:205–215
12. Schlatter C (1903) Verletzung des schnabelförmigen Fortsatzes der oberen Tibiaepiphyse. Bruns Beitr Klin Chir 38:874–887
13. Schwarzkopf W (1983) Ausrisse der Schienbeinrauhigkeit bei Kindern und Jugendlichen. Zentralbl Chir 108:200–205
14. Schwöbel MG (1985) Apophysenfrakturen bei Jugendlichen. Chirurg 56:699–704
15. Watson-Jones (1976) Fractures and joint injuries. Churchill Livingstone, Edinburgh London New York

Epiphysenverletzungen der Tuberositas tibiae im Kindes- und Jugendalter

H. Mellerowicz[1], A. Kefenbaum[1] und A. Ahmadi[1]

Einleitung

Verletzungen der proximalen Tibiaepiphyse sind selten. Zum einen kann dabei die eigentliche proximale Tibiaepiphysenfuge betroffen sein, zum anderen werden Verletzungen des Apophysenspaltes der Tuberositas tibiae beobachtet. Betroffen sind überwiegend Jugendliche zwischen dem 14. und 16. Lebensjahr. Während bei der eigentlichen Epiphysenlösung in der Regel ein direktes Trauma [4], z. B. ein Verkehrsunfall, vorliegt, werden die Apophysenausrisse sportartspezifisch im Rahmen normaler Sportausübung beobachtet [1].

Auslösend sind im Rahmen forcierter Knieextension oder -flexion ablaufende explosive Kontraktionen des M. quadriceps femoris, bei schnellkrafterfordernden Übungsläufen wie Sprint oder Sprung. Kurz vor Fugenschluß besteht ein Mißverhältnis zwischen mechanischer Belastbarkeit der Epiphysen einerseits und der gewachsenen Muskelkraft sowie der mangelnden Ausreifung motorisch koordinierter Bewegungsabläufe im Rahmen der gesteigerten Schnellkraft andererseits. Abnorme Zugbelastungen von >50 kp/mm^2 können nach Schoberth dabei zum Ausriß der Tuberositas führen [8]. Der Elastizitätsverlust des kindlichen Knorpels ist im Alter der typischen Manifestation bereits eingetreten, die Festigkeit des erwachsenen Skeletts nach Gutschank jedoch noch nicht erreicht [2].

Einteilung epiphysärer Verletzungen

Unterschiedliche Einteilungen epiphysärer Verletzungen existieren [5]. Dabei sind die gängigen Klassifizierungen von Aitken oder Salter/Harris nur bedingt auf die Tuberositas tibiae übertragbar. Morscher [6] oder von Laer [4, 5] versuchten die Problematik genannter Einteilungen durch Unterscheidung von Epiphysenlösungen bzw. Epiphysenfrakturen in bezug Schaftfrakturen und Gelenkläsionen zu umgehen. Watson-Jones und Odgen schufen eine eigene, auf die Tuberositasausrisse zugeschnittene Klassifikation (Abb. 1). Sie unterscheiden dabei:

---

[1] Orthopädische Klinik und Poliklinik der Freien Universität Berlin, Oskar-Helene-Heim, Clayallee 229, D-1000 Berlin 33

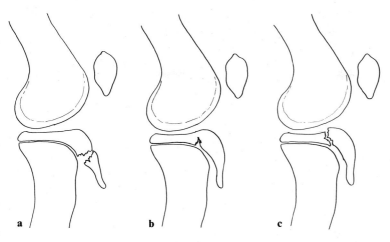

Abb. 1a–c. Einteilung der Frakturen der proximalen Tibiaepiphyse nach Watson-Jones und Odgen. **a** Typ 1 (Watson-Jones), **b** Typ 2, **c** Typ 3

Typ 1 beschreibt einen isolierten Ausriß der Apophyse, Typ 2 sieht die Fraktur der Tuberositas tibiae ohne Gelenkbeteiligung, sowie Typ 3 den Abriß der Tibiaapophyse mit Gelenkfraktur, vor.

Unbestritten erscheint die Tendenz der operativen Versorgung von Typ-1- und Typ-III-Verletzungen, Typ-II-Verletzungen hingegen sind nur fakultativ in Abhängigkeit vom Dislokationsgrad operationspflichtig. Erforderlich ist in jedem Fall die Reposition und Retention der Apophyse.

Im Hinblick auf die Typ-III-Verletzungen nach Watson-Jones ist der Ausschluß intraartikulärer Begleitverletzungen wie Meniskusablösungen oder Kreuzbandabrissen, unbedingte Aufmerksamkeit zu schenken [3]. Diese werden in der Regel daher zusätzlich arthroskopisch abgeklärt.

Patientengut

Im Zeitraum 1982–1988 behandelten wir 9 Patienten mit Apophysenausrissen im Bereich der proximalen Tibia. Zusätzlich sahen wir 2 Patienten mit proximalen Tibiaepiphysenlösungen nach direktem Trauma.

Alle 9 Patienten mit Tuberositasausrissen waren männlich und wiesen ein Alter zwischen 14 und 16 Lebensjahren zum Zeitpunkt der Verletzung auf. In 8 Fällen zeigte sich hierbei eine Typ-I-Apophyse nach Smilie [10] mit zungenförmiger Ausziehung der anterioren proximalen Tibiaepiphyse, in 1 Fall fand sich ein separates sekundäres Ossifikationszentrum im Bereich der Apophyse (Typ-II-Apophyse). 7 von 9 Patienten wiesen dabei ein Idealgewicht nach der bekannten Formel „Größe − 100 − 10% des Körpergewichtes" auf, nur in 2 Fällen bestand ein Normalgewicht. Sämtliche Apophysenausrisse resultierten aus indirekten Traumen, 3mal waren Fußballspieler, 3mal Leichtathleten, 2mal Volleyballer und einmal ein Handballspieler betroffen. 2 Apophysenausrisse beim Fußball resultierten aus einem Fehlschlag mit nachfolgendem Tritt in den Boden, eine Verletzung bei normalem Laufspiel. Ansonsten ergaben sich konzentrische oder exzentrische Belastungen der Kniestreckmuskulatur im Rahmen von Absprung und Landung beim Hochsprung, Schmetterschlag beim Volleyball und Sprungwurf beim Handball mit Ausnahme der Sprintverletzung bei der Leichtathletik.

Röntgenologisch zeigten sich in 2 Fällen Verletzungen des Typ I nach Watson-Jones und Odgen, in 6 Fällen Typ-III-Verletzungen und eine Verletzung des Typs II. Sonographisch ließ sich die Dislokation im Seitenvergleich ebenfalls nachweisen, zusätzlich bestand eine deutliche Hämatombildung. Klinisch wiesen die Patienten Druckschmerz im Bereich der Tuberositas tibiae auf, begleitet von einer Weichteilschwellung und der Unfähigkeit, das Bein gestreckt anzuheben.

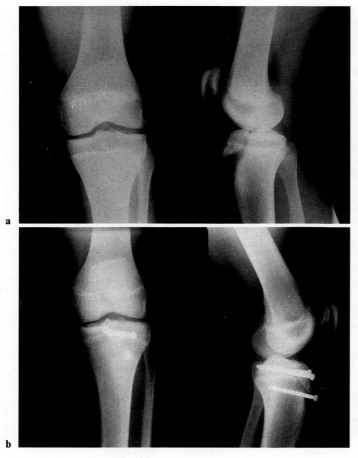

Abb. 2a,b. Dislozierte Tibiaepiphysenfraktur vom Typ Watson-Jones und Odgen II, Schraubenosteosynthese

Therapie

In allen 9 Fällen gingen wir wegen der deutlichen Dislokation der Tibiaapophyse operativ vor (Abb. 2 u. 3). Dabei kam in 5 Fällen eine Verschraubung, in 3 Fällen eine Zuggurtung und in 1 Fall eine Kirschner-Draht-Spickung der Apophyse zur Anwendung. Intraartikuläre Begleitverletzungen lagen 5mal in Form einer Stufenbildung mit unauffälligen Verhältnissen nach Reposition vor, (Typ-III-Verletzungen), einmal fand sich keine Stufenbildung. In 1 Fall bestand zusätzlich eine Meniskusablösung, die durch entsprechende Refixationsnaht therapiert wurde. Die Mobilisierung wurde bei 6 Patienten frühfunktionell mit erlaubter Beugung bis 90° und Entlastung an 2 Französischen Unterarmgehstützen durchgeführt. 3mal verordneten wir für 6 Wochen einen Oberschenkelliegegips

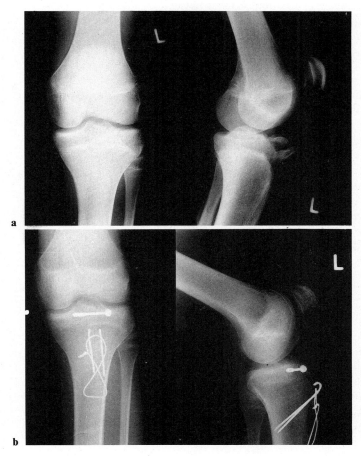

Abb. 3a, b. Fraktur nach Watson-Jones und Odgen Typ III nach Reposition, Fixierung mit Schraube und Zuggurtung

bei gleichzeitiger Entlastung. Die Materialentfernung wurde in aller Regel 6 Wochen postoperativ durchgeführt, in 1 Fall erfolgte dieselbe 12 Wochen postoperativ.

Nach Materialentfernung, d. h. spätestens nach ¼ Jahr, waren die Patienten beschwerdefrei, Vollbelastung wurde durchgeführt. In 8 Fällen bestand freie Beweglichkeit, einmal sahen wir ein Streckdefizit von 10°.

Bei der Nachuntersuchung 1989, d. h. im Durchschnitt 4,5 Jahre nach Eintritt des Verletzungsgeschehens, fand sich klinisch in keinem Fall ein feststellbares Fehlwachstum. In 3 Fällen bestand eine geringe Aufhebung der physiologischen Antekurvation der proximalen Tibia. Die Patienten waren beschwerdefrei.

Diskussion

Bei der Apophysenlösung der proximalen Tibia handelt es sich um eine seltene Verletzung, die in aller Regel bei männlichen Sportlern kurz vor Fugenverschluß zwischen dem 14. und 16. Lebensjahr eintritt. Meistens handelt es sich um indirekte Traumen mit schnellkräftiger Kontraktion des M. quadriceps femoris, Sprungsportarten sind dabei verletzungsdisponierend [12].

Das in diesem Lebensabschnitt vorliegende Mißverhältnis zwischen mechanischer Belastbarkeit und mechanischer Belastung durch Zuwachs an Muskelkraft disponiert zu diesen Verletzungen, wiewohl eine hormonelle Einflußnahme zur Zeit weder widerlegt noch bewiesen ist. Morscher und Desaulles konnten bei nachgewiesener vermehrter STH-Ausschüttung in der Pubertät eine erhöhte Knorpelschicht und verminderte Zugfestigkeit der Fuge nachweisen [6], nach Treibel ist jedoch zumindest bezüglich der proximalen Femurepiphyse ein multifaktorelles Geschehen der Lösung wahrscheinlich und eine selektive Einflußnahme bestimmter Hormone bei methodischen Nachweisschwierigkeiten zum aktuellen Zeitpunkt nicht sicher nachzuweisen [11]. Sportliche Mehrbelastung erscheint den Untersuchungen von Segesser zufolge zumindest am Hüftgelenk eine schleichende Epiphyseolyse bewirken zu können [9].

Therapeutisch ist in aller Regel eine operative Revision und Reposition erforderlich; die frühfunktionelle Nachbehandlung bei gleichzeitiger Entlastung der operierten Extremität ist mit Ausnahmen möglich. Ein wesentliches Fehlwachstum ist angesichts des anstehenden Fugenverschlusses dieser Patienten nicht zu erwarten; bei klinischen Nachuntersuchungen lassen sich in unserem Patientengut keine Achsenabweichungen erkennen; röntgenologisch zeigt sich in wenigen Fällen eine wesentliche Minderung der physiologischen Antekurvation der proximalen Tibia. Längere Ruhigstellungszeiten im Anschluß an die Erstversorgung sind nur bei nicht übungsstabiler Osteosynthese besonders bei intraartikulären Nebenverletzungen zu fordern.

Die Prognose der Verletzung ist als gut zu bezeichnen.

Zusammenfassung

An der proximalen Tibia geht die Apophyse in die Tibiaepiphyse über. Die Verletzungen der proximalen Tibiaepiphyse sind selten, treten aber hier bevorzugt am Ansatz des Lig. patellae auf. Sie steht hier unter dynamischer, nicht aber statischer Belastung. Während der Sexualreife stellt sie einen Schwachpunkt des Bewegungsapparates dar. Verletzungen sind auf ein altersspezifisches Mißverhältnis zwischen Belastungstoleranz und erhöhter Beanspruchung zurückzuführen. Die Abrisse der Tuberositas tibiae treten überwiegend bei sportlicher Belastung auf. Der Verletzungsmechanismus entsteht meist sportbedingt bei aktiver kraftvoller Extension des Kniegelenkes oder durch eine passive gewaltsame Flexion beim drohenden Sturz mit reflektorischer Muskelkontraktion. Anhand von 9 Fällen aus unserer Klinik werden die Ursache, Diagnostik, Therapie, Verlaufskontrolle und das Endresultat entsprechend der Einteilung nach Watson-Jones und Odgen vorgestellt und anschließend diskutiert.

Bei durchweg dislozierten Verletzungen konnten durch die operative Therapie sehr gute Ausheilungsergebnisse erzielt werden.

Literatur

1. Ahmadi A, Kreusch-Brinker R, Mellerowicz H, Wolff R (1983) Apophysenausriß am Becken und der unteren Extremität durch Sport. Sportverletzung Sportschaden 3:113
2. Gutschank A (1933) Doppelseitige Abrißfraktur der Tuber. ossis ischii. Arch Orthop Unfallchir 33:256
3. Jerosch J, Jantea C, Hille E (1988) Intraarticuläre Begleitverletzungen bei Apophysenverletzungen der Tuberositas tibiae. Dtsch Z Sportmed 39:318
4. Laer L von (1986) Frakturen und Luxationen im Wachtumsalter. Thieme Stuttgart New York
5. Laer L von (1987) Klinik der posttraumatischen Wachstumsstörungen. In: Pföringer W, Rosemeyer B (Hrsg) Die Epiphysenfugen. Perimed, Erlangen
6. Morscher E, Desaulles PA (1964) Die Festigkeit des Wachstumsknorpels in Abhängigkeit von Alter und Geschlecht. Schweiz Med Wochenschr 17:582
7. Odgen JA, Tross RB, Murphy MJ (1980) Factures of the tibial tuberosity in adolescents. J Bone Joint Surg [Am] 62:205
8. Schoberth H (1985) Verletzungen und Schäden am passiven Bewegungsapparat bei Kindern und Jugendlichen: Entwicklung, Vulnerabilität, limitierende Frakturen. In: Franz IW, Mellerowicz H, Noack W (Hrsg) Training und Sport zur Prävention und Rehabilitation in der technischen Umwelt. Springer, Berlin Heidelberg New York Tokyo, S 160
9. Segesser B, Morscher E (1987) Epiphyseolysis und Sport. In: Pföringer W, Rosemeyer B (Hrsg) Die Epiphysenfugen Perimed, Erlangen
10. Smilie IS (1985) Kniegelenksverletzungen. Enke, Stuttgart
11. Treibel W, Pföringer W, Kunze D (1987) Körperbau. Hormone und Reifung bei der Epiphysiolysis capitis femoris (ECF) – Untersuchungen zur Ätiologie. In: Pföringer W, Rosemeyer B (Hrsg) Die Epiphysenfugen Perimed, Erlangen
12. Trepte CT, Naumann T, Wetzel R (1988) Die Lösung der proximalen Tibiaepiphyse – eine atypische Sportverletzung? Sportverletzung Sportschaden 4:172

Klassifikation fibularer Bandläsionen im Wachstumsalter

C. Melzer[1] und H. Stürz[1]

Einleitung

Kindliche fibulare Bandläsionen unterscheiden sich von denen Erwachsener durch das häufige Vorkommen von chondralen und osteochondralen Bandausrissen [1, 2, 4, 6, 7]. Eine feste Verbindung des Bandes am Ort der Insertion und eine hohe Reißfestigkeit des Kollagengewebes im Kindesalter erklären nach unserer Auffassung die Tatsache, daß im Wachstumsalter häufiger als bei Erwachsenen chondrale und osteochondrale Ausrisse des fibularen Bandapparates auftreten [6].

Diagnostik

Durch eine genaue Anamneseerhebung und sorgfältige klinische Untersuchung ist zu klären, ob es sich bei dem Kind oder Jugendlichen um eine frische Second-stage-Ruptur oder chronische Bandinsuffizienz handelt.

Bei der Anfertigung von Standardröntgenaufnahmen muß auf eine exakte Projektion der Außenknöchelregion geachtet werden, um die oft sehr dünnen, schalenförmigen Ausrisse der osteochondralen Bänder zur Darstellung zu bringen. Es empfiehlt sich, den Zentralstrahl auf die Außenknöchelspitze zu richten und die Röhrenspannung etwas niedriger als üblich zu wählen. Zur exakten Größenbestimmung des osteochondralen Fragmentes dient die seitliche Röntgenaufnahme des oberen Sprunggelenkes. Hat sich auf den Standardröntgenaufnahmen ein osteochondrales Fragment nicht dargestellt, raten wir zusätzlich zur Anfertigung von Schrägaufnahmen [2, 5, 6]. Der Nachweis osteochondraler Bandläsionen gelingt vielfach auch durch den Einsatz der Sonographie.

Die Beurteilung einer Instabilität des Sprunggelenkes stützt sich auch im Kindesalter auf gehaltene Röntgenaufnahmen oder entsprechende sonographische Nachweismethoden [3]. Es muß jedoch beachtet werden, daß der Taluskippwinkel großen individuellen und altersabhängigen Schwankungen unterliegt [7]. In-

---

[1] Orthopädische Klinik der Justus-Liebig-Universität, Paul-Meimberg-Straße 3, D-6300 Gießen

folge dieser großen Variationsbreite ist es bei Kindern mehr noch als bei Erwachsenen notwendig, die „Stabilitätsverhältnisse" im Seitenvergleich zu beurteilen. Gleichzeitig können auf diese Weise auch konstitutionelle Bandlaxitäten aufgedeckt werden [6].

Stellt sich auf standardmäßigen oder schrägen Röntgenaufnahmen ein nicht disloziertes osteochondrales Fragment dar, so sollte auf zusätzliche gehaltene Aufnahmen verzichtet werden, um nicht eine Dislokation des Fragmentes zu provozieren [5].

Die auf die Röntgendiagnostik bezogene Empfehlung läßt sich ohne Einschränkung auch auf die sonographische Methode übertragen. Gelingt der primäre Nachweis eines osteochondralen Fragmentes nicht, so kann dieses mitunter auf gehaltenen Aufnahmen sichtbar werden.

Wird ein osteochondrales Fragment nicht diagnostiziert und adäquat behandelt, so kann es zu einer pseudoarthrotischen Ausheilung mit durchaus stabilem Bandapparat kommen. Ein neuerliches Trauma kann dann zu einem „Aufreißen" der Pseudarthrose bei erhalten gebliebenen fibularen Bändern führen [6].

Häufige Verletzungsformen

Nach Angaben verschiedener Autoren [1, 2, 8, 9] überwiegen chondrale und osteochondrale Bandausrisse der Fibula im Vergleich zu den distalen Bandläsionen. Die bei Erwachsenen in 75% [10] auftretenden intraligamentären fibularen Bandrupturen zählen im Wachstumsalter zu den seltenen Läsionen.

Die häufig nachweisbaren fibularen Fragmente lassen in Abhängigkeit von ihrer Größe und Lokalisation direkte Rückschlüsse auf die beteiligten Bänder zu (Abb. 1–3). Umfaßt das Fragment nur den distalen und anterioren Bereich der Fibulaspitze, so kann davon ausgegangen werden, daß nur der Ursprung des Lig. fibulotalare anterius betroffen ist (Abb. 1). Größere Fragmente der Fibulaspitze umfassen sowohl den Insertionsbereich des Lig. fibulotalare anterius als auch den Bereich des Lig. fibulocalcaneare (Abb. 2).

Einen Abriß der gesamten Fibulaspitze mit der Insertion aller 3 fibularen Bänder beobachteten wir bisher nicht. Wahrscheinlich stellt die distale Fibulaepiphysenlösung des Pendant dieses Verletzungstyps dar (Abb. 4).

Therapie

Der Nachweis eines osteochondralen Fragmentes hat auch therapeutische Konsequenzen. Ist dieses disloziert oder wird dieses erst auf gehaltenen Aufnahmen sichtbar, so sollte entsprechend den Erfahrungen von Linhart et al. [5] die Indikation zur Operation gestellt werden.

Ein operatives Vorgehen ist auch bei großen distalen Fibulafragmenten indiziert, da es sich hier um Verletzungen mit Beteiligung der fibularen Gelenkfläche handelt. In allen anderen Fällen kann eine konservative Behandlung erfolgver-

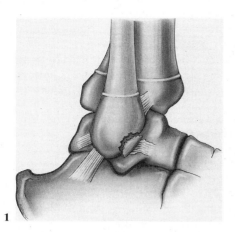
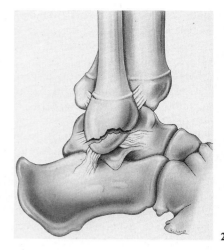

Abb. 1. Osteochondraler Ausriß des Lig. fibulotalare anterius

Abb. 2. Distales Fibulafragment mit der Insertion des Lig. fibulotalare anterius und des Lig. fibulocalcaneare

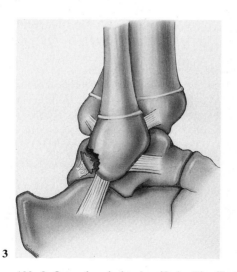
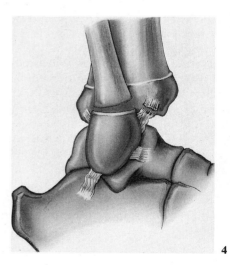

Abb. 3. Osteochondraler Ausriß des Lig. fibulotalare posterius

Abb. 4. Distale Fibulaepiphysenlösung als Pendant der „3-Ligament-Verletzung"

sprechend sein. Bewährt hat sich auch im Kindesalter eine frühfunktionelle Behandlung unter Verwendung einer stabilisierenden Führungsschiene mit begrenzter Beweglichkeit [6, 11].

Eine Unsicherheit bleibt z. Z. noch hinsichtlich chondraler Bandausrisse, die sich der konventionellen Röntgendiagnostik entziehen und über deren Schicksal bei konservativer Behandlung bisher keine Ergebnisse vorliegen.

Literatur

1. Baumgartner R, Jant I, Herzog B (1975) Verletzungen des Ligamentum fibulotalare im Kindesalter. Helv Chir Acta 41:443
2. Blauth W, Ulrich HW (1986) Zur Klinik und Therapie von fibularen Bandrupturen im Kindesalter. Orthopäde 15:427
3. Graf R, Schuler P (1988) Sonographie am Stütz- und Bewegungsapparat bei Erwachsenen und Kindern – Lehrbuch und Atlas. edition medizin VCH, Weinheim
4. Laer L v., Jani L, Ackermann CH (1980) Die Technik und Interpretation der gehaltenen Sprunggelenksaufnahmen beim Distorsionstrauma im Kindesalter. Orthop Prax 16:1018
5. Linhart WE, Höllwarth ME, Wildburger R (1986) Ergebnisse nach konservativer Behandlung von knöchernen Bandausrissen am kindlichen Sprunggelenk. Unfallchirurg 89:569
6. Melzer C, Stürz H (1987) Zur operativen Therapie chondraler und osteochondraler Ausrisse des fibularen Bandapparates im Wachstumsalter. Unfallchirurg 90:456
7. Schneider A, Laer L v. (1981) Die Diagnostik der fibularen Bandläsionen am oberen Sprunggelenk im Wachstumsalter. Unfallheilkunde 84:133
8. Skuginna A, Ludolph E, Gretenkord K (1983) Differentialdiagnostik Distorsion – fibulare Bandruptur am oberen Sprunggelenk bei Kindern und Jugendlichen. Orthop Prax 6:442
9. Starke W (1989) Zur fibularen Bandruptur im Wachstumsalter. Unfallchirurg 92:6
10. Zwipp H (1986) Die antero-laterale Rotationsinstabilität des oberen Sprunggelenkes. Hefte Unfallheilkd, Heft 177. Springer, Berlin Heidelberg New York Tokyo
11. Zwipp H, Tscherne H, Hoffmann R, Wippermann B (1986) Therapie der frischen fibularen Bandruptur. Orthopäde 15:446

Nachuntersuchungsergebnisse nach operativer Versorgung von Außenbandrupturen bei 105 Kindern unter 10 Jahren

L. Wessel[1], G. Scheuba[1], R. Meier[1], G. Zeller[1] und K. Kornder[1]

Einleitung

Die Außenbandläsion am oberen Sprunggelenk stellte jahrelang eine klare Operationsindikation dar [2, 7, 8] (Laer 1989, persönliche Mitteilung). Bei Kindern aber begegnet man immer noch unterschiedlichen Meinungen. In der Literatur liegen bisher nur wenige Berichte über die Ergebnisse bei jüngeren Kindern vor [1, 3, 4, 5]. Von ca. 350 Außenbandläsionen im Jahr sind in unserem Krankengut 3,6% Kinder unter 10 Jahren.

Patientengut und Methodik

In der Zeit von Januar 1979 bis Dezember 1988 wurden insgesamt 105 Kinder zwischen 3 und 10 Jahren wegen einer Außenbandläsion stationär behandelt. Das Durchschnittsalter betrug 7,6 Jahre. Es handdelte sich um 60 Jungen und 45 Mädchen. Bei 98 Kindern wurde eine Bandnaht durchgeführt. Bei 4 Kindern bestand nur eine Kapselruptur. Bei 3 weiteren Kindern wurde die Operation abgelehnt (Abb. 1a). Bei insgesamt 84,8% dieser Kinder lag ein knöcherner bzw. periostaler Ausriß ohne eigentliche Bandverletzung vor. Nur bei 55,2% war der knöcherne Ausriß schon röntgenologisch sichtbar. Nur bei 11,4% lag eine rein ligamentäre Verletzung vor. Bei 48,4% der Fälle bestand eine isolierte Verletzung des Lig. fibulotalare anterius. Bei 1 Kind lag eine isolierte Ruptur des Lig. fibulocalcaneare vor. Bei 42,9% der Fälle waren 2 Bänder verletzt, bei 1 Kind alle 3 Bänder (Abb. 1b).

Zur Diagnostik ist u. E. der Lokalbefund entscheidend, und zwar die druckschmerzhaften Ansätze der einzelnen Bänder. Im Anschluß daran werden die gehaltenen Aufnahmen im Halteapparat nach Scheuba angefertigt. Berücksichtigt werden hierbei die Kippwinkel, die Schublade und der fibulotalare Abstand [6]. Seit 1986 verabreichen wir zur Schmerzausschaltung bei den gehaltenen Aufnahmen ein Lokalanästhetikum intraartikulär bei allen Supinationstraumen. Der

---

[1] Unfallchirurgische Klinik, Schwerpunktkrankenhaus Wetzlar, Forsthausstr. 1, D-6330 Wetzlar

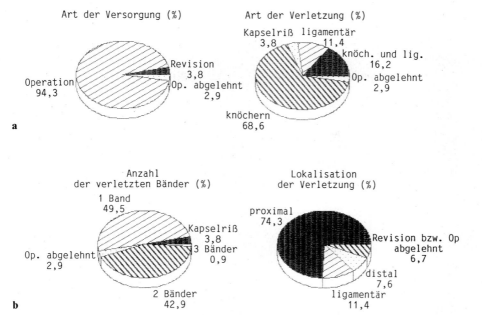

Abb. 1a, b. Kindliche Außenbandrupturen (n = 105)

Nachweis eines Hämarthros ist ein wichtiger Hinweis für eine Bandverletzung. Bei diesem Vorgehen haben wir bisher keine Gelenkinfektion bzw. Wundheilungsstörung beobachtet. In 44,8% der Fälle wurden im Seitenvergleich gehaltene Aufnahmen der gesunden Seite angefertigt.

Ergebnisse

Präoperativ betrug der mittlere Kippwinkel 16,9°, die mittlere Schublade 14,1 mm und der mittlere fibulotalare Abstand 16,3 mm. Wir beobachteten keine signifikanten Unterschiede zwischen den verschiedenen Altersgruppen. Bei den Vergleichsaufnahmen der gesunden Seite betrug der mittlere Kippwinkel 9,2°, die mittlere Schublade 9,9 mm und der mittlere fibulotalare Abstand 10,9 mm. Hier beobachteten wir eine Abnahme der verschiedenen Werte mit zunehmendem Alter, die für den Kippwinkel hochsignifikant ist. Bei der postoperativen Kontrolle 2 Wochen nach Gipsabnahme betrug der mittlere Kippwinkel 7,2°, die mittlere Schublade 9,8 mm und der mittlere fibulotalare Abstand 10,2 mm. Auch hier beobachteten wir die Abnahme der verschiedenen Werte mit zunehmendem Alter, die für den Kippwinkel hochsignifikant ist (Abb. 2a-c). In keinem Fall beobachteten wir eine vermehrte Schublade ohne das Vorliegen eines vermehrten Kippwinkels.

51 Kinder konnten persönlich nachuntersucht werden. 29 Kinder antworteten mittels eines Fragebogens. 25 Kinder konnten nicht erreicht werden (Abb. 3). 7

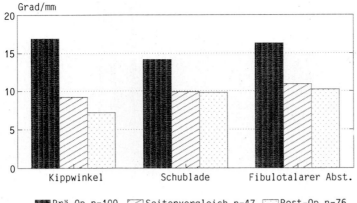

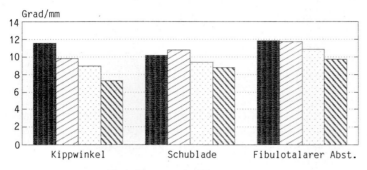

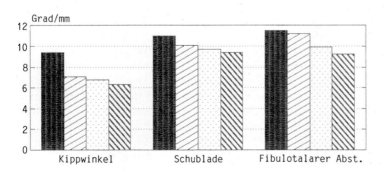

Abb. 2. a Kindliche Außenbandrupturen (n = 105). **b** Röntgengehaltene Aufnahmen im Seitenvergleich. **c** Röntgengehaltene Aufnahmen postoperativ. **d** Nachuntersuchung (n = 23)

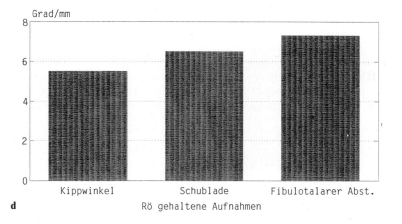

d

Kinder erlitten durch ein adäquates Trauma eine erneute Ruptur, davon 2 eine sog. Second-stage-Ruptur. 5 Kinder wurden erneut operiert, dabei lag die Verletzung immer an einer anderen Stelle. Bei 21,9% wurden bei der Nachuntersuchung erneut gehaltene Aufnahmen angefertigt. Der mittlere Kippwinkel betrug 5,5°, die mittlere Schublade 6,5 mm und der mittlere fibulotalare Abstand 7,3 mm (Abb. 2d). 3 Kinder wiesen radiologisch ein instabiles Gelenk auf mit entsprechenden Beschwerden. Bei 2 dieser Kinder wurde der knöcherne Ausriß primär insuffizient versorgt. Alle anderen Kinder konnten normal spielen und am Schulsport bzw. Sport im Verein teilnehmen. Subjektiv wurde in 96,1% der Fälle ein gutes oder sehr gutes Ergebnis angegeben. In 3,7% lag ein mäßiges und in 1,2% der Fälle ein schlechtes Ergebnis vor.

Diskussion

Aufgrund der vorliegenden statistischen Ergebnisse glauben wir bei Kindern unter 10 Jahren auf die seitlich gehaltene Aufnahme verzichten zu können. Wenn der Kippwinkel mehr als 14° beträgt, bei einem gleichermaßen vergrößerten fi-

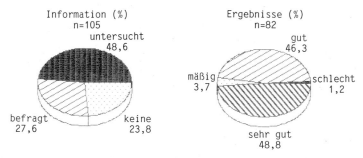

Abb. 3. Kindliche Außenbandrupturen (n = 105)

bulotalaren Abstand, bzw. wenn ein radiologisch nachweisbarer knöcherner Ausriß vorliegt, glauben wir bei entsprechender klinischer Symptomatik auch auf den Seitenvergleich verzichten zu können.

Insgesamt sehen wir auch bei Kindern bis zu einem Alter von über 3 Jahren die Indikation zur Bandnaht bzw. knöchernen Reinsertion gegeben. Andererseits kennen wir all die Fälle von chronischer Instabilität im Kindesalter, die zu einer Periostlappenplastik bzw. zum Abwarten der geschlossenen Epiphysenfuge zwingen.

Literatur

1. Baumgartner R, Jani L, Herzog B (1975) Verletzung des Ligamentum fibulo-talare im Kindesalter. Helv Chir Acta 42:443-446
2. Hendrich V, Kuner EH, Weiling J (1982) Behandlungsergebnisse nach operativer Versorgung frischer Außenbandverletzungen am oberen Sprunggelenk. Unfallchirurgie 8:58-65
3. Höllwarth M, Linhardt WE, Wildburger R, Schimpl G (1985) Spätfolgen nach Supinationstrauma des kindlichen Sprunggelenkes. Unfallchirurg 88:231-234
4. Laer L v (1986) Verletzungen im Bereich des oberen Sprunggelenkes; aus: Frakturen und Luxationen im Wachstumsalter. 217-223 Thieme
5. Linhardt WE, Höllwarth ME, Wildburger R (1986) Ergebnisse nach konservativer Behandlung von knöchernen Bandausrissen am kindlichen Sprunggelenk. Unfallchirurg 89:569-573
6. Scheuba G, Voßköhler E (1983) Zur Diagnostik der Bandverletzungen des oberen Sprunggelenkes. Unfallchirurgie 9:341-344
7. Zwipp H, Tscherne H, Oestern H-J (1983) Die frischen Bandverletzungen am oberen Sprunggelenk - Diagnostik, Therapie, Spätergebnisse. Unfallheilkunde 86:275-284
8. Zwipp H, Tscherne H, Blauth M (1985) Zur konservativen Behandlung der fibularen Bandruptur am oberen Sprunggelenk. Unfallchirurg 88:159-167

Frühfunktionelle Therapie von Kapsel-Band-Verletzungen des oberen Sprunggelenkes bei Kindern und Jugendlichen

H. B. Reith[1], M. Mackowski[1], J. Kozianka[1] und W. Kozuschek[1]

Einleitung

Das Supinationstrauma des oberen Sprunggelenkes (OSG) mit seinen Folgen für den fibularen Bandapparat gehört zu den häufigsten Gelenkverletzungen des Menschen. Die Therapie der ligamentären Läsion macht ein differenziertes Vorgehen erforderlich und muß der jeweiligen Situation des Patienten angepaßt werden [4, 10, 11]. Insbesondere bei Kindern und Jugendlichen stellt sich die Frage, welches therapeutische Vorgehen gewählt werden soll. An unserer Klinik verfolgen wir ein Therapiekonzept, das die frühstmögliche Rückkehr zur Funktion ermöglicht. Unerwünschte Folgen einer Immobilisierung und Komplikationen der Operation sollen vermieden werden.

Nach der klinischen Untersuchung und Festlegung einer Bandinstabilität werden Standardröntgenaufnahmen in 2 Ebenen angefertigt. Bei knöchernen Verletzungen oder freien Knorpelfragmenten erfolgt die Sprunggelenkarthroskopie und die Lavage [13]. Nach Ausschluß einer knöchernen Verletzung werden gehaltene Aufnahmen beider Sprunggelenke angefertigt. Eine Bandruptur wird bei Taluskippung von mehr als 7° bzw. mehr als 5° Differenz, sowie bei Talusvorschub von mehr als 7 mm bzw. mehr als 5 mm Differenz zur gesunden Seite angenommen [3-5].

Methodik

Nach klinischer Feststellung und radiologischer Sicherung einer fibularen Bandruptur legen wir eine von uns entwickelte Knöchelschiene aus Kunststoffgips für 6 Wochen (Tag und Nacht) an (Abb. 1 u. 2). Gemäß dem Ausspruch von Mansat [7] – das Gelenk lebt durch die Bewegung und für die Bewegung – streben wir die frühestmögliche Belastung bis zur Schmerzgrenze an, mit Aktivierung der Muskelfunktion und des propriozeptiven Empfindens.

---

[1] Chirurgische Universitätsklinik, Knappschaftskrankenhaus Bochum-Langendreer, In der Schornau 23, D-4630 Bochum 7

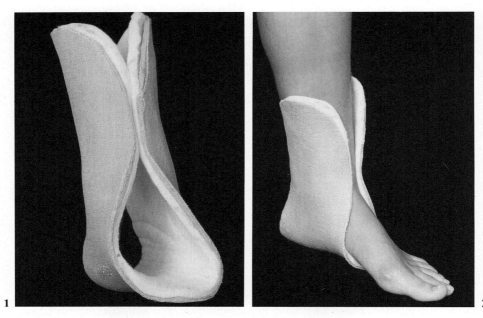

Abb. 1. Knöchelschiene aus Kunststoffgips, innenliegende Filzpolsterung

Abb. 2. Knöchelschiene, das Sprunggelenk einfassend. Eine Befestigung erfolgt dann mit einer elastischen Binde

Ergebnisse

Inzwischen wurden über 50 Kinder und Jungendliche nach dieser Methode behandelt. Wir konnten davon bereits 34 länger als ½ Jahr nach dem Unfall nachuntersuchen (im Durchschnitt 9,4 Monate). Es waren 16 Jungen und 18 Mädchen mit einem Durchschnittsalter von 15,5 Jahren. Die Hauptsache der Traumata waren Sportunfälle (n = 19; 58%), gefolgt von Umknicktraumata an Stufen oder Treppen (n = 12; 35,3%).

Bei allen Patienten fand sich bei der Nachuntersuchung eine Heilung des Bandapparates, wobei in einzelnen Fällen von 20° Taluskippung beim Unfall bis zur Nachuntersuchung eine Aufklappbarkeit von nur noch 5° gefunden wurde. Zu den subjektiven Befunden ist zu sagen, daß 29 Patienten keinerlei Beschwerden hatten. Bei 4 Patienten bestanden geringe subjektive Beschwerden in Form von Wetterfühligkeit, Schwellneigung und gelegentlichen Belastungsschmerzen (Tabelle 1). Die Ergebnisse der gehaltenen Aufnahmen zeigen im Durchschnitt eine Besserung der Taluskippung und des Talusvorschubes im Vergleich von Unfallaufnahme und Nachuntersuchung (Tabelle 2, Abb. 3).

Tabelle 1. Subjektive Beschwerden (n = 34)

	n	%
Beschwerdefrei bei voller Belastung	29	85,4
Gelegentliche Beschwerden unter intensiver Belastung, keine Beeinträchtigung der alltäglichen Belastungen	4	11,7
Schwellneigung	1	2,9
Dauerschmerz	0	0

Tabelle 2. Kapsel-Band-Verletzungen des oberen Sprunggelenkes bei Kindern und Jugendlichen

Ergebnisse der gehaltenen Aufnahmen	
Taluskippung im Durchschnitt	
Nach dem Unfall	11,3°
Bei der Nachuntersuchung	3,5°
Talusvorschub im Durchschnitt	
Nach dem Unfall	9,6 mm
Bei der Nachuntersuchung	3,7 mm

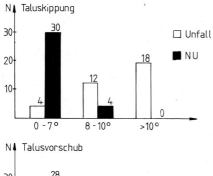

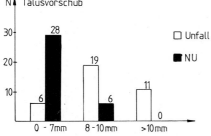

Abb. 3. Ergebnisse der gehaltenen Aufnahmen im Diagramm für Unfallaufnahme und bei der Nachuntersuchung (NU)

Diskussion

Die Behandlung der inkompletten fibularen Bandruptur ist wie kaum ein anderes therapeutisches Vorgehen derzeit umstritten, dennoch scheint sich die frühfunktionelle Mobilisierung immer mehr durchzusetzen [1, 3-5, 8, 9, 11, 12]. Nach einer randomisierten Studie von Klein et al. [6] zeigte sich kein Unterschied zwischen operativer und konservativer Therapie. Die Indikation zur Operation ergibt sich dennoch bei Ruptur aller Bänder und Begleitverletzungen. Bei der inkompletten Ruptur hat die Operation das Ziel, eine chronische Instabilität zu verhindern. Die chronische Instabilität des fibularen Bandapparates ist als präarthrotischer Faktor gewertet worden [2]. Tatsächlich sind jedoch Sprunggelenkarthrosen in Korrelation zu den häufigen Supinationstraumen mit Kapsel-Bandverletzungen äußerst selten. Dieses läßt die Frage der operativen und konservativen Therapie erneut überdenken. So stehen den Operationsrisiken die Risiken einer konservativen Therapie im Gipsverband gegenüber.

Ein neuer Ansatz ist die frühfunktionelle Therapie mit einer Knöchelschiene, die eine frühzeitige Belastung bis zur Schmerzgrenze ermöglicht, aber die schädlichen Inversionsbewegungen verhindert. Die frühfunktionelle Therapie ermöglicht gemäßigte Spannungsreize auf den fibularen Bandapparat bei einer Bewegung des OSG von dorsal nach plantar 10-0-20°. Maximalspannungen werden so vermeidbar, Pronation und insbesondere die Supination verhindert [11]. Durch diese, wenn auch limitierte Bewegungsfreiheit wird Mansats Forderung erfüllt, denn Knorpelernährungsstörungen und Kapselschrumpfungen sind bei der frühfunktionellen Therapie von vornherein ausgeschaltet [4-6, 8, 9, 13]. Am wesentlichsten scheint hier jedoch die Entwicklung des Gelenkpositionssinnes, der als bewußte Komponente der Propriozeption („body image") aus komplexen Informationen von Rezeptoren der Haut entsteht [10, 12]

Die Einfachheit der Methode, die Möglichkeit der ambulanten Behandlung, die frühzeitige volle Belastung, die guten bis sehr guten Ergebnisse und nicht zuletzt die enorm preiswerte Schiene machen die frühfunktionelle Therapie bei gegebener Indikation zur Methode der Wahl.

Die intra- und v. a. postoperativen Komplikationsmöglichkeiten haben bei uns das operative Vorgehen zur Ausnahme werden lassen. Die operative Rekonstruktion bleibt auf die Fälle beschränkt, bei denen eine komplette Ruptur aller Bänder vorliegt. Auch bei von uns operierten Patienten kam nach Entfernung der Fäden die Knöchelschiene zur Anwendung. Sekundäre Instabilitäten haben wir bisher nicht beobachtet. Ebenso zeigten sich keine sekundärarthrotischen Veränderungen, wie sie in der Literatur gelegentlich beschrieben werden [2].

Die Forderung, die Trophik aller Gelenkstrukturen in der Bewegung zu erhalten, wird mit der vorgestellten Therapieform erfüllt.

Zusammenfassung

Das Supinationstrauma des OSG mit seinen Folgen für den fibularen Bandapparat gehört zu den häufigsten Gelenkverletzungen des Menschen. Die Therapie der ligamentären Läsion macht ein differenziertes Vorgehen erforderlich und muß der jeweiligen Situation des Patienten angepaßt werden.

Bei bestehender Bandinstabilität werden standardmäßig gehaltene Aufnahmen beider Sprunggelenke angefertigt. Seit Einführung der funktionellen Therapie mit einer selbstentwickelten Knöchelschiene sahen wir nur noch in 2 Fällen, bei Taluskippung über 25°, die Notwendigkeit der Operation. In allen anderen Fällen wird die frühestmögliche Rückkehr zur Funktion ermöglicht.

Die Nachkontrolle von insgesamt 34 Kindern und Jugendlichen mehr als ½ Jahr nach der Behandlung zeigte gute und sehr gute subjektive Ergebnisse. Objektiv fand sich in 95% der Fälle ein gutes bis sehr gutes Ergebnis mit stabilen Gelenken. Sekundäre Bandplastiken waren nicht erforderlich.

Literatur

1. Brostrom L (1966) Sprained ankles. Treatment and prognosis in recent ligament ruptures. Acta Chir Scand 132:537
2. Burri C, Jäger M (1978) Arthrose und Instabilität am oberen Sprunggelenk. Hefte Unfallheilkd 133
3. Evans GA, Hardcastle P, Frenyo AD (1984) Acute rupture of the lateral ligament of the ankle, to suture or not to suture. J Bone Joint Surg [Br] 66:209
4. Hoffmann R, Zwipp H, Krettek C, Tscherne H (1987) Zur funktionellen Behandlung der frischen fibularen Bandruptur. Unfallchirurg 90:441–447
5. Jacob RP, Raemy H, Steffen R, Wetz B (1986) Zur funktionellen Behandlung des frischen Außenbandrisses mit der Aircast-Schiene. Orthopäde 15:434–440
6. Klein RP, Schreckenberger C, Röddeker K, Tilling Th (1988) Operative oder konservative Behandlung der frischen Außenbandruptur am oberen Sprunggelenk. Unfallchirurg 91:154–160
7. Mansat C (1982) La reduction postoperatoire du genou. In: Bonnel F, Mansat C, Jäger P (eds) Le laxité chronic du genou. Masson, Paris
8. Neumann K, Muhr G (1987) Ist die konservativ-funktionelle Behandlung frischer Außenbandrupturen am OSG gerechtfertigt? Hefte Unfallheilkd
9. Pässler HH, Berger R, März S (1986) Gips oder Spezialschuh zur Nachbehandlung operierter frischer fibularer Bandläsionen. Prakt Sporttraumatol 4:
10. Rehn J, Schweiberer J (1978) Verletzungen des oberen Sprunggelenkes. Hefte Unfallheilkd 131:
11. Segesser B, Jenoure P, Feinstein R, Vogt-Sartori S (1986) Wirkung äußerer Stabilisationshilfen bei fibularer Distorsion. Orthopädie-Schuhtechnik 7
12. Zwipp H, Tscherne H (1978) Die antero-laterale Rotationsinstabilität des oberen Sprunggelenkes. Hefte Unfallheilkd 131
13. Zwipp H, Tscherne H, Hoffmann R, Thermann H (1988) Riß der Knöchelbänder: operative oder konservative Behandlung. Dtsch Ärztebl 42:2019–2022

Ist die „chronische Supinatoria" die einzige Operationsindikation für die fibulare Bandruptur?

F.-P. Emmerich[1], C. Pessenlehner[1] und M. Koch[1]

Einleitung

In den Jahren 1982–1987 wurde am Krankenhaus Moabit in 714 Fällen eine operative Versorgung fibularer Bandrupturen durchgeführt. Dabei handelte es sich in 71 Fällen um Kinder im Alter von 10–15 Jahren. Das mittlere Alter betrug 13,5 Jahre.

Aus der Abb. 1 können sie die Altersverteilung ablesen. In der Altersgruppe von 10 bis 12 Jahren wurde eine operative Versorgung nur durchgeführt, wenn die Kinder in ihrem biologischen Alter fortgeschritten waren. Bei einem biologischen Alter unter 12 Jahren wurde eine konservative Behandlung durch Gipsanlage für 4–6 Wochen empfohlen. Auffällig war der hohe Anteil von Mädchen in dem Kollektiv der 12- bis 16jährigen von etwa 72%. Im Gesamtkollektiv betrug der Anteil der weiblichen Patienten dagegen nur 39%. Durchgeführt wurde die Bandnaht nach der Technik von Kessler, zusätzlich erfolgte eine fortlaufende Naht der Kapsel. Bei der Operation wurde ein Steigbügelgips angelegt. Die Nachbehandlung geschah bei nahtfähigen Stümpfen mit dem Schuh nach Spring. Bei Ausrissen am Knochen wurde eine transossäre Naht oder die Reinsertion durch AO-Schraube mit gezackter Kuststoffunterlegscheibe durchgeführt. Die Nachbehandlung erfolgte dann mit 3- bis 6wöchiger Gipsruhigstellung und/oder anschließender Versorgung mit dem Spring-Schuh.

Ergebnisse

Wir überprüften unsere Ergebnisse durch eine telephonische Nachfrage. Von den 71 operierten Patienten konnten 48 befragt werden, das sind 68% des Gesamtkollektives.

---

[1] Bereich Unfallchirurgie, I./II. Chirurgische Abteilungen, Krankenhaus Moabit, Turmstr. 21, D-1000 Berlin 21

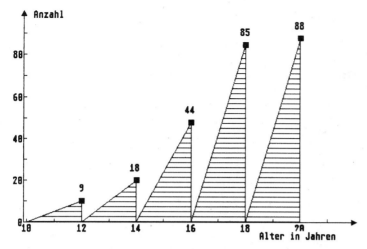

Abb. 1. Operativ versorgte fibulare Bandrupturen 1982–1987 (Krhs. Moabit)

Konzept für die telefonische Nachbefragung

Sind Sie seit der Operation ohne Umknickereignis?
Sind Sie beschwerdefrei?
Haben Sie das Gefühl leicht umzuknicken?
Bei Alltagsbeschäftigungen?
Beim Sport?
Wurde eine stützende Bandage notwendig?
Wurde eine weitere Operation am Sprunggelenk notwendig?

Die gewonnenen Ergebnisse wurden von sehr gut bis schlecht eingeteilt. Als sehr gut wurden die Patienten eingestuft, die völlig beschwerdefrei und nicht erneut umgeknickt waren. Der Anteil betrug in unserem Kollektiv 69%. Im Alltagsgebrauch beschwerdefrei und mit nur geringer Umknickneigung bei Belastung oder geringen Beschwerden werteten wir als gut. Ein gutes Ergebnis sahen wir in 8% der Fälle. Belastungsinstabilität z. B. beim Sport und Verwendung einer stützenden Bandage, sowie Schwellneigung und Schmerzhaftigkeit bei Belastung wurde als befriedigend eingestuft. Mit 17% war diese Gruppe verhältnismäßig groß. Schlechte Ergebnisse sahen wir in erheblicher Gangunsicherheit, ausgeprägten Beschwerden und rezidivierenden Umknickungen im Alltagsleben. Dies mußten wir in 6% feststellen.

Im untersuchten Kollektiv lagen alle 3 Formen der Bandverletzung vor. Eine Einbandverletzung fand sich in 24 (50%), eine Zweibandverletzung in 22 (46%) und eine Dreibandverletzung in 2 (4%) Fällen. Die Dreibandverletzungen waren wie auch sonst berichtet ausgesprochen selten. Unsere schlechten Ergebnisse fanden sich bei den Ein- und Zweibandverletzungen, nicht bei den schweren Supinationstraumen mit Zerreißung aller Bänder.

Bei den ausgeübten Sportarten fanden sich die Ballspiele wie Basketball in 7, Volleyball in 6, Handball in 4 und Fußball in 2 Fällen stark vertreten. Die nächste größere Gruppe stellte der Schulsport dar, der von 15 Patienten als alleinige Sportart angegeben wurde. Dauerläufer sind bei den Kindern wohl noch nicht so ausgeprägt vertreten, diese Angabe fand sich in 5 Fällen.

Schlußfolgerungen

Die mechanische Stabilität wird durch die konservativ-funktionelle Behandlung anatomisch nicht sichergestellt. Dies kann nur die operative Rekonstruktion des Kapsel-Band-Apparates leisten. Inwieweit eine ausgedehnte Präparation die traumabedingte Deafferentierung verstärkt ist schwer abzuschätzen. Gerade bei Kindern und Adoleszenten wird man einen langen Beobachtungszeitraum mit zu- oder abnehmender körperlicher Belastung verfolgen können. Durch Nachkontrollen bis zu 20 Jahre lang wird man den Einfluß des Faktors Zeit auf die Ausdehnung einer Bandnarbe und das Auftreten der dynamischen Dekompensation klinisch bewerten können (Abb. 2).

Vielleicht können wir dann sagen, ob die operativ-funktionelle oder konservativ-funktionelle Behandlung erfolgversprechender ist. Zur Zeit haben beide Behandlungsweisen nebeneinander ihre Berechtigung. Wir werden in unserer Klinik weiter eine die Anatomie sicherstellende operative Behandlung anbieten.

Die chronische Supinatoria sollte v.a. durch die niedergelassenen Kollegen beobachtet werden und der Operation zugeführt werden. Dies allerdings erst, wenn die konservative Behandlung mit Extensoren- und Pronatorentraining sowie intensiver Schulung der „propriorezeptiven Leistung" des Sprunggelenkes ausgeschöpft ist.

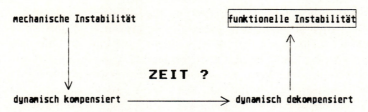

Abb. 2. Einflüsse über einen längeren Nachuntersuchungszeitraum

Talusfrakturen bei Kindern und Jugendlichen

M. Schmidt[1], D. Havemann[1] und P. Behrens[1]

Talusfrakturen bei Kindern und Jugendlichen sind selten. In der Literatur wird für diese Patientengruppe die Häufigkeit mit 0,01–0,04% angegeben. Bei Erwachsenen soll diese Verletzung etwa 10mal häufiger auftreten [2, 4–6, 9, 11, 12]. Die Seltenheit der Verletzung ist v.a. bedingt durch die hohe Elastizität des kindlichen Fußskeletts, da durch die Verformbarkeit ein gewisser Schutz gegen indirekte Gewalteinwirkung gegeben ist. Einwirkende Kräfte werden daher eher proximal zu Frakturen führen, wie etwa der weniger elastischen Tibia oder Fibula [9–11].

Die anatomischen Verhältnisse des kindlichen Sprungbeines unterscheiden sich von denen des Erwachsenen. Die Neigung der Trochlea tali und der distalen Schienbeinepiphyse zur Längsachse des Unterschenkels vermindert sich im Wachstum und stellt sich zunehmend horizontal ein. Es kommt zu einer Aufrichtung der Talusquerachse und zu einer Änderung der Rotationsverhältnisse. Auch hierdurch erscheint eine im Vergleich zum Erwachsenen andersartige Pathomechanik des Bruchgeschehens möglich [4, 10, 11]. Den Verletzungen liegt meist eine größere direkte Krafteinwirkung zugrunde. Abscherungen der medialen oder lateralen Talusrollenkante sind jedoch als Folge einer indirekten Gewalteinwirkung bei Supinationstraumen möglich.

Die wichtigste Blutversorgung des Taluskörpers erfolgt durch Gefäße aus dem Sinus und Canalis tali sowie aus dem Rete periostale mediale. Dem Taluskörper wird überwiegend Blut von distalplantar nach proximal zugeführt. Frakturen in diesem Bereich können daher auch die Blutversorgung gefährden [9].

Nach Weber und Marti lassen sich die Talusfrakturen in 4 Typen einteilen. Diese Klassifizierung berücksichtigt die in Abhängigkeit von der Fraktur gestörte Zirkulation und ermöglicht eine prognostische Aussage im Hinblick auf die Nekrosegefährdung [1, 3, 4, 7–9]. Bei Typ I der Frakturen mit peripheren Abbrüchen ist eine Nekrosegefahr nicht gegeben. Typ II mit nichtdislozierten proximalen Hals- oder Körperbrüchen, also zentralen Frakturen, führt bei meist intakter Zirkulation nur sehr selten zu Nekrosen. Typ III mit dislozierten zentralen Brüchen und Typ IV mit Luxationsereignissen bedingen obligat eine Gefäßzerstörung und lassen Nekrosen erwarten bzw. sicher eintreten.

Die Diagnostik der Talusfrakturen macht bei einigen Bruchlinienverläufen Probleme. Neben den Standardaufnahmen kann eine bessere Darstellung der

---

[1] Abteilung Unfallchirurgie, Chirurgische Universitätsklinik, Arnold-Heller-Str. 7, D-2300 Kiel 1

Fraktur durch gedrehte Aufnahmen in Innen- oder Außenrotation des Fußes erreicht werden [4].

Bei einem 14jährigen Motorradsportler, der sich bei einem Rennen eine Abscherungsfraktur der Trochlea tali durch sagittale in Fußlängsrichtung einwirkende Gewalt zugezogen hatte, wurde das vollständige Ausmaß der Fraktur erst auf der Spezialaufnahme erkennbar.

Wir überblicken in unserem Krankengut die Verläufe von 13 kindlichen und jugendlichen Talusfrakturen im Alter zwischen 6 und 16 Jahren. Nach der Einteilung von Weber u. Marti [9] handelt es sich dabei um 6 Frakturen vom Typ I, 5 Frakturen vom Typ II und 2 Frakturen vom Typ III. Luxationsfrakturen oder Luxationen des Talus, entsprechend dem Typ IV dieser Einteilung, sahen wir nicht. Frakturen des Typs I wurden 5mal operativ wegen einer Fragmentdislokation versorgt. Die Frakturteile wurden eingepaßt und mit Krampen oder Schrauben fixiert. Ein Patient dieser Gruppe zeigte bei knöchern fester Einheilung des Processus lateralis tali später arthrotische Veränderungen in dieser Region, die eine Abtragung erforderlich machten.

3 Patienten mit Frakturen des Typs II wurden ebenfalls operativ behandelt. Nach Zugschraubenosteosynthese kam es zu einer vollständigen funktionsgerechten Ausheilung.

Eine 16jährige Kunstturnerin aus dem A-Kader zog sich bei einem internationalen Wettkampf beim Abgang vom Schwebebalken die erwähnte Verletzung zu, die ebenfalls mit einer Zugschraubenosteosynthese versorgt wurde. Das endgültige Ausheilungsergebnis muß hier noch abgewartet werden, da die Verletzung knapp 1 Jahr zurückliegt. Eine Nekrose war bislang nicht erkennbar, bei regelrechtem Heilungsverlauf.

Bei einem 14jährigen Jungen kam es durch einen Verkehrsunfall zu einer doppelseitigen zentralen, nicht dislozierten Talusfraktur. Nach 3wöchiger Gipsruhigstellung wurden dem Jungen beidseits entlastende Unterschenkelschienenhülsenapparate angepaßt, mit denen der Junge während der 6monatigen Tragezeit gut zurechtkam und die Schule besuchen konnte. Es kam zu einer vollständigen Ausheilung mit freier Funktion.

Die Ausheilungsergebnisse dieser kleinen Patientengruppe mit Talusfrakturen, deren Verletzung mehr als 1 Jahr zurücklag, zeigten gute bis sehr gute Resultate bei Frakturen des Typs I und II. Bei Frakturen des Typs II konnte eine Nekrose nicht festgestellt werden. Die zentrale, stark dislozierte Fraktur des Typs III, die mit weiteren schweren Fußverletzungen einherging, führte erwartungsgemäß zu einer Nekrose. Hier war später eine Arthrodese notwendig.

Wir sind der Meinung, daß periphere kindliche und jugendliche Talusfrakturen konservativ behandelt werden können, wenn die Fragmente nicht disloziert sind. Andernfalls sollte eine genaue Fragmenteinpassung und Fixation durchgeführt werden. Frakturen des Typs II behandeln wir in der Regel konservativ mit mehrwöchiger Gipsruhigstellung und Entlastung bis zur Ausheilung. Bei geringer Frakturverschiebung oder bei Dehiszenz des Frakturspaltes muß bei den zentralen Frakturen die Indikation zur Durchführung einer Osteosynthese überprüft werden.

Frakturen des Typs III und IV, also zentrale Frakturen mit starker Dislokation oder Luxationsfrakturen, müssen reponiert werden, um dann u. U. ebenfalls operativ stabilisiert zu werden. Ob hierdurch bei vorbestehender Gefäßschädigung eine entscheidende Verbesserung der Prognose möglich ist, kann nicht sicher beurteilt werden. Weist die Fraktur entsprechend der Einteilung nach Marti [9] auf eine Nekrosegefahr hin, kann eine längere Entlastung der verletzten Extremität erforderlich sein, u. U. über 6 Monate hinaus, um eine langsam ablaufende Revaskularisierung des Talus nicht zu gefährden.

Literatur

1. Blount WP (1957) Knochenbrüche bei Kindern. Thieme, Stuttgart
2. Ecke H (1975) Talusfraktur. Hefte Unfallheilkd 121:342–345
3. Havemann D, Raig H (1974) Verletzungen des Sprungbeines – ihre Klassifikation, Behandlung und Prognose. Hefte Unfallheilkd 77:1–8
4. Havemann D, Schröder C, Egbers HJ (1984) Talusfrakturen beim Kind. Hefte Unfallheilkd 164:702–704
5. Hawkins CG (1970) Fractures of the neck of the talus. J Bone Joint Surg [Am] 52:991–993
6. Jonasch E, Bertel E (1981) Verletzungen bei Kindern bis zum 14. Lebensjahr. Hefte Unfallheilkd 150:
7. Kuner EH, Müller T, Lindenmaier HL (1978) Einteilung und Behandlung der Talusfrakturen. Hefte Unfallheilkd 131:197–211
8. Laer L v (1986) Frakturen und Luxationen im Wachtumsalter. Thieme, Stuttgart
9. Marti R (1978) Talus- und Calcaneusfrakturen. In: Weber BG, Brunner C, Freuler F (Hrsg) Die Frakturbehandlung bei Kindern und Jugendlichen. Springer, Berlin Heidelberg New York S. 376–387
10. Matzner R (1959) In: Oberniedermayr A (Hrsg) Lehrbuch der Chirurgie u. Orthopädie des Kindesalters. Springer, Berlin Göttingen Heidelberg
11. Wirth CJ, Küssewetter W, Jäger M (1978) Biomechanik und Pathomechanik des oberen Sprunggelenkes. Hefte Unfallheilkd 131:10–122
12. Zifko P, Wittich H (1980) Spätergebnisse und Prognose von Talusfrakturen und Talusluxationen. Unfallheilkd 83:133–141

Teil D
**Begutachtung
des kindlichen Unfallschadens**

Begutachtung von Kindern und Schülern in der gesetzlichen Unfallversicherung

E. Ludolph[1]

Einleitung

Die Kinder- und Schülerunfallversicherung ist weder ein Relikt der Kinderarbeit im 19. Jahrhundert noch Ausdruck einer besonderen Wertschätzung im 20. Jahrhundert, dem „Jahrhundert des Kindes". Die am 01. 04. 1971 erfolgte Neuordnung der gesetzlichen Unfallversicherung stand unter dem rein kapitalistischen Aspekt von Kindern, Schülern und Studierenden als den zukünftigen Erwerbstätigen. Die Kindergartenstufe wurde einbezogen als „Elementarbereich" unseres Bildungssystems [1]. Zeitlich parallel verlief der Ausbau der Vorschulerziehung. Dieser bildungspolitische Hintergrund erscheint deshalb wichtig, weil nur mit Blick auf das Erwerbsleben die Begrenzung der versicherten Tätigkeiten, v. a. aber die Einschätzung der unfallbedingten MdE, verständlich wird. Es wird fingiert, daß das Kind dem allgemeinen Arbeitsmarkt zur Verfügung steht. Für die Einschätzung des Kindes als zukünftigen Erwerbstätigen – nur als solcher genießt das Kind Versicherungsschutz – ist unerheblich, was Kinder leisten könnten, wenn Kinderarbeit erlaubt wäre. Das Kind wird vielmehr zum Zweck der MdE-Einschätzung zum durchschnittlichen Arbeitnehmer [4]. Der allgemeine Arbeitsmarkt als Bezugspunkt der Einschätzung anstelle der kindgerechten Gesichtspunkte, Entwicklungs- und Bildungsfähigkeit, Schul- und Spielfähigkeit, das ist das Ungewöhnliche bei der Begutachtung des kindlichen Unfalls in der gesetzlichen Unfallversicherung [3]. Zur Verdeutlichung ein Beispiel:

Ein 8jähriges Mädchen, dessen linke Hand seit Geburt mißgebildet ist, erleidet durch einen Sturz von einer Kletterstange einen körperfernen Oberschenkelbruch rechts, der mit einer Beinverkürzung von 4 cm zur Ausheilung kommt.

Der 1. Begutachtungsschritt ist die Ermittlung der unfallbedingten individuellen Erwerbsminderung, der 2. Schritt ist die Einschätzung der Erwerbsminderung bezogen auf den allgemeinen Arbeitsmarkt.

---

[1] Berufsgenossenschaftliche Unfallkinik Duisburg-Buchholz, Großenbaumer Allee 250, D-4100 Duisburg 28

Individuelle Erwerbsminderung

Der Versicherte, auch das Kind, ist so versichert, wie es die versicherte Tätigkeit – Kindergarten, Schule, Universität – antritt. Die Folgen eines Unfalls für einen bestimmten Versicherten sind stets konkret, besser individuell zu ermitteln. Einen Versicherten, dem z. B. eine Hand fehlt, trifft der Verlust der 2. Hand durch Arbeitsunfall schwerer, während der Verlust eines osteomyelitisch veränderten Unterschenkels geringer einzuschätzen ist als der eines gesunden. Die Beschreibung der Funktionseinbußen hat sich am Individuum, also auch am kindlichen Individuum, zu orientieren. Insoweit wird nicht abstrahiert. Eine Glieder- oder Knochentaxe gibt es auch in der Kinder- und Schülerunfallversicherung nicht. Hier finden für das Kindesalter typische Gesichtspunkte ihren Niederschlag. Im Positiven sind dies z. B. die größere Regenerations- und Reparationskraft nach Verletzungen, die bessere Kompensation von Behinderungen und das Fehlen begehrensneurotischer Überlagerungen – ein sog. Schleudertrauma der Halswirbelsäule bei Kindern ist z. B. nicht bekannt. Im negativen Sinn sind dies Entwicklungsdefizite, z. B. des Immunsystems nach traumatischem Milzverlust, Hospitalisationsschäden und psychische Veränderungen durch entstellende Verletzungen, z. B. Verbrennungsnarben.

Die Einschätzung der kindlichen Funktionseinbuße ist ebenso wie die Einschätzung beim Erwachsenen eine Momentaufnahme. Auch das Kind erhält keine Gefährdungsrente. Der traumatische Milzverlust beim Kleinkind z. B bedingt nur deshalb eine unfallbedingte MdE, weil diesem als durchschnittlichem Arbeitnehmer unter Berücksichtigung der akuten Immunschwäche Arbeitsbereiche verschlossen sind [2]. Zukünftige negative Entwicklungen vorausschauend einzuschätzen, dazu besteht beim Kind eine besondere Verlockung. Wir sind versucht, den Verlust an Lebensfreude sowie die Gefahr zukünftiger Schäden durch eine Art Schmerzensgeldrente auszugleichen. Typisch ist der „Gefährdungszuschlag" bei der Begutachtung entstellender Verletzungen sowie bei möglichen Wachstumsstörungen. Dieser Punkt, die Einschätzung nur der gegenwärtigen Funktionseinbuße, ist offensichtlich nur schwer zu vermitteln. In den wenigen Fällen, in denen der Gutachter selbst diese Regel beherzigt, stößt er auf völliges Unverständnis der betroffenen Eltern, die – verständlicherweise – die Schäden mit Blick auf die künftige psychische und physische Entwicklung werten. Das zukünftige Risiko durch die Beinverkürzung im oben angeführten Beispielsfall wäre nur dann Grundlage einer MdE, wenn das Kind bestimmte Beschwernisse auf sich nehmen müßte, um Folgeschäden zu vermeiden. Wären z. B. regelmäßige Kuraufenthalte eine Möglichkeit der Prävention, würde sich die Gefährdung über die Prävention in der MdE niederschlagen. Da sinnvolle vorbeugende Maßnahmen gegen Zukunftsschäden – abgesehen vom Verkürzungsausgleich – nicht gegeben sind, verbleibt es bei der Funktionseinbuße der unfallbedingten Beinverkürzung rechts bei angeborener mißgebildeter linker Hand.

Einschätzung der MdE

Bezugspunkt für die Einschätzung der unfallbedingten MdE ist der allgemeine Arbeitsmarkt. Die dazu bestehenden Orientierungsdaten für die Einschätzung Erwachsener sind zu übernehmen. Zu fragen ist also, wie der durchschnittliche Arbeitnehmer mit der individuellen Funktionseinbuße des versicherten Kindes eingeschätzt würde. Zur Einschätzung der Milz bei Kleinkindern findet sich stets der Satz, das Kind könne wegen Infektanfälligkeit den Kindergarten nicht besuchen. Dieser Argumentation fehlt der Bezug zum allgemeinen Arbeitsmarkt. Korrekt argumentiert wäre, ein Versicherter mit dieser Immunschwäche kann nicht auf Infektionsstationen oder auf der Witterung ausgesetzten Arbeitsplätzen arbeiten. Zur MdE bei einem Oberschenkelliegegipsverband ist die Argumentation falsch, das Kind könne den Schulweg nicht zurücklegen. Richtig ist es dagegen zu argumentieren, gewerblichen Arbeitnehmern mit Oberschenkelliegegips sind bestimmte Bereiche des allgemeinen Arbeitsmarktes verschlossen.

Bezogen auf das Beispiel ist eine Beinverkürzung rechts con 4 cm bei vorbestehender Funktionseinbuße der linken Hand mit z. B. 10% einzuschätzen; d. h. 10% des Arbeitsmarktes, die dem durchschnittlichen Arbeitnehmer unter Berücksichtigung der funktionsgeminderten linken Hand zuvor zur Verfügung standen, sind durch die Beinverkürzung rechts verschlossen. Die Vorerwerbsfähigkeit ist stets mit 100 anzusetzen. Die unfallbedingte Funktionseinbuße ist stets bezogen auf diese 100% einzuschätzen.

Rentenbeginn und Rentenhöhe

Ein besonderer Punkt ist der Beginn der Unfallrente in der Kinder- und Schülerunfallversicherung am Tag nach dem Unfall. Dies beruht darauf, daß Kindergartenkinder, Schüler und Studierende in der Regel kein Verletztengeld erhalten (§ 580, 4 RVO). Dieses hat Lohnersatzfunktion. Mangels anderweitiger Leistungen fehlt die Begründung dafür, die Rente erst ab Wiedereintritt der Arbeitsfähigkeit zu gewähren. Wenn also bei Kindern und Schülern eine rentenberechtigte MdE über die 13. Woche nach dem Unfall hinaus vorliegt, dann kann die Rente vom Tag nach dem Unfall an beansprucht werden.

Zur Einschätzung der MdE während der Phase der akuten Heilbehandlung besteht allgemein nur eine geringe Erfahrung. Folgende Orientierungsdaten wurden erarbeitet:

Für die Zeit der stationären Behandlung	100%
Für die Zeit der Versorgung mit Liegegips	100%
Für die Zeit der Versorgung mit Oberschenkelgehgips	50%
Für die Zeit der Versorgung mit Unterschenkelgehgips	40%
Für die Zeit der Versorgung mit Oberarmgips (Gebrauchsarm)	60%
Für die Zeit der Versorgung mit Oberarmgips (kein Gebrauchsarm)	40%
Für die Zeit der Versorgung mit Unterarmgips (Gebrauchsarm)	30%
Für die Zeit der Versorgung mit Unterarmgips (kein Gebrauchsarm)	30%
Für die Zeit der Versorgung mit Ober- oder Unterarmgips beider Arme	100%

Zu diesen Werten besteht ein Konsens. Die Gleichbehandlung aller Versicherten rechtfertigt die Anwendung, auch wenn zur Diskussion gestellt werden kann, ob nach Versorgung mit einem Oberschenkelliegegipsverband tatsächlich 100% des Arbeitsmarktes verschlossen sind.

Die Rentenberechnung ist in § 575 RVO geregelt. Grundlage der Berechnung ist das durchschnittliche Jahresarbeitsgeld aller Versicherten der Rentenversicherung der Arbeiter und Angestellten ohne Auszubildende.

Der Gesetzgeber hat in nur 4 Paragraphen der RVO die Kinder- und Schülerunfallversicherung speziell geregelt. Der ärztliche Gutachter ist gefordert, sich die Bestimmungen über die Einschätzung gewerblicher Arbeitnehmer für Kinder, Schüler und Studierende praktikabel zu machen [4]. Dies ist das eigentliche Problem der Begutachtung bei Kindern.

Literatur

1. Lauterbach H (1979) Gesetzliche Unfallversicherung, 3. Aufl, 36. Lfg. Kohlhammer, Stuttgart Berlin Köln, S 147
2. Ludolph E, Spohr H (1987) Begutachtung des traumatischen Milzverlustes in der gesetzlichen Unfallversicherung. BG 11:701–703
3. Schöppner H (1986) Erfahrungen bei der Auswertung ärztlicher Gutachten in der Schülerunfallversicherung. In: Hierholzer G, Ludolph E (Hrsg) Gutachtenkolloquium 1 Springer, Berlin Heidelberg New York Tokyo
4. Titze H (1982) Bewertung der Minderung der Erwerbsfähigkeit bei Kindern in Kindergärten, Schülern und Studenten. Schriftenreihe: Unfallmedizinische Tagung der Landesverbände der gewerblichen Berufsgenossenschaften 49:115–120

Sachverzeichnis

Achsenfehler   67, 80, 82, 142, 191
- Korrekturosteotomie   83
- Röntgendiagnostik   80
- Spontankorrektur   81
- Therapie   200
- Toleranzgrenzen   90

Antetorsionswinkel   56
Apophysenausriß   150
Arteria poplitea
- Verletzung   156, 162

Arthroskopie
- diagnostische   227, 232, 236, 241, 244, 246, 252, 267, 270, 288, 315
- operative   243, 253, 260, 270, 275, 298

Bandausrisse, osteochondrale   320, 321, 324
- konservative Behandlung   321
- operative Behandlung   321

Bandverletzungen, fibulare   320
- funktionelle Behandlung   323, 329, 332, 336
- operative Behandlung   324, 334

Becken-Bein-Gips   21
Begutachtung   343
Beinlängendifferenz
- nach Epiphysenverletzungen   140
- nach Femurschaftfrakturen   29
- nach Unterschenkelfrakturen   67

Biplane fracture   178, 184
Brückenkallus   300
Bündelnagelung nach Hackethal   22

Compartmentsyndrom   156, 161

Desepiphyseodese, operative
- Ergebnisse   209
- Fettgewebeinterposition n. Langenskjöld   215
- Silastikinterposition   210
- tierexperimentelle Untersuchung   207

Eminentia intercondylaris   151
- Ausriß   228, 229, 242, 278, 306

Epiphysen
- Pathophysiologie   95

Epiphyseodese
- partieller Verschluß   97, 130, 300
- totaler Verschluß   96, 130

Epiphyseolyse   96, 140, 310
Epiphysenfuge   297
Epiphysenverletzung   95, 98, 102, 130, 140, 144, 146, 150, 153, 163, 166, 172, 191, 206
- Begleitverletzungen   146
- Einteilung   95
- Komplikationen   106
- Therapie   103

Extensionsbehandlung
- Femurschaftfrakturen   12

Femur
- distales   130, 140, 144
- proximales s. proximales Femur

Femurcondylus   237
Femurkopfnekrose   111, 118, 128
Femurschaftfraktur   3, 10, 15, 19, 22, 28, 31, 42, 50, 52, 55, 80, 82, 88
- konservative Therapie   15
- Operationsverfahren   19
- Overhead-Extension
- - unilaterale   12
- Sonographie   55

Fixateur externe   31, 44, 50, 52, 220
- Indikationen   52
- Komplikationen   32, 46
- Nachbehandlung   33

Flake fracture   303
Fragment
- chondrales   253
- osteochondrales   253, 263

Frakturen, epiphysennahe   95
- - Therapie   99
- - Unterschenkel   100

Genu recurvatum, posttraumatisches
- Therapie 220
Gelenkkapseleinrisse
- Kniegelenk 228, 237
Gelenkknorpel
- Fraktur 235
- Impression 264
- Kontusion 237
- Verletzung 234, 242

Hämarthros 228, 232, 236, 242, 246, 250, 268, 282, 312

Instabilität, chronische
- fibularer Bandapparat 332
Ischämie 156

Kallusmodulation 220
Kniegelenk
- Binnenverletzung 232
- Diagnostik 232, 246
- Kapselbandverletzung 227
- Orthese 307
Knöchelschiene 329
Kollateralband
- knöcherner Ausriß 300
- mediales 247, 280
Korrekturosteotomie 83, 87, 199
- Indikationen 87
- Planung 91
Kreuzband, hinteres
- Verletzungen 236
Kreuzband, vorderes
- Augmentation 278
- Begleitverletzungen 288
- Diagnostik 277
- Ersatzoperation 243, 278, 306
- knöcherner Ausriß 242, 282, 306
- - Klassifikation 283
- - Therapie, konservative 283
- - Therapie, operative 285, 295
- Morphologie 294
- Ruptur 288, 306
- Verletzung 228, 229, 234, 236, 242, 247, 277, 282, 294

Lateral release s. Retinakulum
Ligamentum fibulocalcaneare 321, 324
Ligamentum fibulotalare 321, 324
Ligamentum patellae 301

Marknagelung
- Femurschaftfraktur 10
Meniskus
- Korbhenkelriß 227, 237
- lateralis 230
- medialis 230, 280

- Verletzung 234, 237, 242, 247
Minderung der Erwerbsfähigkeit 343, 345
Muskeltraining 336

Narkoseuntersuchung 252

Operation, arthroskopische 243
Operationsindikationen
- Femurschaftfrakturen 19, 22
- Tibiaschaftfrakturen 57
osteochondrale Frakturen
- Femurcondylen 234
- Kniegelenk 263
- Patella 234
Osteochondrosis dissecans 242, 270
- anterograde Anbohrung 272
- Kniegelenk 242, 271
- Stadieneinteilung 271
- Talus 271
Osteosynthese
- Femurschaftfrakturen 22, 28
- Tibiaschaftfrakturen 57

Patella
- Polfraktur 301
Patellaluxation 229, 237, 247, 264
- akute rezidivierende 257, 259
- erstmalige 250
Patellainstabilität 250
Periostinterposition 173
pertrochantere Femurfraktur 122
- Therapie 123
Pes anserinus 303
proximales Femur
- Anatomie 122
Plattenosteosynthese
- Femurschaftfrakturen 19, 29

Reluxation
- Patella 257
Retinaculum patellae
- laterale 260, 302
- - Spaltung 260, 266
- mediale 255, 257, 260, 266, 302
- - arthroskopische Naht 255
Rotationsfehler 86
Rush pin 19

Schenkelhalsfraktur 111, 117, 121
- Einteilung 111
- Femurkopfnekrose 111, 118, 128
- Komplikationen 112
- Spätergebnisse 118
- Therapie 122
Sportverletzungen 102, 230, 236, 263, 278, 310, 330
Spring-Schuh 334

Sachverzeichnis

subchondraler Knochen
- Bohrungen   263, 272

Tätigkeit, versicherte   344
Talusfraktur   337
- Anatomie   337
- Diagnostik   338
- Klassifikation   337
- Therapie   338
Taluskippwinkel   320, 324, 330
Talusvorschub   325, 331
Therapie der Schaftfrakturen   3
- Effektivität   4
- Effizienz   6
- Kosten   7
Tibia, distale
- Epiphysenverletzung   163, 166, 172
- - Spätfolgen   167
- - Therapie   164, 166
- - Therapiegrenzen   163
- Gefäßversorgung   182
- Ossifikation   182
Tibia, proximale
- Epiphysenverletzung   130, 146, 153
- metaphysäre Fraktur   153
Tibiaschaftfraktur   4, 57, 63, 82
- hohe   303
- Komplikationen   78

- konservative Therapie   64
- Operationsindikationen   57, 72
- Osteosynthese   57
- Spätergebnisse   64, 73
Triplane fracture   178, 185
Tuberositas tibiae   150
- Ausriß   301, 310
- - Begleitverletzungen   315
- - Diagnose   310, 314
- - Klassifikation   311, 314

Übergangsfraktur
- distale Tibia   178, 182
- Therapie   178
Unfallfolgen
- Begutachtung   343
- individuelle   344
Unfallrente   345
Unfallschaden, kindlicher   341
Unfallversicherung, gesetzliche   343
Unterschenkelschaftfraktur   57, 72, 80, 88

Valgusfehlstellung   81, 88
Varusfehlstellung   81, 88

Wachstumsstörung   176
- stimulative   16, 191
Weber-Tisch   19

R. Rahmanzadeh, H.-G. Breyer, Universität Berlin (Hrsg.)

Das infizierte Implantat

7. Steglitzer Unfalltagung

1990. XI, 280 S. 114 Abb. 79 Tab. Brosch. DM 136,–
ISBN 3-540-51938-6

Infektionen des Knochens bei liegendem metallischem Implantat stellen keine Seltenheit in der Unfallchirurgie und Orthopädie dar. Die Therapie solcher Infektionen erfordert neben dem Wissen um die Dynamik der Infektion Erfahrung in der Infektionsbehandlung am Knochen. Die Besonderheiten ergeben sich einerseits aus der Durchblutungs- und Abwehrsituation des Knochens, andererseits aus dem Vorhandensein eines häufig großen Fremdkörpers, dessen Entfernung oft schwere Funktionsverluste für die betroffene Extremität bedeutet.

Das Buch behandelt Infektionen nach Knochenbrüchen und bei der Endoprothetik. Neben den morphologischen Grundlagen der posttraumatischen Knocheninfektionen werden neue diagnostische Verfahren zur Früherkennung von Knocheninfekten vorgestellt. Bei der Behandlung von Infektionen nach unterschiedlichen Osteosyntheseverfahren wird das Verfahren und insbesondere die Rolle des Fixateur externe ausführlich diskutiert. Weitere Therapieverfahren wie Spülung und Drainagen, adjuvante systematische und lokale Antibiotikatherapie werden abgehandelt. Breiten Raum nimmt die Behandlung der infizierten Alloarthroplastik am Hüft- und Kniegelenk ein.

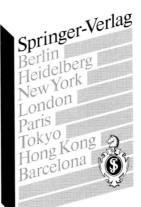

D. Tönnis, Dortmund

Die angeborene Hüftdysplasie und Hüftluxation im Kindes- und Erwachsenenalter

Grundlagen, Diagnostik, konservative und operative Behandlung

Unter Mitarbeit von H. Legal

1984. XX, 464 S. 346 Abb. in 814 Einzeldarst. 49 Tab.
Geb. DM 298,– ISBN 3-540-13015-2

Seit mehr als 100 Jahren beschäftigt sich die Orthopädie mit der angeborenen Hüftluxation.

Das vorliegende Buch gibt einen umfassenden Überblick über Diagnostik, konservative und operative Behandlungsmethoden und Indikationen der angeborenen Hüftluxation. Alle üblichen Behandlungsverfahren werden geschildert und auch konkurrierende Meinungen wiedergegeben. Kenntnisse über das normale und pathologische Hüftgelenk und seine spontane Weiterentwicklung sind die Grundlage jeder Behandlung. Die röntgenologischen Meßverfahren und die Normwerte des Hüftgelenkes werden deshalb besonders abgehandelt.

Zugleich werden Vorschläge für ein einheitliches Auswertungsverfahren anhand der Normwerttabellen und ihrer Abweichungsgrade gebracht.

Ein spezielles Kapitel mit zahlreichen Röntgenbildern ergänzt die theoretischen Ausführungen. Damit erhält der Arzt die Möglichkeit, normale oder krankhafte Veränderungen zu erkennen.

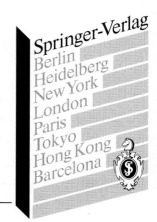

Springer-Verlag
Berlin
Heidelberg
New York
London
Paris
Tokyo
Hong Kong
Barcelona

Preisänderungen vorbehalten